国家卫生健康委员会“十三五”规划教材
全国中医药高职高专教育教材
供中医学、针灸推拿、中医骨伤、护理等专业用

预防医学

第2版

主　编　吴　娟　张立祥
副主编　张金沙　徐　刚　赵　琼　卢晓红
编　委　（按姓氏笔画排序）
丁　可（南阳医学高等专科学校）
王　硕（山东中医药高等专科学校）
王业秋（黑龙江中医药大学佳木斯学院）
卢晓红（四川中医药高等专科学校）
田　群（江西中医药高等专科学校）
刘建东（肇庆医学高等专科学校）
吴　娟（江西中医药高等专科学校）
汪　洋（安徽中医药高等专科学校）
张立祥（山东中医药高等专科学校）
张金沙（湖北中医药高等专科学校）
赵　琼（重庆医药高等专科学校）
徐　刚（江西中医药大学）
蒋建平（湖南中医药高等专科学校）

人民卫生出版社

图书在版编目（CIP）数据

预防医学/吴娟，张立祥主编.—2 版.—北京：人民卫生出版社，2018

ISBN 978-7-117-26309-2

Ⅰ.①预…　Ⅱ.①吴…②张…　Ⅲ.①预防医学-高等职业教育-教材　Ⅳ.①R1

中国版本图书馆 CIP 数据核字(2018)第 119405 号

人卫智网	**www.ipmph.com**	**医学教育、学术、考试、健康，购书智慧智能综合服务平台**
人卫官网	**www.pmph.com**	**人卫官方资讯发布平台**

预 防 医 学

第 2 版

主　　编：吴　娟　张立祥

出版发行：人民卫生出版社（中继线 010-59780011）

地　　址：北京市朝阳区潘家园南里 19 号

邮　　编：100021

E - mail：pmph @ pmph. com

购书热线：010-59787592　010-59787584　010-65264830

印　　刷：廊坊十环印刷有限公司

经　　销：新华书店

开　　本：787×1092　1/16　　**印张：**18

字　　数：415 千字

版　　次：2014 年 7 月第 1 版　　2018 年 8 月第 2 版

2024 年 2 月第 2 版第 5 次印刷（总第 9 次印刷）

标准书号：ISBN 978-7-117-26309-2

定　　价：45.00 元

打击盗版举报电话：010-59787491　E-mail：WQ @ pmph. com

（凡属印装质量问题请与本社市场营销中心联系退换）

《预防医学》数字增值服务编委会

主　　编　吴　娟　张立祥

副 主 编　张金沙　徐　刚　赵　琼　卢晓红

编　　委　（按姓氏笔画排序）

丁　可（南阳医学高等专科学校）
王　硕（山东中医药高等专科学校）
王业秋（黑龙江中医药大学佳木斯学院）
卢晓红（四川中医药高等专科学校）
田　群（江西中医药高等专科学校）
刘建东（肇庆医学高等专科学校）
吴　娟（江西中医药高等专科学校）
汪　洋（安徽中医药高等专科学校）
张立祥（山东中医药高等专科学校）
张金沙（湖北中医药高等专科学校）
赵　琼（重庆医药高等专科学校）
徐　刚（江西中医药大学）
蒋建平（湖南中医药高等专科学校）

修订说明

为了更好地推进中医药职业教育教材建设，适应当前我国中医药职业教育教学改革发展的形势与中医药健康服务技术技能人才的要求，贯彻落实《国家中长期教育改革和发展规划纲要（2010—2020年）》《医药卫生中长期人才发展规划（2011—2020年）》《中医药发展战略规划纲要（2016—2030年）》精神，做好新一轮中医药职业教育教材建设工作，人民卫生出版社在教育部、国家卫生健康委员会、国家中医药管理局的领导下，组织和规划了第四轮全国中医药高职高专教育、国家卫生健康委员会“十三五”规划教材的编写和修订工作。

本轮教材修订之时，正值《中华人民共和国中医药法》正式实施之际，中医药职业教育迎来发展大好的际遇。为做好新一轮教材出版工作，我们成立了第四届中医药高职高专教育教材建设指导委员会和各专业教材评审委员会，以指导和组织教材的编写和评审工作；按照公开、公平、公正的原则，在全国1400余位专家和学者申报的基础上，经中医药高职高专教育教材建设指导委员会审定批准，聘任了教材主编、副主编和编委；启动了全国中医药高职高专教育第四轮规划第一批教材，中医学、中药学、针灸推拿、护理4个专业63门教材，确立了本轮教材的指导思想和编写要求。

第四轮全国中医药高职高专教育教材具有以下特色：

1. 定位准确，目标明确 教材的深度和广度符合各专业培养目标的要求和特定学制、特定对象、特定层次的培养目标，力求体现“专科特色、技能特点、时代特征”，既体现职业性，又体现其高等教育性，注意与本科教材、中专教材的区别，适应中医药职业人才培养要求和市场需求。

2. 谨守大纲，注重三基 人卫版中医药高职高专教材始终坚持“以教学计划为基本依据”的原则，强调各教材编写大纲一定要符合高职高专相关专业的培养目标与要求，以培养目标为导向、职业岗位能力需求为前提、综合职业能力培养为根本，同时注重基本理论、基本知识和基本技能的培养和全面素质的提高。

3. 重点考点，突出体现 教材紧扣中医药职业教育教学活动和知识结构，以解决目前各高职高专院校教材使用中的突出问题为出发点和落脚点，体现职业教育对人才的要求，突出教学重点和执业考点。

4. 规划科学，详略得当 全套教材严格界定职业教育教材与本科教材、毕业后教育教材的知识范畴，严格把握教材内容的深度、广度和侧重点，突出应用型、技能型教育内容。基础课教材内容服务于专业课教材，以“必须、够用”为度，强调基本技能的培养；专业课教材紧密围绕专业培养目标的需要进行选材。

5. 体例设计，服务学生 本套教材的结构设置、编写风格等坚持创新，体现以学生为中心的编写理念，以实现和满足学生的发展为需求。根据上一版教材体例设计在教学中的反馈意见，将"学习要点""知识链接""复习思考题"作为必设模块，"知识拓展""病案分析（案例分析）""课堂讨论""操作要点"作为选设模块，以明确学生学习的目的性和主动性，增强教材的可读性，提高学生分析问题、解决问题的能力。

6. 强调实用，避免脱节 贯彻现代职业教育理念。体现"以就业为导向，以能力为本位，以发展技能为核心"的职业教育理念。突出技能培养，提倡"做中学、学中做"的"理实一体化"思想，突出应用型、技能型教育内容。避免理论与实际脱节、教育与实践脱节、人才培养与社会需求脱节的倾向。

7. 针对岗位，学考结合 本套教材编写按照职业教育培养目标，将国家职业技能的相关标准和要求融入教材中。充分考虑学生考取相关职业资格证书、岗位证书的需要，与职业岗位证书相关的教材，其内容和实训项目的选取涵盖相关的考试内容，做到学考结合，体现了职业教育的特点。

8. 纸数融合，坚持创新 新版教材最大的亮点就是建设纸质教材和数字增值服务融合的教材服务体系。书中设有自主学习二维码，通过扫码，学生可对本套教材的数字增值服务内容进行自主学习，实现与教学要求匹配、与岗位需求对接、与执业考试接轨，打造优质、生动、立体的学习内容。教材编写充分体现与时代融合、与现代科技融合、与现代医学融合的特色和理念，适度增加新进展、新技术、新方法，充分培养学生的探索精神、创新精神；同时，将移动互联、网络增值、慕课、翻转课堂等新的教学理念和教学技术、学习方式融入教材建设之中，开发多媒体教材、数字教材等新媒体形式教材。

人民卫生出版社医药卫生规划教材经过长时间的实践与积累，其中的优良传统在本轮修订中得到了很好的传承。在中医药高职高专教育教材建设指导委员会和各专业教材评审委员会指导下，经过调研会议、论证会议、主编人会议、各专业编写会议、审定稿会议，确保了教材的科学性、先进性和实用性。参编本套教材的800余位专家，来自全国40余所院校，从事高职高专教育工作多年，业务精纯，见解独到。谨此，向有关单位和个人表示衷心的感谢！希望各院校在教材使用中，在改革的进程中，及时提出宝贵意见或建议，以便不断修订和完善，为下一轮教材的修订工作奠定坚实的基础。

人民卫生出版社有限公司

2018年4月

全国中医药高职高专院校第四轮第一批规划教材书目

教材序号	教材名称	主编	适用专业
1	大学语文(第4版)	孙　洁	中医学、针灸推拿、中医骨伤、护理等专业
2	中医诊断学(第4版)	马维平	中医学、针灸推拿、中医骨伤、中医美容等专业
3	中医基础理论(第4版)*	陈　刚　徐宜兵	中医学、针灸推拿、中医骨伤、护理等专业
4	生理学(第4版)*	郭争鸣　唐晓伟	中医学、中医骨伤、针灸推拿、护理等专业
5	病理学(第4版)	苑光军　张宏泉	中医学、护理、针灸推拿、康复治疗技术等专业
6	人体解剖学(第4版)	陈晓杰　孟繁伟	中医学、针灸推拿、中医骨伤、护理等专业
7	免疫学与病原生物学(第4版)	刘文辉　田维珍	中医学、针灸推拿、中医骨伤、护理等专业
8	诊断学基础(第4版)	李广元　周艳丽	中医学、针灸推拿、中医骨伤、护理等专业
9	药理学(第4版)	侯　晞	中医学、针灸推拿、中医骨伤、护理等专业
10	中医内科学(第4版)*	陈建章	中医学、针灸推拿、中医骨伤、护理等专业
11	中医外科学(第4版)*	尹跃兵	中医学、针灸推拿、中医骨伤、护理等专业
12	中医妇科学(第4版)	盛　红	中医学、针灸推拿、中医骨伤、护理等专业
13	中医儿科学(第4版)*	聂绍通	中医学、针灸推拿、中医骨伤、护理等专业
14	中医伤科学(第4版)	方家选	中医学、针灸推拿、中医骨伤、护理、康复治疗技术专业
15	中药学(第4版)	杨德全	中医学、中药学、针灸推拿、中医骨伤、康复治疗技术等专业
16	方剂学(第4版)*	王义祁	中医学、针灸推拿、中医骨伤、康复治疗技术、护理等专业

续表

教材序号	教材名称	主编	适用专业
17	针灸学(第4版)	汪安宁　易志龙	中医学、针灸推拿、中医骨伤、康复治疗技术等专业
18	推拿学(第4版)	郭　翔	中医学、针灸推拿、中医骨伤、护理等专业
19	医学心理学(第4版)	孙　萍　朱　玲	中医学、针灸推拿、中医骨伤、护理等专业
20	西医内科学(第4版)*	许幼晖	中医学、针灸推拿、中医骨伤、护理等专业
21	西医外科学(第4版)	朱云根　陈京来	中医学、针灸推拿、中医骨伤、护理等专业
22	西医妇产科学(第4版)	冯　玲　黄会霞	中医学、针灸推拿、中医骨伤、护理等专业
23	西医儿科学(第4版)	王龙梅	中医学、针灸推拿、中医骨伤、护理等专业
24	传染病学(第3版)	陈艳成	中医学、针灸推拿、中医骨伤、护理等专业
25	预防医学(第2版)	吴　娟　张立祥	中医学、针灸推拿、中医骨伤、护理等专业
1	中医学基础概要(第4版)	范俊德　徐迎涛	中药学、中药制药技术、医学美容技术、康复治疗技术、中医养生保健等专业
2	中药药理与应用(第4版)	冯彬彬	中药学、中药制药技术等专业
3	中药药剂学(第4版)	胡志方　易生富	中药学、中药制药技术等专业
4	中药炮制技术(第4版)	刘　波	中药学、中药制药技术等专业
5	中药鉴定技术(第4版)	张钦德	中药学、中药制药技术、中药生产与加工、药学等专业
6	中药化学技术(第4版)	吕华瑛　王　英	中药学、中药制药技术等专业
7	中药方剂学(第4版)	马　波　黄敬文	中药学、中药制药技术等专业
8	有机化学(第4版)*	王志江　陈东林	中药学、中药制药技术、药学等专业
9	药用植物栽培技术(第3版)*	宋丽艳　汪荣斌	中药学、中药制药技术、中药生产与加工等专业
10	药用植物学(第4版)*	郑小吉　金　虹	中药学、中药制药技术、中药生产与加工等专业
11	药事管理与法规(第3版)	周铁文	中药学、中药制药技术、药学等专业
12	无机化学(第4版)	冯务群	中药学、中药制药技术、药学等专业
13	人体解剖生理学(第4版)	刘　斌	中药学、中药制药技术、药学等专业
14	分析化学(第4版)	陈哲洪　鲍　羽	中药学、中药制药技术、药学等专业
15	中药储存与养护技术(第2版)	沈　力	中药学、中药制药技术等专业

续表

教材序号	教材名称	主编	适用专业
1	中医护理(第3版)*	王　文	护理专业
2	内科护理(第3版)	刘　杰　吕云玲	护理专业
3	外科护理(第3版)	江跃华	护理、助产类专业
4	妇产科护理(第3版)	林　萍	护理、助产类专业
5	儿科护理(第3版)	艾学云	护理、助产类专业
6	社区护理(第3版)	张先庚	护理专业
7	急救护理(第3版)	李延玲	护理专业
8	老年护理(第3版)	唐凤平　郝　刚	护理专业
9	精神科护理(第3版)	井霖源	护理、助产专业
10	健康评估(第3版)	刘惠莲　滕艺萍	护理、助产专业
11	眼耳鼻咽喉口腔科护理(第3版)	范　真	护理专业
12	基础护理技术(第3版)	张少羽	护理、助产专业
13	护士人文修养(第3版)	胡爱明	护理专业
14	护理药理学(第3版)*	姜国贤	护理专业
15	护理学导论(第3版)	陈香娟　曾晓英	护理、助产专业
16	传染病护理(第3版)	王美芝	护理专业
17	康复护理(第2版)	黄学英	护理专业
1	针灸治疗(第4版)	刘宝林	针灸推拿专业
2	针法灸法(第4版)*	刘　茜	针灸推拿专业
3	小儿推拿(第4版)	刘世红	针灸推拿专业
4	推拿治疗(第4版)	梅利民	针灸推拿专业
5	推拿手法(第4版)	那继文	针灸推拿专业
6	经络与腧穴(第4版)*	王德敬	针灸推拿专业

*为“十二五”职业教育国家规划教材

第四届全国中医药高职高专教育教材建设指导委员会

主任委员　方家选　胡志方

副主任委员　（按姓氏笔画排序）

王义祁　王之虹　刘　斌　李　丽　何文彬
张立祥　张先庚　陈　刚　陈林兴　周建军
秦晓明　郭争鸣

委　　员　（按姓氏笔画排序）

王秀兰　卞　瑶　孔令俭　刘　勇　李灿东
李治田　李景儒　李榆梅　吴　彬　张　科
张美林　张登山　张震云　陈文松　陈玉奇
陈景华　金玉忠　周忠民　顾　强　徐家正
唐家奇　曹世奎　龚晋文　董维春　董辉光
谭　工　潘年松

秘　　书　滕艺萍　范　真　马光宇

第四届全国中医药高职高专中医学专业教材评审委员会

主任委员　王义祁　郭争鸣

副主任委员　张立祥　陈　刚　陈建章

委　　员　马维平　杨德全　宋传荣
陈景华　陈林兴　徐宜兵

前　言

随着人类的进步,医学日渐具有更为丰富的内涵,从治疗疾病发展到预防疾病,从保护人群健康进入了更主动地促进健康阶段。这就要求现代医生除掌握专业技术知识外,还必须具备基本的预防医学理论和实践技能。基于此,本教材围绕"预防为主"的卫生与健康工作新方针,以健康影响因素-基本预防-健康促进为主线,把预防医学多个分支学科的知识序列串联起来,并将其与中医院校专业特征相融合,使其更符合该学科特有的思维模式。

本教材的修订承袭了第一版的基本框架,对教材中的某些章节内容进行了适当的调整和删减。全书除绪论和实习指导外共分上、中、下三篇,由十四章组成。绪论阐述了现代预防医学的核心以及中医预防医学的特点;上篇为公共卫生与健康(环境与健康、职业环境与健康、食物与健康、社会心理行为因素与健康);中篇为人群健康研究方法(人群健康研究的统计学方法、人群健康研究的流行病学方法);下篇为健康促进与疾病控制(包括传染病的预防与控制、慢性非传染性疾病的预防与控制、健康教育与健康促进、社区卫生服务、突发公共卫生事件及应急策略、伤害的预防与控制、医源性疾病的预防与控制、中医药预防疾病方法)。其中上篇删除了住宅卫生相关内容,增加了社会心理行为因素与健康章节;中篇删减了纯统计学公式原理的讲授,重点阐述与中医药临床、科研相关的统计学方法应用;下篇增加了常见慢性非传染性疾病的预防。在章节的编排中我们融入了相关的中医药预防知识,如从中医角度探讨环境、饮食、职业与健康的关系,以及中医药在社区卫生服务、健康教育中的应用等。同时,本教材积极关注预防医学学科的前沿发展和相关行业的最新动态,在资料采集、数据参考中引用最新的法规、标准和年鉴,如《中国居民膳食指南2016》《中华人民共和国国家职业卫生标准(GBZ37—2015)》《中国防治慢性病中长期规划(2017—2025年)》《2016中国卫生和计划生育统计年鉴》等。

本教材绪论和上篇由吴娟、张立祥、刘建东、赵琼、张金沙编写;中篇由王业秋、卢晓红、蒋建平编写；下篇由王硕、汪洋、徐刚、丁可、田群编写。教材在编写过程中得到了人民卫生出版社、各编者所在院校的大力支持，谨致谢意，限于水平，书中恐有疏漏之处，恳请各兄弟院校师生及读者提出宝贵意见。

《预防医学》编委会

2018 年 4 月

目　录

中篇　人群健康研究方法

下篇　健康促进与疾病控制

绪　论

PPT 课件

扫一扫
知重点

学习要点

预防医学的概念；健康的概念及影响因素；医学模式；疾病的三级预防；中医预防医学的特点与原则。

现代医学的发展轨迹和社会发展趋势表明：医学的任务已从以防病治病为主逐步转向以维护和增强健康、提高人的生命质量为主。预防医学与基础医学、临床医学、康复医学一起组成现代医学科学的四大支柱，它们在整个医学科学中，既有分工，又有联系，相互渗透，共同增进人类健康，推动医学科学的发展。

第一节　预防医学概述

一、预防医学的概念与特点

预防医学(preventive medicine)是以人群为研究对象，应用宏观与微观的技术手段，研究健康的影响因素及其作用规律，阐明环境因素与人群健康的相互关系，制定公共卫生策略与措施，以达到预防疾病、增进健康、延长寿命、提高生命质量为目标的一门医学科学。

预防医学不同于临床医学的特点为：①预防医学的工作对象包括个体和群体；②主要着眼于健康人群和亚健康人群；③研究重点为影响健康的因素与人群健康的关系；④研究方法上更注意微观和宏观相结合；⑤采取的对策更具积极的预防作用，具有比临床医学更大的人群健康效益。

二、预防医学的内容

1. 研究环境因素对健康的影响及其作用规律，制定改善和消除环境中有害因素的措施。

2. 研究各种疾病、健康状况或生理特征在不同时间、人群、地区的分布特点及其变动规律，探讨病因，了解疾病及健康状况的消长变化情况，以便提出当前及今后医疗卫生工作中应解决的主要问题。

3. 研究制订防治疾病、增进健康的策略和措施，并对措施实施效果进行评价，以使预防医学工作质量不断提高，达到预防疾病、增进健康、提高生命质量的目的。

三、预防医学发展简史

预防医学贯穿整个疾病斗争史，其发展主要经历了以下五个阶段：

（一）个体预防阶段

人类在与自然界作斗争的过程中，通过医治疾病和创伤，掌握了防病养生之道，逐步形成了以个体为对象进行预防的医学。希波克拉底则在《空气、水和地域》一书中系统地阐述了人与环境的关系，并提出“医师应医治的不仅是病，而是病人”的正确主张。16世纪的欧洲文艺复兴，18世纪的工业革命，推动了基础医学的发展，人们开始利用解剖学、生理学、微生物学、病理学等研究人类与环境的关系。

（二）群体预防阶段

自19世纪末到20世纪初，生物医学尤其是传染病学、寄生虫学、流行病学得到迅猛发展，人们意识到病因、宿主和环境之间必须保持平衡的关系，提出了改善环境、控制病因、保护宿主的科学思想，采取了免疫接种、隔离消毒、检疫监测、消灭病媒动物、处理垃圾粪便、重视食物和用水安全等措施，战胜了天花、霍乱、鼠疫等烈性传染病，取得了预防医学史上第一次革命的胜利。此阶段人们逐渐认识到仅从个体预防疾病，收效甚微，必须从个体防病过渡到群体预防。

（三）社会预防阶段

20世纪中叶以来，疾病谱、死亡谱发生了改变，急性传染病基本得到控制，心脑血管病、恶性肿瘤等逐渐上升成为主要死因。这类慢性非传染性疾病主要与不良的饮食习惯、生活方式以及环境因素密切相关，因此防治这类疾病，单靠生物预防是不能奏效的，必须依靠改善社会环境、生活方式、社会行为等措施。这种由生物预防向社会预防的转变称为预防医学史上的第二次革命。

（四）社区预防阶段

此阶段约始于20世纪70年代。世界卫生组织（WHO）1977年提出“到2000年人人享有卫生保健”的战略目标，认为实现此目标关键在于基层（初级）保健，重点在预防，并列出评价此目标的指标体系，包括卫生政策、社会经济、保健服务、环境保护等指标，提出对收入、食物、住房、识字、供水、排污、行为等的要求。这些措施大多数要由社区来贯彻执行，这样又把预防医学提高到社区预防新阶段，它比社会预防在组织管理上更严密，计划措施更结合实际，评价效果更具体，反馈系统更及时，对保护和促进人民健康起着更大的作用。

（五）全球（人类）预防阶段

随着世界经济迅速发展，国际交往日益频繁，任何国家单独采取的疾病（特别是传染病、由行为生活方式引起的一些社会病以及环境污染引起的公害病等）防治措施，都不可能有效地控制疾病的发生、传播和保证人群安全。WHO的目标是“使所有的人都尽可能地达到最高的健康水平”，这就更新了医学的目的，即：医学不仅是治疗和预防疾病，还有保护健康和促进健康的功能。这个目标已超越了以某特定人群为对象的范畴，进入到以全人类为对象进行预防的医学时代：即人类预防。

知识链接

抑郁症来袭

抑郁症和焦虑疾患者每年给全球经济造成1万亿美元费用。1990年到2013年期间，患有抑郁症和(或)焦虑的人数上升了近50%，从4.16亿增至6.15亿，世界上近10%的人口受到影响。抑郁症的主要特点是持续悲伤，对通常喜欢的活动失去兴趣，同时没有能力从事日常活动，并且这些现象持续至少两周。此外，抑郁症患者通常还具有以下一些状况：精力减退、食欲改变、睡眠更多或更少、焦虑、注意力下降、犹豫不决、躁动、感到一无是处、内疚或绝望，以及有自残或自杀念头。抑郁症可能发生在任何人身上，妇女比男性更容易出现抑郁和焦虑。美国华盛顿特区-WHO牵头负责的一项最新研究表明，在扩大抑郁症和焦虑治疗方面每做出1美元投资，就会在增进健康和工作能力方面获得4美元回报。

第二节　健康与医学模式

一、健康

（一）健康的概念

1948年世界卫生组织(WHO)创立时在宪章中明确指出："健康(health)不仅仅是没有疾病或虚弱，而且包括在身体上、精神上和社会适应方面的完好状态"。这种积极的健康观，既考虑了人的自然属性，也考虑了人的社会属性，是现代医学模式的充分体现。1990年，WHO又将健康的内涵进一步扩大为"躯体健康，心理健康、社会适应良好和道德健康"四个方面。

最近，WHO提出了新的衡量健康标准，即"五快"(机体健康)和"三良好"(精神健康)。"五快"即是吃得快、便得快、睡得快、说得快和走得快；"三良好"是指良好的个性人格、良好的处世能力以及良好的人际关系。

健康与疾病具有相对性和连续性，它们之间有一个量变到质变的过程。一个人从健康→疾病→健康(或死亡)，可以认为是一个连续过程，称为健康、疾病连续带；一个群体从健康问题低分布→健康问题高分布→健康问题低分布，也是一个连续的过程，称为疾病分布或健康问题分布的连续性。

知识链接

世界上有半数的人缺乏基本卫生服务

根据世界银行和世界卫生组织2017年报告：世界上至少有半数人口无法获得基本卫生服务，有8亿人将至少10%的家庭预算花费在自己、患儿或其他家庭成员的医疗费用上，其中的近1亿人，这些开支足以让他们陷入极度贫困，使他们每天的生活费只能达到1.90美元或更少。不但在国家之间，在国家内部，也存在卫生服务方面的不平等。国家平均水平可以掩盖弱势群体的低水平卫生服务覆盖率，例如，在低收入和中低收入国家最贫穷的五分之一家庭中，只有17%的母亲和儿童至少接受了七项基本妇幼保健干预措施中的六项，而在最富裕的五分之一家庭中，该比例达到74%。

（二）健康决定因素

健康决定因素（determinants of health）是指决定个体和人群健康状态的因素。1974年，加拿大卫生与福利部前部长 Marc Lalonde 发表一篇题为“*A New Perspective on the Health of Canadians*”的著名报告，把影响健康的众多因素归纳为4大类：环境、生活方式、医疗卫生服务及人类生物学因素，其中环境因素占17%，生活方式因素占60%，医疗卫生服务因素占8%，人类生物学因素占15%。

1. 环境因素　既包括自然环境因素（空气、水、土壤、食物等），也包括社会环境因素（社会制度、经济、文化、人口等）。随着人类社会历史的发展，自然环境因素对健康的直接作用逐渐减弱，社会因素的作用则逐渐增强。自然环境条件相似，社会发展水平不同，或者社会生活环境、文化背景不同，人群的健康状况会有很大差异。人类活动使社会环境发生了巨大变化，反过来也影响到自然环境，如森林破坏、水土流失、气候反常、环境污染等。

2. 行为生活方式　行为生活方式是指人们长期受一定的民族文化、经济、社会习惯、规范以及家庭影响所形成的一系列生活意识、生活习惯和生活制度的总和，它与人们教育、认知水平、所处的社会和经济状况相关。不良行为生活方式已成为我国死因前3位疾病（恶性肿瘤、脑血管病和心脏病）最重要的危险因素。

3. 医疗卫生服务　医疗卫生服务与健康的关系最为直接。它不但可以通过自身系统内的活动，如医疗、预防、保健服务直接影响人们的健康水平，还可以通过健康教育、公共卫生政策改善人们生活方式和环境状况，对人们的健康水平产生间接影响，如抗疟疾项目、免疫接种计划，以及呼吸系统和其他感染性疾病广泛应用抗生素等。近年来医疗卫生服务的公平合理利用，因其与个体经济水平、医疗保障状况、社会人口学因素密切相关而成为研究热点。

4. 人类生物遗传因素　人体的生物遗传是健康的基本决定因素。有些疾病仅与遗传因素有关，如血友病、成骨发育不全等；而有些疾病，如糖尿病、肿瘤、心血管疾病、精神障碍性疾病则是环境因素与遗传因素相互作用的结果。人体遗传基因差异在整个生命历程中对疾病或者残障发生时间和严重程度产生一定影响，这种影响与环境、个人生活方式相比，作用是相对稳定而确定的。

值得注意的是，各因素对健康的影响程度在区域之间、不同经济程度的国别之间存在一定差异。在发展中国家，环境因素对人口健康的影响不容忽视，而随着国家社会经济水平的不断提高，个体生活方式对于个体健康的作用尤为重要。因此，在健康教育和健康促进中应有的放矢，制定有针对性的健康干预策略。

（三）健康生态学模型

人与环境构成的生态体系，决定了人的健康状态就是个体的生物特征与众多健康影响因素相互作用的结果，这些因素从不同层面上的交互作用来影响健康，这是目前比较公认的健康影响因素对健康作用机制的学说，也就是健康生态模型（health ecological model）。该模型将健康影响分为五个层次：①核心层是个人先天的生物学物质，如性别、种族及一些疾病的易感基因等；②第二层是个人的行为特点，如饮食习惯、体力活动、成瘾行为等；③第三层是个人、家庭和社区的人际关系网络；④第四层是生活和工作条件，包括职业、收入、受教育的程度、自然和人工的环境条件、卫生设施、医疗卫生保健服务等；⑤最外层是宏观层面的因素，是全球、国家水平乃至当地的社会经济、文化、卫生、环境条件和政策等。总体来看,家庭和社区的人际网络、生活和工作条件以及社会、经济、卫生、环境条件作为上游因素,作用于中游因素—个人的行为和生活方式,最终再通过下游因素—生物遗传因素作用于人体健康(图绪-1)。

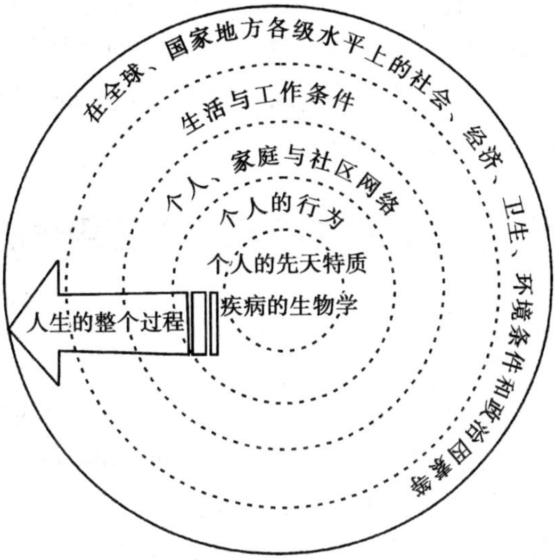

图绪-1 健康生态学模型

二、医学模式

医学模式(medical model)是指人类在一定历史时期观察和处理医学领域中各种问题的一般思想和方法,它受到不同历史时期的科学、技术、哲学和生产方式的影响。医学模式的发展经历了如下几个形态:

1. 神灵主义医学模式 古代生产力发展水平低,科学知识贫乏,人们相信生命与健康是上帝神灵所赐,疾病和灾祸是天谴神罚。

2. 自然哲学医学模式 以朴素的唯物论和辩证法来解释疾病和防治疾病的医学思想,称为自然哲学医学模式。该模式以希波克拉底的医学思想体系和体液学说为代表,将气质或性格与疾病联系起来,强调身体内部存在有促进健康的自然功能。

3. 生物医学模式 随着显微镜、无菌术、血型、抗生素、疫苗等自然科学技术的发展,人们对疾病,尤其是传染病有了新的认识,并从生物学角度明确了疾病发生的原因,因此形成了生物医学模式。

4. 生物-心理-社会医学模式 自20世纪50年代以来,疾病构成和死亡原因发生了根本性变化,疾病的发病率重点已从传染病转移到慢性非传染性疾病方面。这些疾病并非由特异性因素引起,而是与人的生活习惯、心理、生活方式、环境污染等密切相关,因此在治疗中只依靠药物、理疗、手术等手段已经不能满足临床的需要。该模式恢复了心理、社会因素在医学研究对象中的地位,更加准确地肯定了生物因素的含义和生物医学的价值,并把生物学的人置于社会关系之中,全方位探求影响健康的因果关系。

近半个世纪以来,随着人类基因组的深入研究,基因技术也可能被滥用,带来灾难性的后果,如基因工程中大量使用的抗生素标记基因,进入环境后可能转移到某种病原体中,产生新病毒甚至超病毒,引起疾病流行,这些都是生物-心理-社会医学模式表现出来的局限性。因此学者们对新的医学模式进行了展望,并把它们统称为“后生物医学模式”,如基因-生物-心理-自然-社会医学模式、自然-生物-心理-社会医学模式、生物-心理-社会-伦理医学模式、大生态医学模式、四维空间医学模式等。这些模式关注到了健康与生存环境、医学伦理等的关系,丰富了医学模式的内涵,对本学科产生了新的要求,将进一步推动预防医学的发展。

第三节 疾病的自然史与三级预防

一、疾病的自然史

疾病在没有任何医疗干预的情况下有其自然的发生、发展,直至结局(治愈、好转、恶化、死亡)的整个过程,称为疾病的自然史(natural history of disease)。它包括五个阶段:①健康期;②病理发生期:机体在致病因素的作用下,发生病理改变,但还没有发展到可以检出的阶段;③临床前期:疾病的病理改变已经到可以检出的阶段,但还没有出现临床症状;④临床期:机体出现形态或功能上的明显异常,从而出现典型的临床表现;⑤结局:疾病可以发展至缓解、痊愈、伤残或死亡。不同疾病的自然史有较大的差别,有的疾病自然史简单,阶段清楚,变化小,结局稳定,如局部皮肤的细菌感染;但有的疾病自然史复杂或不清楚,阶段模糊,病情变化大,结局复杂,对疾病的预后往往较难预测,如糖尿病、恶性肿瘤等。

疾病的自然史是对大量患者疾病过程的全貌进行观察研究得到的,通过研究疾病的自然史,人们可以制定出合理的筛查策略,以便在那些已经具有某些症状、体征或状态的人群中早期发现不良结局事件,对于在临床上开展对疾病的三级预防具有非常重要的意义,例如通过对早期宫颈上皮内瘤样病变进展为晚期病变或浸润性宫颈癌概率的研究,可以确定早期上皮内瘤样病变患者再次体检的时间。

知识链接

丙型肝炎的三级预防

丙型肝炎是由丙肝病毒引起的一种肝脏疾病。丙肝病毒最常见的感染途径是注射吸毒、不安全的卫生保健以及输入未经筛查的血液和血液制品。全球预计有7100万人受到慢性丙肝感染,大量慢性感染者会出现肝硬化或者肝癌,约有290万艾滋病毒携带者合并感染了丙肝病毒。以下是世界卫生组织推荐使用的三级干预措施。一级预防:注意手部卫生,包括外科手部消毒方法、洗手以及使用手套;卫生保健领域对注射的安全适当使用;锐器和废弃物的安全使用和处置;向注射吸毒者提供综合性减轻危害服务,包括提供无菌注射器具;对捐献的血液进行乙肝和丙肝(以及艾滋病毒和梅毒)的检测;对卫生工作人员开展培训;促进正确持续使用安全套。二级和三级预防:接受与保健和治疗方案有关的教育和咨询;接种甲肝和乙肝疫苗,预防这些肝炎病毒合并感染,以保护其肝脏;及早接受适当医疗管理,包括接受适当的抗病毒治疗;进行定期检查,以便及早诊断慢性肝病。

疾病预防控制中心

二、三级预防

人的健康问题出现，是一个从接触健康危险因素，机体内病理变化从小到大，最后导致临床疾病发生和发展的全过程。根据疾病发生发展过程以及健康决定因素的特点，将疾病预防分为三级预防（preventions at three levels）。

（一）第一级预防

第一级预防（primary prevention）即病因预防或根本性预防，是在疾病尚未发生时针对病因采取的预防措施，是预防控制和消灭疾病的根本措施。它包括健康促进和健康保护两个方面。健康促进是创造促进健康的环境，使人群避免或减少对病因的暴露，改变机体的易感性，使健康人免于发病。健康保护是对易感人群实现特殊的保护措施，以避免疾病的发生。把整个人群的普遍预防和高危人群的重点预防结合起来，既降低整个人群暴露的平均水平，又消除高危个体的特殊暴露，两者互补可以大大提高效率。目的是采取各种消除和控制危害健康的因素，防止健康人群发病。中医将这一阶段称之为“治未病”。

（二）第二级预防

第二级预防（secondary prevention）也称临床前期预防，是在疾病潜伏期为阻止或延缓疾病发展而采取的措施，包括“三早”，即早发现、早诊断和早治疗。要达到三早，需要做好：①定期开展健康检查、疾病普查或筛查以及高危人群重点项目检查，也可以开展自我检查；②宣传教育群众，认识疾病，有病早治；③提高医务人员诊断水平，发展适宜的敏感性高的诊断方法和技术。中医将这一阶段称之为“治欲病”。

（三）第三级预防（tertiary prevention）

第三级预防（tertiary prevention）即临床预防，是在疾病的临床期为减少其危害而采取的措施。它的目的在于对已患病者进行及时治疗、防止恶化，预防并发症伤残及促进功能恢复，提高生命质量，降低病死率，包括对症治疗和康复治疗。对慢性病患者通过医学监护，减少疾病的不良作用，预防并发症和伤残；对于丧失劳动力或残疾者则通过康复治疗，促进其身心健康，以参加社会活动和延长寿命。中医学将这一阶段称之为“治已病”。

不同类型的疾病应有不同的三级预防策略。对于病因明确的疾病，应搞好一级预防，如职业病、医源性疾病、传染病等。对于第一级预防效果难以肯定的疾病，应在尽量做好第一级预防的同时，重点做好第二级预防。有些疾病的病因是多因素的，要按其特点，通过筛检、早诊断、早治疗保证其预后良好，如心脑血管病、糖尿病等。

第四节　医学生学习预防医学的意义

1993 年在爱丁堡召开的医学教育会议上明确指出：“毕业生要服务于人群，为病人提供保健、预防和治疗服务。”，“我们的任务是为 21 世纪重新设计医生。”即未来的医生不仅仅是治病，而且还要担负起预防保健等多方面的任务，医疗机构同时也应该是预防机构、咨询机构和进行健康教育的地方。通过预防医学的学习和实践，有利于临床医学生构建预防医学思维，将预防、保健、康复融为一体，成为一名世界卫生组织（WHO）提出的“五星级医生”（five-star doctor），即卫生保健提供者、医疗决策者、健康教育者、社区卫生领导者和卫生服务管理者。

新时期我国卫生与健康工作新方针是:"坚持正确的卫生与健康工作方针,以基层为重点,以改革创新为动力,预防为主,中西医并重,将健康融入所有政策,人民共建共享。"预防为主,不仅是我国卫生工作宝贵经验的总结和继承,也是世界卫生健康工作发展的潮流。因此,临床医学生更应该掌握预防、保健和健康管理的基本理论和技能。

医学生通过学习预防医学可达到以下目的:①树立预防为主的观念,学习预防医学的思维方法;②运用预防医学的基本理论和技能,开展临床预防服务工作;③在临床场所能敏锐地觉察和报告公共卫生问题,能提供个性化的健康维护计划,能与公共卫生人员一起促进社区人群健康;④完整地认识现代医学的目标,培养良好的医德,为患者提供最佳的服务;⑤为进一步接受继续医学教育奠定基础。

第五节 中医预防医学

中医预防医学源远流长,早在夏商时代,我国人民就初步形成了讲卫生、除害灭病的良好习惯。战国至秦汉时期成书的中医经典著作《黄帝内经》科学地提出了"上工治未病"等理论,确立了预防医学的指导思想,并在此基础上提出了一系列养生保健和预防疾病的方法。经过历代医家的不断充实与发展,逐步形成了内涵丰富、特色鲜明的中医预防医学体系,它不但在历史上为保障我国人民的身体健康作出了巨大的贡献,而且直至今天仍有着重要的指导意义。

一、中医的健康观与医学模式

中医对健康有自己的认识。中文中的"健"字,最早是指形体健壮、强盛。《易经》曰:"天行健,君子以自强不息。"即为此意;健康的"康"字,主要指心态坦荡、宁静,所以我国古代的健康观就包括了身心的健康。

中医的健康标准是什么?《内经》提出一个"和"字,即"血和""卫气和""志意和""寒温和"。中医关于健康的标准有三条:一是人体机能活动正常,以血气运行和畅为标志;二是人的精神活动正常,即"志意和";三是机体能适应外界的环境,即"寒温和"。概括地说,中医认为健康的本质是和谐,即人与自然和谐、心与身和谐、气与血和谐。此三条内容与近年世界卫生组织关于健康的定义有异曲同工之妙,凸显了中国数千年传统文化的积淀。

中医虽无医学模式一词,但《内经》明确提出了"医道",是指导医学发展方向和实践方法之意,其意义同于医学模式。医道除包含社会、心理、生物因素外,还有天地阴阳、四时经纪等"时"、"空"因素。这五个因素形成人的"天人合一、心身合一、人事相通"的整体性,故中医的医学模式为"时空-社会-心理-生物医学模式"的整体医学模式。

二、中医预防医学的原则和特点

(一)中医预防医学的基本原则

以促进人体健康长寿为根本目的的中医预防医学,在长期的保健防病过程中形成了以“治未病”和“因人、因时、因地制宜”为核心内容的基本原则。这些体现了中医学术特色的基本原则，是确立和制定各种防病保健措施的指导思想。

1. 不治已病治未病　中医预防医学思想主要包括“未病先防”和“既病防变”两方面内容。另外，由于中医从整体动态的观点出发，把疾病看成是一个动态的过程，对疾病初愈之后的预防复发问题也极为重视，故“瘥后防复”也是治未病范畴中的重要内容。“防病”与“治病”是对付疾病的两大方法。“治病”是在“病”已经成为既成事实之后，采取治疗措施，去除致病因子及其对健康所带来的损害；“防病”则在致病因素尚未侵犯人体，或致病因素虽已侵犯人体但疾病尚未形成或者尚未恶化之前采取防范措施，防止疾病的发生或病情的恶化。两者比较，防病是在同疾病斗争过程中更主动、更积极的措施，更能防止疾病对人体的伤害，保障人体的健康。因此，“未病先防”作为中医预防医学的根本指导思想，一直为历代医家所强调和重视。

2. 因人、因时、因地制宜

（1）因人制宜：不同年龄和性别的群体以至不同的个体，具有不同体质特点，其抗御疾病的能力和对疾病的易感性有很大差异。这就要求在实施防病保健的具体措施时必须“因人制宜”，根据不同个体采取适宜的防病保健方法，才能收到良好的预防效果。

（2）因时制宜：人类生活于自然界之中，自然界的四时阴阳寒热，既是人类生存成长的要素，也是影响人体健康的原因。中医基于对人体生理病理的时间节律，以及疾病发生流行季节特点的深刻认识，在保健防病方面特别强调顺应自然，因时制宜，以促进体内阴阳气血的旺盛充沛和平衡协调，增进身体健康。

（3）因地制宜：地理方域的不同，不仅是气候环境的差异，而且更由于水土物产的差异及生活习俗的不同而造成不同地域人群的体质差异。《素问·异法方宜论》则论述了不同地域的地理、气候以及人民生活习俗的特点，指出生活在不同地域人群的不同发病倾向。

（二）中医预防医学的特点

1. 注重“既病防变”　患病之后及时采取有效的措施以防止疾病的发展、传变或复发，是中医预防医学独到之处。疾病有一定的发展趋势和传变规律，故在治疗过程中，应时刻把握这些发展演变规律，将预防贯穿其间。

2. 强调整体预防　中医预防医学不仅把人类当作生物体进行预防，更重要的是把人作为自然的人和社会的人，从生理、病理、心理、社会诸方面采取综合预防措施以防止疾病发生或复发，其效果自然要比单一从某一方面进行预防要好。

3. 防治互寓　防中有治、治中有防、防治互寓，正是“防治互寓预防观”的精髓所在。此阶段的“治”寓下阶段的“防”，下阶段的“防”又寓此阶段的“治”。

4. 预防方法多样化　中医预防法多种多样，丰富多彩，各具特色。针灸、气功、太极拳、各种保健操的健身防病效果已为世界医学界所公认。中草药预防传染病效果相当可观，且中草药在乡村、山区到处可见，制作方便，价格低廉，以此防病符合我国国情。

5. 注重“辨证施防”　在预防过程中，将辨病证之虚实证贯穿于整个预防过程中。“同病异防”，相同的疾病但其病机不同，所属证候不同，则预防方法不同。

中医预防医学是我国数千年来历代医家经验的结晶。从其所涉及的内容和方法来看，可谓资料丰富、记载翔实、效用确切、简便易行。将祖国传统医学的预防保健理念融入到现代预防医学的实践中，建立具有中国特色的预防医学模式，将会对现代预防医学的发展提供有益的帮助。

（吴　娟　张立祥）

扫一扫
测一测

复习思考题

1. 什么叫健康？影响健康的因素是什么？
2. 简述三级预防的含义。

上篇

公共卫生与健康

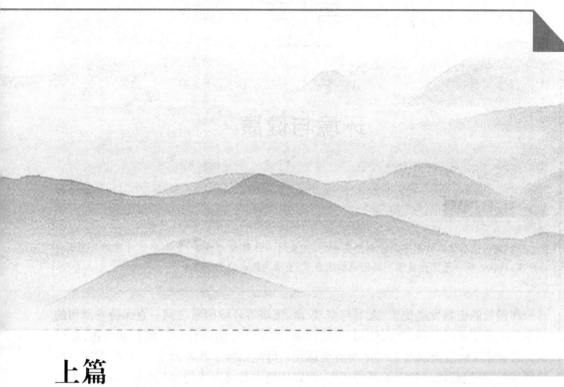

PPT 课件

扫一扫
知重点

第一章

环境与健康

学习要点

环境污染对健康的损害及控制措施;大气污染对人体健康的危害;室内空气污染的来源及危害;碘缺乏病和地方性氟病的病因及临床表现;生活饮用水的卫生要求。

在漫长的生物发展史上,人类与空气、水、土壤等环境因素之间一直保持着密切的联系。随着工业的发展,生态破坏、环境污染、传染性疾病流行等问题日益严重,估计24%的全球疾病负担以及23%的所有全球死亡可能归咎于环境因素。因此,重视环境问题,深入开展环境与健康关系的研究,制定环境中有害因素的控制措施,对促进人类与环境的和谐发展,保障居民健康十分重要。

第一节　环境概述

一、环境的构成

环境(environment)是指人类和生物赖以生存的空间及其所包含的各种物质因素和社会因素的总体。WHO 公共卫生专家委员会把环境定义为:在特定时刻由物理、化学、生物及社会各种因素构成的整体状态,这些因素可能对生命机体或人类活动直接、间接地产生现时或远期作用。环境按要素属性可分为自然环境因素和社会环境因素。

1. 自然环境(natural environment)　又称物质环境,是指围绕着人群的空间及其中可以直接或间接影响到人类生活、生产的一切自然形成的物质和能量的总体,即大气环境、水环境、土壤环境、生物环境和地质环境等。根据人类活动与环境相互作用关系,自然环境又分为原生环境和次生环境。

(1)原生环境(primary environment):指天然形成的,或几乎未被人为活动影响的自然环境条件。原生环境中存在许多对人类健康的有利因素,如清洁的空气、水、食物及绿化植被、适度的阳光、适宜的微小气候等。但天然的未必都是有益的,例如由于地质条件的原因,地球表面化学元素分布不均匀,造成地球化学性疾病。

(2)次生环境(secondary environment):是指人类生产、生活以及社会交往等活动使天然形成的环境条件发生了改变的自然环境。次生环境往往和人类活动造成的环境污染相联系，如向环境中排放废水、废气和废渣等，使次生环境质量恶化。目前，环境污染及其对人群健康的危害已构成次生环境的核心问题。

2. 社会环境（social environment）　又称非物质环境，由社会政治制度、经济、文化、人口、卫生服务以及生活方式等因素构成。它是人类特有的环境，可以通过自然环境和人的心理状况间接影响人群的健康。

二、人类与环境的关系

人类是环境发展到一定阶段的产物。人类与环境相互依存、相互制约，是不可分割的对立统一整体。

1. 人与环境的物质统一性　人体通过新陈代谢和周围环境进行着物质、能量、信息交换，保持着动态平衡。一方面人体从环境中摄取空气、水、食物等生命物质，合成细胞及组织，提供能量供机体生命活动需要；另一方面机体通过异化产生代谢物排入周围环境，代谢产物在环境中进一步异化，被其他生物作为营养物质吸收利用，如此周而复始，循环往复。英国地球化学家 Hamilton 测试了 220 名英国人血液和地壳的化学组分及其含量，发现共同存在的 60 多种元素中，除去碳、氢、氧、硅外，其他化学元素与地壳中的含量呈现惊人的一致性（图 1-1），这充分体现了人与环境在物质上的统一性。

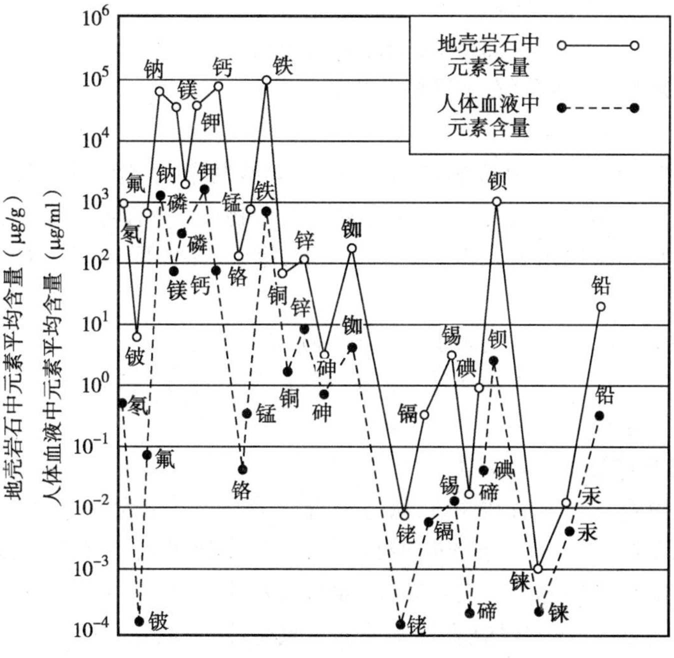

图 1-1　人体血液和地壳中元素含量的相关性

2. 人体对环境的适应性　在人类的长期进化过程中，人体通过自身的内部调节适应不断变化的外部环境，如长期居住在高原地区的人群，机体红细胞数量和血红蛋白含量较高，对缺氧的环境有较强的适应性。但是，人体的适应能力也是有限的，当环境异常变化程度超过人体适应能力时，就会造成人体某些结构和功能发生异常改变，甚至造成永久性的健康损害。

3. 环境因素对健康影响的双重性　环境因素对机体的影响具有有利和有害两方

面的特性。如紫外线有杀菌、抗佝偻病和增强机体免疫力等作用，但过量紫外线则有致红斑作用，使皮肤色素沉着，甚至致癌，并可增加白内障的发生率。

4. 人类改造环境的主观性　人类不仅能被动地适应环境，还有认识环境和能动改造环境的能力，使环境更有利于人类的生存，如通过控制一些河流的洪水泛滥、改良土壤、发展利用各种能源、建设舒适的居住环境等。同时也必须清楚地看到，人类在改变环境的过程中，对环境的破坏和污染也反过来影响人类自身的健康。

第二节　环境污染

环境污染（environmental pollution）是指由于人为的或自然的因素，各种污染物进入环境，使环境的组成与性质发生改变，扰乱了生态平衡，对人类健康造成了直接的、间接的或潜在的损害，称为环境污染。严重的环境污染称为公害（public nuisance）。因严重环境污染引起的地区性疾病称为公害病（public nuisance disease）。当今世界面临危害最大的环境污染问题主要是全球变暖、臭氧层破坏和酸雨三大问题。

一、环境污染物的种类及来源

（一）环境污染物的种类

环境污染物（environmental pollutant）是指进入环境并引起环境污染或环境破坏的有害物质。对环境污染物可有不同的分类。

1. 按污染物的性质分类

（1）化学性污染物：其种类繁多，对人类健康威胁最大、影响最广，是主要的环境污染物。常见的化学性环境污染物包括无机化合物（各种有毒金属及其氧化物、酸、碱、盐类、硫化物和卤化物等）、有机化合物（苯、甲醛、多氯联苯等）、农药（有机磷、含砷农药等）以及高分子化合物等。

（2）物理性污染物：噪声、振动、电离辐射和电磁辐射等。

（3）生物性污染物：病原微生物（细菌、病毒、寄生虫等）和各种有害动植物（河鲀、毒蕈、鼠类、媒介昆虫等）。

2. 按污染物的形成过程分类

依据污染物进入环境后其性质、状态是否发生改变可分为：

（1）一次污染物（primary pollutants）：由污染源直接排入环境，其物理和化学性状都未发生改变的污染物称为一次污染物，或叫原发性污染物。由一次污染物造成的环境污染称一次污染，如煤炭燃烧直接排放的二氧化硫、一氧化碳等。

（2）二次污染物（secondary pollutants）：一次污染物与环境中的其他物质发生反应，形成物理、化学性状与一次污染物不同的新污染物称为二次污染物，也称继发性污染物。由二次污染物造成的环境污染称为二次污染（secondary pollution），如汽车尾气中的氮氧化物（NO_x）和碳氢化合物（HC），在强烈的紫外线照射下形成光化学烟雾，其主要成分是臭氧和醛类等，有极强的氧化能力，对健康造成极大的危害。

（二）污染物的主要来源

1. 生产性污染　工业生产过程中形成的废气、废水、废渣（通称工业“三废”）等环境有害物质如未经处理或处理不当即排放到环境中去，可造成空气、水、土壤、食物的污染。农业生产污染主要是指长期不合理使用农药和化肥，造成农作物、畜产品及野生生物中农药残留和空气、水、土壤不同程度的污染。

2. 生活性污染 人们日常生活中排出的污水、粪便、垃圾（通称生活“三废”）等生活废弃物若处理不当也可造成环境污染。生活型污染可造成水体富营养化，还可滋生蚊蝇、传播疾病。随着社会发展，生活“三废”大大增加，成分也发生了一定的变化，特别是塑料袋等高分子化合物大量增加，使生活“三废”的无害化处理更加困难。

3. 交通运输污染 交通运输工具产生的噪声与振动、排放的废气等是城市环境污染的重要来源。

4. 其他污染 电子通讯设备产生的微波和其他电磁辐射；医用和军用的原子能和放射性废弃物及漂尘；火山爆发、森林大火、地震等自然灾害所释放的大量烟尘、废气等，都可使自然环境受到程度不同的污染，并造成不良后果。

二、环境污染物的转归

环境污染物转归（environmental pollutant transfer）是指污染物进入环境以后，在物理、化学和生物因素的作用下，发生分布或迁移、生物转化、生物富集和自净作用的全过程。

（一）分布或迁移

由于环境因素的综合作用，污染物在环境中可发生分布或空间位置的移动。在生物环境中，污染物可通过食物链在各种生物体内进行转移，如甲基汞可通过水生生物食物链的作用而使其在鱼体内含量很高，长期摄入这种鱼类可导致慢性甲基汞中毒。在非生物环境中，由于物理动力学作用，污染物可在大气、水、土壤中相互进行扩散分布，如大气、水体中的污染物，通过稀释、扩散、溶解、沉降等作用而由高浓度处向低浓度处转移；土壤中的污染物可通过降水冲刷进入河流；水中的某些污染物还可蒸发或逸出而进入大气。总之，进入环境的污染物在不同介质间迁移转化进行循环，只要影响到其中一个环节，必然会波及其他的环节（图 1-2）。

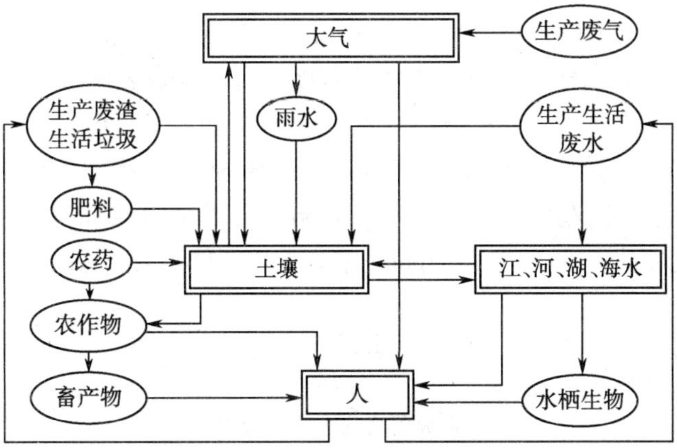

图 1-2 污染物在环境中的迁移

（二）环境的自净作用

污染物进入环境后，在物理、化学或生物因素的作用下，使污染物的浓度或总量降低，甚至消失，环境又恢复到污染前的状态，这一过程称为环境自净（self purification of the environment）。环境的自净作用主要包括：

1. 物理作用　物理净化能力的强弱取决于环境的物理条件和污染物本身的物理性质。环境的物理条件包括温度、风速、雨量等；污染物本身的物理性质包括比重、形态、粒度等。此外，地形、地貌、水文条件对物理净化作用也有重要的影响，如温度的升高利于污染物的挥发；风速增大利于大气污染物的扩散；水体中所含的黏土矿物多利于吸附和沉淀。

2. 化学作用　通过氧化、还原、中和、水解等过程，使大部分有机物无机化而达到自净。污染物本身的形态和化学性质对化学净化有重大的影响，如温热环境的自净能力比寒冷环境强；有害的金属离子在酸性环境中有较强的活性而利于迁移，在碱性环境中易形成氢氧化物沉淀而利于净化。

3. 生物作用　污染物在微生物的作用下分解成简单的化合物，使环境得以净化，如需氧微生物在氧气充足的条件下，可将有机物分解成简单、稳定的无机物，如 CO_2、水、硝酸盐和磷酸盐；厌氧微生物在缺氧条件下，能把各种有机污染物分解成甲烷、二氧化碳和硫化氢等。

应当指出，污染物的扩散、沉降对于局部地区的净化是有利的，但在一定条件下却造成了更大范围的污染。同时，环境的自净能力是有限的，当大量污染物进入环境，超过了环境的自净能力，就会对环境造成严重的污染。

（三）生物转化作用

污染物进入生物体内，在酶系统的作用下发生生物转化的过程，称为生物转化作用（biotransformation）。大多数污染物经生物转化作用后毒性降低或消失，某些污染物则可在生物体内转化成毒性更大的物质，如污染水体的汞可沉积在水底底泥中，经微生物甲基化，形成毒性更强的有机汞，随着食物链进入人体内以后可以引起水俣病。

（四）生物富集作用

生物富集作用（biological concentration）是指某些生物从环境中不断摄取污染物，在体内逐渐蓄积和（或）通过食物链作用在各级生物之间传递、转移，使污染物在生物体内的浓度逐级提高的作用。生物富集的程度用富集系数表示，即某种污染物在生物体内的浓度与该污染物在环境中的浓度之比。据报道，海水被 DDT 污染，浓度达 0. 000 05ppm；经过浮游生物的富集，其体内可达 0. 04ppm（浓集 800 倍）；又当鱼吞食浮游生物后，在鱼体内又进一步富集到 2. 07ppm（浓集 414 00 倍），鱼再经水鸟吞食，最终在鸟体内的富集竟可高达 75. 5ppm（浓集 151 万倍），导致水鸟大批中毒或死亡。

知识链接

世界著名八大公害事件

1. 1930 年 12 月，比利时马斯河谷工业区排放的废气和粉尘使一周内近 60 人死亡，市民中心脏病、肺病患者的死亡率增高。

2. 21 世纪 40 年代美国洛杉矶的大量汽车废气在紫外线照射下产生的光化学烟雾，造成多人呼吸道疾病恶化，乃至肺水肿。

3. 1952年12月5—8日，英国伦敦由于冬季燃煤引起的煤烟性烟雾，导致4000多人死亡，两个月后又有8000多人死亡。

4. 1953—1968年，日本熊本县水俣湾，由于人们食用了富集了汞和甲基汞的鱼虾和贝类，造成近万人的中枢神经疾病，60余人死亡。

5. 1955—1977年，日本富山的人们因为食用了含镉的河水、大米引起痛痛病，造成207人死亡。

6. 1961年，日本四日市由于石油冶炼和工业燃油产生的废气引起居民呼吸道疾病骤增。

7. 1963年3月，在日本的爱知县由于多氯联苯污染物混入米糠油，酿成13 000多人食用后中毒，数十万只鸡死亡。

8. 1984年10月，美国宾夕法尼亚州多诺拉镇的二氧化硫及其氧化物与大气粉尘结合，造成5911人暴病。

三、环境污染对健康的影响

（一）环境污染对健康的影响的特点

1. 广泛性　环境污染影响的地区和人群范围广，可以影响到整个城镇、区域，甚至全球。

2. 长期性　环境污染物一般是低剂量、长时间作用于人体，造成的健康损害多为慢性或潜在性，短期内不易觉察，容易被人们忽视而酿成更加严重的后果，如有些污染物相当稳定，一旦污染环境则需要数年或数十年方能消除。

3. 多样性　污染物的有害作用多种多样，既有局部的，又有全身的；既有近期的，又有远期的（致突变、致癌、致畸）。因此，需要全面调查，进行综合评价。

4. 复杂性　进入环境中的多种污染物可在不同的环境因素中发生变化和迁移，并由空气、土壤、水、食物等不同途径进入人体，产生复杂的综合作用或联合作用，因此环境污染物作为环境致病因素造成人类的健康损害属多因多果。

（二）环境污染对人体健康的危害

1. 特异性危害　特异性危害是指环境污染物直接对人体造成的危害。包括急性及亚急性作用、慢性作用、远期作用。

（1）急性中毒：由于环境污染物在短期内大量进入人体所致。急性中毒往往来势凶猛，病情发展迅速，后果严重，如伦敦烟雾事件。在生产环境中，因设备事故等原因，也可能引起急性职业中毒。

（2）慢性中毒：是指环境污染物低浓度、长时间、反复地作用于机体所致的慢性损害，是最常见的一类环境污染危害，如长期吸入大气污染物可引起眼和呼吸系统的慢性炎症，严重的可引起慢性阻塞性肺病。

（3）远期危害：也称特殊毒作用，是慢性中毒的一种特殊情况。其危害结果的表现时间更长，有的几十年才能在受害者身上出现症状，有的则是通过子孙后代才反映出来，即遗传效应。远期危害包括致突变作用、致癌作用和致畸作用。凡能改变机体细胞遗传物质而诱发突变的环境化学物质（或物理因素）均称为诱变原。诱变原作用于体细胞引起癌变称为致癌作用，已证明的主要相关致癌因素有：放射线与白血病、肺癌；紫外线与皮肤癌；EB病毒与鼻咽癌；肝吸虫与肝癌。诱变原作用于胚胎细胞并造成胎儿发育的先天畸形称为致畸作用,目前已证实对人类有致畸作用的因素有反应停药物、过量的放射线、风疹病毒、甲基汞污染等。

2. 非特异性损害 环境污染物对机体的非特异性损害主要表现为常见病、多发病的发生率增加、人体抵抗力、劳动能力下降等,如高温环境下出汗过多、胃酸减少、胃肠道疾病发病率增加。某些环境污染还可作为致敏源,使污染地区的敏感人群罹患变态反应性疾病,如哮喘、过敏性皮炎、过敏性鼻炎等。

3. 间接损害 环境污染还能扰乱环境生态平衡,间接损害人类健康,如自然灾害增加、粮食或渔畜牧业减产、气候异常、建筑物损毁等。

(三)环境污染物对健康影响的因素

污染物对人体健康损害的性质与程度主要受污染物因素、机体因素和环境有害因素联合作用等三个方面的影响。

1. 污染物因素 即污染物的化学结构及理化性质、作用剂量、作用时间。

(1)化学结构及理化性质:污染物的化学结构决定了毒性作用的性质和对机体健康损害的程度和部位,如苯具有麻醉和抑制造血功能的作用,但当苯环的氢被硝基取代后,则具有肝毒性。此外,污染物的溶解度可直接影响其毒性大小,如 SO_2、NH_3 易溶于水引起上呼吸道的刺激症状及其损害;NO_2 不易溶解则可侵入到肺泡引起损害。

(2)作用剂量(暴露浓度或强度):污染物对人体健康的损害程度,主要取决于污染物进入人体的剂量或人体暴露于污染物的浓度或强度。化学物质的摄入量与中毒机体呈现某种生物学效应程度之间的关系,称为剂量-效应关系。在实际研究工作中,很难确定污染物进入机体的剂量,常用暴露水平-反应关系来代表剂量-反应关系。

(3)作用时间:在一定的剂量或暴露水平下,机体与污染物接触的时间长短是影响其健康危害的重要因素。许多污染物需要在体内蓄积量达到一定程度,才能对健康造成损害。体内蓄积量与其摄入量、生物半衰期和作用时间 3 个因素有关。其中,摄入量主要取决于污染物在环境中的浓度或强度;生物半衰期取决于污染物本身的特性;在环境中浓度相近的同一污染物,持续作用于机体的时间(或暴露时间)越长,对健康危害就越大。

2. 机体因素 不同健康状况的个体在接触同一污染物、同一暴露水平下,所产生的有害生物学效应不同,有的不出现可观察的效应,有的则出现严重损伤甚至死亡,例如 1952 年伦敦烟雾事件期间,1 岁以下婴儿和 45 岁以上居民的死亡人数比普通人群高,在死亡者中 80%以上患有心脏病或呼吸系统疾病。

3. 多种因素的联合作用 多种污染物同时存在时,呈现出复杂的联合作用,其联合作用一般有:相加作用、协同作用和拮抗作用等,如大气中 CO 和 H_2S 可相互促进中毒的发展;吸烟的石棉工人患肺癌的危险性远远高于不吸烟的石棉工人。另外环境条件也影响污染物对人体的危害程度,如气温、气湿和气流可改变污染物在环境中的存在形式、浓度和空间分布情况,从而影响其吸收量。

(四)人群健康效应谱与敏感性

环境有害因素作用于人群时,由于个体年龄、性别、生理状态、暴露剂量水平、暴露时间,以及对该有害因素的遗传易感性等方面的不同,可能出现不同级别的效应。每一种级别的效应在人群中出现的比例是不同的,大多数人仅表现为污染物在体内负荷的增加,其中有些人虽有生理变化,但仍处于代偿状态,只有一少部分人会因代偿失调而患病,甚至死亡。这种由人体负荷增加到患病、死亡,呈"金字塔"形分布的模式就是人群健康效应谱(图1-3)。

通常把这类易受环境危害因素损害的敏感人群称为敏感人群(高危人群),当环境条件恶化时,高危人群往往比正常人出现健康危害早而且程度也严重得多,且随着接触水平(浓度或强度)的增高,人群中受到健康损害的人数和严重程度也会增多或增高(图1-4)

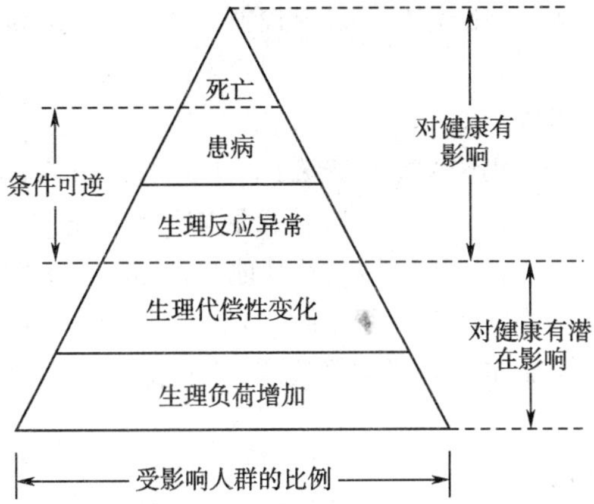

图1-3　人群对环境异常变化的健康效应谱

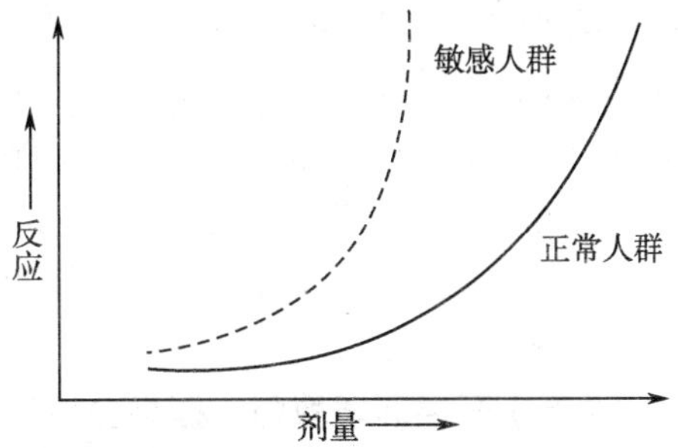

图1-4　不同人群对环境因素变化的剂量-反应关系

四、环境污染的控制

环境污染能够对人体造成直接或间接的损害,防止环境污染、保护和改善环境是关系到整个人类生存和发展的关键。

(一)控制工业"三废"污染

1. 合理安排工业布局,调整工业结构　在城市和区域规划中,应全面考虑工业布局,实行功能分区,将工业区配置在当地最小风向频率的上风侧和水源的下游。另外,由于工业企业在生产过程中还可能发生事故性排放,因此在工业区和居民区之间还应设置一定的卫生防护距离。工业建设应多设在小城镇和工矿区,较大的工业城市最好不再新建大型工业企业,特别是污染严重的冶炼、石油和化工厂等企业,如果必须要建,则应设在远郊区。一切新建、扩建和改建的企业要将防止"三废"污染的项目和主体工程同时设计、同时施工、同时投产。

2. 改革生产工艺,减少"三废"排放　通过改革生产工艺过程,用无毒或低毒物质代替毒性大的原料,减少污染物的排出,这是治理工业"三废"的根本措施。在生产过程中加强管理,消除跑、冒、滴、漏和无组织排放,杜绝事故性排放,对消耗高、效益低、污染重的工业企业采取关、停、并、转、迁等措施。同时对工业"三废"进行回收再利用,实现生产的机械化、密闭化、自动化,提高生产效率。

3. 净化处理　对于暂时还没有适当方法进行综合利用的"三废",应采取经济、有效的方法净化处理后方能排放。

（二）预防农业污染

合理调整农业生产结构和布局，发展生态农业，推广高效、低毒、低残留的农药，利用生物和物理技术综合防治农作物病虫害。使用工业废水或生活污水灌溉农田前，必须对污水进行无害化处理，使其达到灌溉标准后才能使用。

（三）控制生活性污染

改善能源结构，合理利用资源和能源，采取集中供热，减少烟尘和 SO_2 的分散无组织排放；积极开发清洁能源，逐步实现燃气化和电气化；对垃圾、粪便、生活污水进行无害化处理和综合利用；采用汽车尾气的净化技术和噪声控制技术，减少交通污染。

（四）加强环保立法，强化监督和管理体系

近年来，我国已逐步建立了以《中华人民共和国环境保护法》为主体的一系列法律法规，如《大气污染防治法》《水污染防治法》《食品卫生法》《传染病防治法》等。为配合这些法律法规的实施执行，卫生部门还制定了与防治污染及其他危害健康直接相关的一系列卫生标准，如《生活饮用水水质卫生规范》《食品卫生标准》《工业企业设计卫生标准》等。这些环境相关的法律和卫生标准体系的建立和完善，为执法监督提供了科学和法律依据。

（五）开展环境教育，提高全民环境意识

环境教育是保护环境、维护生态平衡、实现可持续发展的根本措施之一。通过环境教育，提高全民的环境意识，增加保护环境的社会责任感和道德水准，使人们的行动与环境相协调，积极参与到环境保护行动中去，自觉地执行环保法规、政策、方针、条例，共同创造和维护舒适、安静、优美的生活和工作环境。

案例分析

案例：2012 年 1 月 15 日，因广西某厂违法排放工业污水，广西龙江河突发严重镉污染，污染团顺江而下，污染河段长达约三百公里，并于 1 月 26 日进入下游的柳州，引发举国关注的“柳州保卫战”。这起污染事件对龙江河沿岸众多渔民和柳州三百多万市民的生活造成严重影响。截至 2 月 2 日，龙江河宜州拉浪至三岔段共有 133 万尾鱼苗、4 万公斤成鱼死亡，而柳州市则一度出现市民抢购矿泉水情况。

分析：该污染事件还可能造成哪些远期的危害？如何防控？

第三节　大气污染与健康

大气的理化性质及清洁程度与人类健康密切相关。在全世界进行室外空气污染监测的城市中，只有 12% 的居民生活在符合世界卫生组织空气质量水平的城市中，约半数人口暴露于至少要比世界卫生组织建议水平高出 2.5 倍的空气污染之下，这些人面临严重且长期的额外健康风险。室内与室外空气污染合在一起，构成世界上最大的健康风险之一。

一、大气的物理性状

大气物理因素与健康

大气物理因素中与健康关系比较密切的主要有：辐射、气象及空气离子。

1. 辐射　太阳辐射是产生各种天气气象的根本原因，太阳光中的紫外线具有抗佝偻和杀菌作用，紫外线波长愈短，杀菌效果愈好。同时紫外线还可通过刺激体液及细胞免疫活性而增强机体的免疫反应，提高人体对感染的抵抗力。红外线可使皮肤产生热效应，促进细胞代谢和细胞增生，并有消炎镇痛作用，但过量的红外线照射能引起皮肤烧伤，还可以引起热射病、日射病及白内障等。

2. 气象　气象因素包括气温、气湿、气流、气压等，其对机体的冷热感觉、体温调节、心脑血管功能、神经系统功能和免疫功能等多种生理活动起着综合性的调节作用。适宜的气象条件可使机体处于良好舒适的状态，当气象条件超过机体调节能力的范围，如严寒、酷暑、高温、高湿、气流、低气压及暴风雨等，均能引起机体代偿能力的下降，从而引起疾病。此外，气象因素对大气污染物的扩散、稀释等自净能力也起着极为重要的作用，从而间接影响人类健康。

3. 空气离子化　空气中的气体分子一般呈中性，在某些外界因素（如紫外线、雷电、瀑布及人工紫外线、人工电场等）的强烈作用下，可使空气形成正、负离子。空气中一定浓度的负离子能对机体起到镇静、催眠、镇痛、止汗、改善肺的换气功能等良好作用，在海滨、森林公园、瀑布附近、喷泉附近、风景区以及夏季雷雨过后，大气中负离子含量较多，令人舒爽。空气中离子浓度及重、轻离子的比例，可作为衡量空气清洁新鲜程度的标志和评价环境空气质量的参考指标之一。

二、大气污染及其对健康的危害

PM 2.5

大气污染（air pollution）主要是指由于人为的因素使空气的构成和性状发生改变，超过了空气本身的净化能力，从而对居民的健康和生活卫生条件产生直接和间接危害的现象。

（一）大气污染的来源

大气污染的来源可分为天然的来源和人为的来源，前者是由于自然界的自身原因所引起的，如火山爆发、森林火灾等引起的大气污染；后者是由于人们在从事生产、生活活动而产生的污染，此类污染较普遍存在，污染多样且比较严重。

空气污染物主要是以废气的形式排入大气的，根据它们在大气中的物理性状可分为气态和颗粒状态两种存在形式。

1. 气态污染物　包括气体和蒸气，如 SO_2、CO、NO_X、NH_3、H_2S 等。

2. 颗粒物　颗粒状态的物质包括固体颗粒和液体颗粒。

（1）总悬浮颗粒物（TSP）：粒径为 0.1～100μm，它是气溶胶中各种颗粒物的总称。

（2）可吸入颗粒物（IP）：粒径小于或等于 10μm，这类颗粒物可被吸入呼吸道。

（二）大气污染对人体健康的危害

1. 直接危害

（1）急性中毒：当大气污染物的浓度在短期内急剧增高，使周围人群吸入大量污染物可造成急性中毒，通常其危害表现为快速、剧烈，呈明显的中毒症状，甚至死亡。

烟雾事件是大气污染造成急性中毒的主要类型，按其生成原因可分为以下两类：一是煤烟型烟雾事件，这类烟雾事件是由于煤烟和工业废气大量排放到大气且得不到扩散而引起的，如著名的有马斯河谷烟雾事件、多诺拉烟雾事件以及伦敦烟雾事件；二是光化学烟雾事件，这类烟雾事件是由于汽车尾气在强烈的日光紫外线照射下发生光化学反应产生的，如洛杉矶光化学烟雾事件。

生产事故造成的大气污染急性中毒的事件虽然不经常发生，但一旦发生，其后果往往非常严重。如印度博帕尔市农药厂事件和前苏联切尔诺贝利核电站爆炸事件。

（2）慢性炎症：大气中的 SO_2、NO、硫酸雾、硝酸雾、盐酸雾、烟尘等污染物，不仅能产生急性刺激作用，而且长期反复刺激机体的感受部位，使这些部位充血、产生炎症，严重者形成慢性阻塞性肺部疾患（COPD）。

（3）致癌作用：国内、外大量资料表明，大气污染与肺癌的发生率和死亡率成正比。目前，绝大多数国家的肺癌死亡率均已超过胃癌、肝癌、宫颈癌而上升为第一、二位。

（4）变态反应：大气中的某些污染物如甲醛、某些石油制品的分解产物、某些洗涤剂具有致敏作用，使机体发生变态反应，如铬可引起过敏性皮炎，轻者出现接触性皮炎、荨麻疹等，严重的出现支气管哮喘。

（5）降低机体免疫力：在大气严重污染的地区，居民体内的唾液溶菌酶和分泌型免疫球蛋白 A（sIgA）的含量均可明显下降，血清中的抗体水平也可下降，说明机体的免疫力降低。

2. 间接危害

（1）影响小气候和太阳辐射：大气污染物中的烟尘能促使云雾形成，影响紫外线的生物学作用，使大气污染严重的地区儿童患龋齿和佝偻病的发病率增加，同时也有利于病原微生物在空气中的生存和传染病的流行。

（2）产生温室效应：大气层中的某些气体能吸收地表发射的热辐射，使大气增温，从而对地球起到保温作用，称为温室效应，这些气体统称为温室气体，主要包括 CO_2、CH_4、N_2O、O_3、CFC（氯氟烃）等。

（3）形成酸雨：酸雨主要由大气中的 SO_2、NOx 等酸性污染物溶于大气，经过氧化、凝结形成。酸雨污染在世界上范围越来越大，酸度也不断增加。

（4）破坏臭氧层：人类在生产和生活中泄漏于大气中的氯氟烃、氮氧化物，可破坏臭氧层，使臭氧层变薄，甚至形成空洞。臭氧空洞形成可导致人群皮肤癌、白内障等疾病发病率增加。

（三）大气中几种常见的污染物对健康的影响

1. 二氧化硫　一种有刺激性的无色气体，易溶于水。大气中的 SO_2 主要来自火力发电厂、有色金属冶炼、钢铁、化工、炼油和硫酸厂等生产过程。SO_2 作用于呼吸道和支气管，引发喘息、气短等症状；SO_2 还有促癌作用，可增强 B(a)P 的致癌作用。

2. 氮氧化物　大气中的氮氧化物主要指 NO_2 和 NO，我国 90%以上的氮氧化物来源于矿物燃料（如煤、石油、天然气等）的燃烧过程。NO_2 较难溶于水，主要作用于深部呼吸系统，破坏肺泡组织的胶原纤维，严重时引起肺气肿。

3. 颗粒物　扬尘源、煤烟尘、工业源排放、区域生物质燃烧是我国大部分地区颗粒物污染的重要来源。值得注意的是机动车对颗粒物的贡献正在加强。人类健康密切关系的主要是细颗粒物($PM_{2.5}$)。

第四节　室内空气污染与健康

室内空气污染是指室内各种化学的、物理的、生物的污染物积聚扩散，使室内空气质量下降，危害人类生活、工作和健康的现象。每年有380万人因室内空气污染导致慢性阻塞性肺病和肺癌等非传染性疾病而过早死亡。

一、室内空气污染的来源

(一)室内来源

1. 燃料燃烧或烹调油烟　人们在烹调和采暖过程中产生的燃烧产物是室内空气污染的主要来源。燃料燃烧时产生的有害物质主要有SO_2、CO_2、NO_X、CO、烃类以及悬浮颗粒物等。此外，烹调油烟中含有数百种化学成分，形成大量污染物。

2. 室内活动　人体呼出气体，排出粪便、尿液、汗液等大量代谢废弃物，加上谈话、咳嗽、喷嚏时的飞沫等都是室内空气污染的来源。人们呼吸排放的CO_2、水蒸气和氨类化合物，使空气中氧含量减少；呼吸道传染病患者及带菌者随飞沫可排出流感病毒、结核分枝杆菌、链球菌等病原体；人的排泄物、汗液、皮肤脱屑等，亦可散发出多种不良气味。

3. 建筑材料和装饰材料　现代建筑装饰材料在生产加工过程中需加入各种助剂，这些助剂大多具有毒性和挥发性，造成室内空气污染，如建筑材料中砖、混凝土、石块、土壤及粉煤灰等含有氡、镭，涂料、油漆、胶合板等装修材料中可释放出甲醛、氨、苯和苯系物等。

(二)室外来源

1. 工业生产、交通运输等所排放的污染物可以通过机械通风系统和自然通风造成室内污染。另外，植物花粉、孢子、动物毛屑等变应原物质都可通过门窗缝隙、各种管道缝隙进入室内。

2. 家用电器、噪声污染、电磁波及静电干扰等，给人们的身体健康带来了不可忽视的影响；室内喷洒各种杀虫剂、清洁剂、除臭剂、化妆品等家用化学品，也可造成挥发性有机化合物的污染。

案例分析

案例：某医生在医院为外地来京打工的某孕妇引产下一个畸形女婴，孕期5个月大，没有胃，嘴巴尖尖地向外伸出，高过鼻子，下颚处还有个小洞。引产前几天，孕妇来医院做B超检查，医生发现胎儿畸形，建议孕妇引产。据孕妇本人讲，她曾生过小孩，并没有异常，本人身体也很正常，只是她的丈夫是一名常年从事室内装修的油漆工，她本人打工的地方也刚装修过。因此，妇幼保健院的医生推测孕妇很可能是在怀孕期间接触了对人体有毒有害的物质，才产生畸形胎儿。

分析：

1. 该病例最可能的有害物质是什么？

2. 此种病例的防治办法有哪些？

二、室内空气污染对健康的危害

1. 诱发肿瘤　室内建筑装修材料释放的苯和放射性物质，可诱发肺癌、白血病等。云南省宣威县是肺癌高发区，有些乡的肺癌死亡率达100/10万以上，经研究表明，该地区肺癌死亡率与室内空气中苯并（a）芘的浓度呈显著正相关。还有证据表明，室内空气污染与低出生体重、结核病、白内障、鼻咽癌和喉癌之间存在关联。

2. 引起急慢性中毒　主要由于燃料燃烧不全和密封过严造成的。冬季室内CO浓度升高而引起急性中毒是最常见的事故，室内长期CO低浓度污染则与动脉粥样硬化、心肌梗死、心绞痛发病有密切关系。

3. 慢性阻塞性肺病　在低收入和中等收入国家因患慢性阻塞性肺病过早死亡的成年人中，三分之一以上的人是因接触室内空气污染而死亡。接触室内浓烟的妇女罹患慢性阻塞性肺病的可能性是使用较为清洁燃料的妇女的两倍以上。在男性中（他们因吸烟率较高本已面临罹患慢性呼吸系统疾病的较高风险），接触室内烟雾几乎可使其面临的慢性阻塞性肺病风险翻倍（1.9倍）。

4. 引起过敏反应　家居尘埃、空调中含有尘螨，长期吸入尘螨可引起哮喘、过敏性鼻炎及皮肤过敏等。

5. 引起不良建筑综合征和建筑相关疾病　不良建筑综合征是指在建筑物内生活和工作时会出现的症状，主要表现为头痛、注意力不集中、易疲劳、嗜睡、易感冒、胸闷、皮肤和眼睛的刺激症状等，当离开这种环境一段时间后，上述症状会减轻或消失。

三、室内空气污染的防护

1. 住宅用地的选择　住宅区应远离工业区或交通要道及其他污染源，位于工厂、企业等污染源的常年主导风向的上方，并且与污染源有一定的防护距离，同时做好大气卫生防护，以保证室外空气新鲜清洁。

2. 贯彻执行室内空气质量卫生标准　我国颁发的《民用建筑工程室内环境污染控制规范》（GB50325—2015）提出了室内空气质量的卫生要求，此为保证室内空气质量良好提供了依据。

3. 合理的平面配置　居室应有不同的功能分区，以防止煤烟、油烟进入卧室；同时应有足够的容积，以利于换气。

4. 选择符合卫生标准的建筑和装饰材料　建筑装饰材料与室内装修材料应不散发有害物质，以保证室内空气质量良好。

5. 控制吸烟　加强卫生宣传教育和健全法制，推广戒烟方法，特别要制定和严格执行严禁青少年吸烟、严禁向青少年销售香烟以及在公共场所吸烟的有关条例和法律。

6. 通风换气　经常开窗换气，合理清扫，必要时进行空气消毒。放置新家具或装修后的房间，需经一段时间的充分通风后再居住。厨房应安装排油烟机和排风扇，以降低局部污染物浓度。

第五节　生物地球化学性疾病的预防与控制

生物地球化学性疾病是指由于地壳表面化学元素分布不均衡，使某些地区的水和(或)土壤中某些元素过多或过少，通过食物和饮水使人体内某些元素过多或过少而引起的某些特异性疾病。我国曾是世界上地方病流行最为严重的国家之一，31个省(区、市)不同程度存在地方病危害，主要有碘缺乏病、水源性高碘甲状腺肿、地方性氟中毒、地方性砷中毒、大骨节病和克山病。通过几十年卓有成效的防治，我国地方病严重流行趋势总体得到控制，威胁数亿人群的重点地方病防治已由有效控制转入基本消除和持续巩固的新阶段。

确定生物地球化学性疾病必须具备：①具有明显的地区性分布；②疾病的发生与地质环境中的某种元素明显关联；③疾病的发生与当地人群某种化学元素的总摄入量之间存在明显的剂量-反应关系。

一、碘缺乏病

碘缺乏病(iodine deficiency disorders，IDD)主要是由于机体在不同生长发育时期摄取碘不足而造成的一组疾病，包括胎儿早产、死产、先天畸形、单纯聋哑、克汀病、亚临床克汀病以及单纯性甲状腺肿。碘缺乏是全世界可预防的智力迟钝的最普遍原因。

(一)碘缺乏病的流行病学特征

1. 地区分布　碘缺乏病主要流行在山区、丘陵以及远离海洋的内陆，在平原甚至沿海也有散在的病区，全世界除冰岛外，各国都有不同程度的流行。我国受碘缺乏威胁的人口约为4亿人，占全世界碘缺乏区人口的37.4%，亚洲病区人口的62.5%。

2. 人群分布　从年龄分布看，往往从儿童期就开始出现，青春发育期急剧升高，40岁以后逐渐下降；从性别分布看，女性的最高患病率年龄组在12~18岁，男性在9~15岁，由于女性的生理特点，怀孕期、哺乳期也成为IDD的高发期。

3. 时间分布　从长期趋势看IDD的长期变异与社会防治措施的强化程度明显相关，特别是碘化食盐的质量和覆盖率将影响IDD一定时期内的发病水平。

(二)碘缺乏病的病因

1. 原生地质环境因素　人体内碘的来源主要是土壤经食物链传递得到的，第四冰川期及消退过程将地球表面富含碘元素的成熟土壤冲刷带入海洋，而地质年代上的近期，由岩石风化形成的新土壤因为没有足够的年代积累，其含碘量只有熟土的10%，这就是全世界大面积缺碘的基本原因。其他如饮用水中碘含量偏低、降雨集中造成碘化合物流失，都可以成为缺碘环境。

2. 影响食物摄入的社会环境因素　人体需要的碘85%来自食物，由于经济、交通不发达，病区群众食物单一且大多数为当地自己种植的品种，再加上贫穷所造成的不合理膳食(如低蛋白、低热能食谱)，不但造成碘的摄入不足，还可以出现碘的吸收转化率低下。因此从某种意义上说，IDD是以碘缺乏为主的多种营养素的缺乏症。

3. 致甲状腺肿物质　硫氰酸盐(杏仁、木薯、核桃仁中较高)、硫葡萄糖苷(卷心菜、芥菜、甘蓝等蔬菜中较高)、某些药物(如硫脲类抗甲状腺药物、洋地黄、秋水仙碱)

均可导致甲状腺肿。

4. 其他因素　膳食中蛋白质、热量、维生素不足、高钙膳食、环境中其他矿物质不平衡（镁、锰、铁含量偏高，硒、钴、钼含量偏低）都可以加重碘的缺乏。

（三）碘缺乏病的主要临床表现形式

1. 地方性甲状腺肿　这是IDD的主要表现形式之一，主要临床表现为单纯性甲状腺肿大，其本质上是机体对环境缺碘的一种代偿性反应。早期病变是可逆的，经过适当的补碘完全可以恢复正常，如不控制，病变部位反复增生形成结节，则病变成为不可逆的。

2. 克汀病　这是严重缺碘地区IDD的最严重表现形式。多因孕期妇女、哺乳期妇女和婴幼儿期严重缺碘，影响了胎儿和发育前期儿童的中枢神经系统大脑皮质神经细胞的分化增殖，使大脑发育、机体生长明显落后，引起耳聋、言语障碍、智力低下、身材矮小，故有人又称之为地方性呆小症。

（四）碘缺乏病的防治措施

1. 碘盐　在缺碘地区实行全民补碘，是我国为消灭IDD所采取的主要手段，其中最安全有效、简便易行的措施是食盐加碘。为保证加碘食盐的碘含量，要常抽查监测加碘食盐从加工厂、批发、销售、入户、食用各个环节。同时还应对人群进行定期调查，记录食用加碘食盐前后甲状腺肿发病率的动态变化。

2. 碘油　由碘与植物油化合而成，采用肌内注射或者口服方式给药，用于重病区育龄妇女，重点预防妊娠3个月（胚胎期）碘缺乏。

3. 富含碘的食物　提倡多食用海带、紫菜、海鱼等海产品，以增加碘的摄入。

4. 提前干预　在病区有组织、有重点地开展产前诊断和先天性疾病的防制性筛检，有效地指导干预治疗，如缺碘地区进行孕妇静脉或胎儿脐静脉穿刺取血，检查甲状腺素水平，发现甲状腺素水平低下者及时给予治疗，防止出现克汀病患儿。

二、地方性氟病

地方性氟病是由于外界环境中氟元素过多，居民长期摄入过量氟所引起的一种慢性中毒性地方病。病变以氟斑牙和氟骨症为特征，同时也可以累及中枢神经、心血管、胃肠道、肌肉等多个系统。世界上五大洲的50多个国家都有本病的存在。我国流行病区分布于1187个县，受威胁人口达3.3亿。

（一）病区分型

1. 饮水型病区　以饮用水为高氟摄入的主要来源。

2. 生活燃煤污染型　病区多为高寒高海拔地区，由于室内取暖燃烧含氟煤炭污染室内空气、饮用水、食物，大量氟元素经呼吸道、消化道进入人体。另外，磷肥厂、化肥厂、铝厂、钢铁厂也可排出含氟气体污染大气环境，造成周围人群的中毒。某些长期饮用劣质粗茶的人群也可经消化道途径摄入过量的氟。

（二）我国流行现状与影响因素

流行现状

（1）地区分布：长白山以西、长江以北的广大区域为浅层高氟地下水病区，是我国面积最广的病区类型；渤海湾滨海平原等地区为深层高氟地下水病区；北京小汤山、广东丰顺等地是高氟泉水病区；昆明、贵阳等地区为高氟岩矿病区。另外，四川、广西、湖北等12省区的150个县主要为生活燃煤污染型病区。

(2)人群分布:①年龄分布:恒牙形成期生活在病区的儿童均可患氟斑牙;氟骨症多发生于成人,并且随着年龄的增高患病率上升;②性别分布:一般认为氟斑牙、氟骨症患病率无明显性别差异,但女性由于生育原因常出现氟骨症的病人多于男性,且病情随生育次数增多而加重。

(3)时间分布:①氟斑牙的发病与居住于病区年限的长短无关;②氟骨症表现为居住年限越长患病率越高、病情越严重。

(三)地方性氟病的临床表现

1. 氟斑牙是氟中毒的早期临床表现,牙齿出现白垩、缺损、着色,并呈现出浅黄、黄褐、深褐或黑色等不同程度的颜色。

2. 氟骨症是氟中毒的重要临床表现,体征以躯干、四肢运动受限及肢体变形为主,严重者出现腰椎弯曲、骨盆变形,并且伴有肌肉挛缩和失用性萎缩,甚至出现劳动能力丧失成为终身残疾。

(四)地方性氟病的防治措施

1. 改水降氟 如果更换水源有困难,可采用饮用水除氟的方法来降低氟的摄入量。

2. 改良炉灶、更换燃料 少用或不用含氟高的煤作为室内燃料,改进室内燃煤方式,加强排烟措施,减少室内空气污染。

3. 控制食物氟污染 改良食物干燥方法,避免烟气直接接触食物。

4. 综合措施 改造盐碱土壤,疏通河道,植树造林,以减少氟化物积蓄;改善饮食结构,多摄入蛋白质和新鲜蔬菜,增强体质和抗氟能力。

三、其他生物地球化学性疾病

(一)地方性砷中毒

地方性砷中毒是由于长期饮用含砷量过高的水而引起,多以慢性中毒为主,主要表现为神经末梢炎、皮肤色素沉着、手掌脚趾皮肤高度角化(严重者可形成皮肤癌),其病区主要分布在含砷矿区附近、湖沼地区或沿海地区。我国新疆奎屯地区和台湾省西南部是地方性砷中毒高发区,当地居民又称之为“黑脚病”、“马脚病”。此病病因明确,完全可以采用一级预防措施加以控制。当饮用水中砷含量持续超过0.05mg/L,应该考虑更换水源,如果更换水源有困难,可以考虑采用除砷措施。

(二)克山病

克山病主要分布在黑、辽、吉、蒙、晋、冀、豫、陕、甘、宁、滇、鲁、川、黔、藏、鄂等省的300多个县。此病以心肌坏死为主要特征,多发于育龄期妇女和断乳后学龄前儿童,是一种发病率低、病死率高的严重地方病。关于克山病的病因,有说法认为是病区的土壤、水质和粮食中缺乏某些人体需要的微量元素,如硒、钼、镁等或有关的营养物质,从而干扰了心肌代谢,引起心肌损伤而患病。还有学者支持本病为感染所引起,如柯萨奇病毒、埃可病毒等引起的心肌炎或霉菌毒素引起中毒性心肌炎等。亦有人认为病毒感染与病区水土、营养因素有协同作用而致病。总之,本病病因未完全明确,可能在低硒的基础上,各种综合因素参与相互作用而致病。我国近年来采用大面积人群补硒的方法预防控制克山病,确实也收到了明显的效果。

（三）大骨节病

病变是以关节增粗变形、供能障碍、短肢畸形为主要表现，以软骨坏死增生为病理基础的慢性地方性骨关节病。我国主要分布在自东北向西南斜跨的15个省市自治区中，多发年龄在7~13岁，有一定的家庭多发倾向和冬春季高发倾向。大骨节病的病因至今不明，曾怀疑为慢性中毒所致，但未被证实。多数人认为可能与谷物中的致病霉菌有关，动物实验发现凡用带有致病霉菌的谷物饲养的动物，其骨骼中所出现的病理改变与大骨节病相似。在疫区，加强粮食保管和处理，或疫区的粮食改由外区运入，可明显减少疾病。

第六节　饮水卫生与健康

一、水的卫生学意义

水对维持个人卫生、改善环境卫生、调节气候、绿化环境、防暑降温等有非常重要的作用。由于环境污染和饮用水资源的日益破坏，水资源的短缺和污染已成为世界性的重要问题。WHO调查表明：全世界80%的疾病和50%的儿童死亡都与水质不良有关，许多疾病的预防完全可以通过加强饮用水安全、改善环境卫生和个人卫生状态来达到。常见水质不良的危害有：①通过饮水或食物链传递发生介水传染病；②引起急性或慢性中毒以及远期危害，甚至引起公害病；③诱发癌症；④水体的感官性状恶化，发黑、发臭，破坏水产资源，使水失去利用价值。

我国是一个水资源贫乏而且严重污染的国家，人均淡水资源占有量仅相当于世界人均占有量的1/4，且90%以上的主要河流存在不同程度的污染，饮用水安全问题比较突出。因此，保护水源和节约用水成为维护人群健康的重要措施。

二、生活饮用水的卫生学评价

（一）生活饮用水水质标准

生活饮用水卫生标准是保证饮用水安全，保护人民身体健康的一项标准，是卫生部门开展饮水卫生工作、监测和评价饮用水水质的依据。我国现行的《生活饮用水卫生标准》（GB5749—2006）包括水质常规指标及限值、饮用水消毒剂常规指标及要求和水质非常规指标及限值，共106项水质标准。其中水质常规指标75项，分为四类，即微生物指标、感官性状和一般化学指标、毒理学指标和放射性指标（附录一）。

（二）生活饮用水的卫生要求

《生活饮用水卫生标准》（GB5749—2006）规定生活饮用水水质还应符合9条卫生要求，以保证用户饮用安全，其中前五条为原则性的，它们分别是：①生活饮用水中不得含有病原微生物；②生活饮用水中化学物质不得危害人体健康；③生活饮用水中放射性物质不得危害人体健康；④生活饮用水的感官性状良好；⑤生活饮用水应经消毒处理。

三、饮用水安全的卫生学措施

（一）水源的选择及卫生防护

1. 水源的选择原则　选择水源时通常遵循下列4项基本原则：

(1)水量充足:应能满足社区居民饮用、食物加工、个人卫生、洗涤清扫等方面的需要,即满足居民点总用水量的需求。选用地表水时,一般要求95%保证率的枯水流量大于总用水量。

(2)水质良好:水源水经过净化消毒处理后,全面符合饮用水卫生标准的要求。

(3)便于卫生防护:取水点设在城镇或工矿企业的上游,水源周围环境卫生状况良好,易于防护。

(4)技术可行,经济合理:在分析比较各个水源的水量、水质后,可进一步结合水源水质和取水、净化、输水等具体条件,考虑基本建设投资费用最小的方案。

2. 水源的卫生防护

(1)地表水水源的卫生防护:地表水是降水和地表水径流和汇集后形成的水体,包括江河水、水库水、湖泊水等。取水点上游1000m至下游100m范围为集中式给水卫生防护地带,不得排入工业废水与生活污水;取水点周围半径100m的水域内,不得有污染水质的活动。集中式取水的进水口应设在水面以下1.5m和河床以上1m之间,避免进水浑浊。分布式给水可采取分段或分时取水,在上游段或清晨取水饮用为宜。

(2)地下水水源的卫生防护:地下水是降水和地表水经土壤地层渗透到地面以下而形成,分为浅层地下水、深层地下水和泉水。井址应设在地势较高,周围30m内没有污染源的地方,且不得从事土层破坏活动。水井结构要合理,应设有井台、井栏、井盖、排水沟等,井壁上部密封不透水,井底用砂石铺装,同时做好定期消毒和卫生管理工作,推广密封水井。

(二)水厂及输水管网的卫生防护

1. 水厂及有关构筑物的卫生防护　水厂生产区内不得设置生活居住区,不得堆放垃圾、粪便,生产设备应定期检修,水厂工人应定期体检,发现传染病或带菌者,应及时调离工作。

2. 输水管网的卫生防护　输水管网应定期检修、清洗和消毒,以防管道生锈、磨损、渗漏造成饮用水污染,同时应维持一定的水压,防止因停水造成负压而把外界污染物吸入管网。

(三)饮用水的净化与消毒

水源的选择和卫生防护为保证量足质优的饮用水提供了有利条件,但天然水源的水往往不能达到饮用水水质标准的要求,尚需进行净化和消毒处理,以改善水的感官性状,除去悬浮物质和有毒、有害物质,并去除或杀灭可能存在的病原体。

1. 净化　饮用水净化的目的主要是除去水中的悬浮物质、胶体物质和部分微生物,以改善水的感官性状。水的净化包括混凝沉淀和过滤。

(1)混凝沉淀:水中细小颗粒,特别是含有硅胶、腐殖质的胶体微粒,难以自然沉淀,需在水中加入混凝剂进行混凝沉淀,才能去除,此过程称为混凝沉淀(coagulating sedimentation)。混凝沉淀的作用是降低浑浊度和色度,去除部分病原体。常用的混凝剂有明矾、三氯化铁、硫酸铝等。

(2)过滤:是指让水通过滤料层时,水中的悬浮物和微生物被滤料阻留和吸附,从而使水的感官性状得以改善的过程。水通过过滤可除去80%~90%的细菌及99%的悬浮物,大大改善水的感官性状。常用滤料有粗砂、棕皮、活性炭等,常用的过滤装置有砂滤池和砂滤缸。

2. 消毒　饮用水的消毒是指利用各种方法杀灭水中病原体，以保证饮用水在流行病学上的安全性的过程。经过净化处理的水，其感官性状、化学指标和毒理学指标都有了很大程度的改善，水中细菌也大幅度减少，但还不能直接饮用，必须经过消毒，才能预防介水传染病的传播和流行。常用的消毒方法有两大类：一类是物理消毒法，如煮沸、紫外线、超声波；二是化学消毒法，如臭氧和氯化消毒。目前我国应用最广的是氯化消毒，常用的氯化消毒剂有液氯和漂白粉。

（1）氯化消毒的原理：各种氯化消毒剂可与水发生化学反应生成次氯酸（HClO），次氯酸分子小，电荷中性，易于穿过细菌的细胞壁进入细菌体内，使细菌的能量代谢发生障碍。次氯酸又是一种强氧化剂，能损害细胞膜，使其通透性增加，影响多种酶系统，导致细胞死亡。氯对病毒的作用在于对核酸的致死性损害，病毒缺乏一系列的代谢酶，因此对氯的抵抗力较细菌强。

（2）氯化消毒的方法：常用的氯化消毒方法有三种，普通氯化消毒法常用于对经过净化处理的水进行消毒，要求是游离性余氯在接触30分钟后大于0.3mg/L。过量氯消毒法常用于严重污染的水源水，要求余氯量达1~5mg/L。持续加氯消毒法常用于对井水的消毒，方法是将漂白粉装入带小孔的塑料袋或竹筒内，让消毒剂持续的从小孔漏出以达消毒的目的。

（3）影响氯化消毒效果的因素：①水的pH值：HClO是一种弱酸，在水中可离解出ClO^-。随着pH值升高，水中次氯酸逐渐离解，次氯酸根增加。由于次氯酸根（ClO^-）带负电荷，其杀菌力仅为HClO的1/80。因此，降低pH值可减少HClO的水解，提高消毒效果。②水温：水温高则杀菌效果好，水温每提高10℃，病原体的杀灭效率可提高约2~3倍。③水的浑浊度：水中悬浮物和有机物不仅会消耗一定量的氯，而且悬浮物内包裹的细菌不易被杀灭，影响消毒效果。④加氯量和接触时间：为保证氯化消毒的效果，加氯量要超过需氯量并保证充分接触。一般要求氯与水的接触时间夏季不能少于30分钟，冬季则需1小时。⑤水中微生物的种类和数量：不同微生物对氯的耐受性不同，一般来说，细菌对氯较敏感，病毒次之，寄生虫虫卵的抵抗力最强。如水中微生物的数量过多，则消毒后水质较难达到卫生标准的要求。

第七节　中医环境与健康

中医预防医学重视气候和地理环境对人类健康的影响，把利用正常气候、良好的地理环境对健康的促进作用和避免不良气候、环境污染的致病作用，作为保健防病的重要内容。

（一）气候与健康

人的生命活动规律、生理和病理现象，都受到自然规律的影响和制约，而气象条件又是大自然中影响人体最重要的环境因素，如四季气候的变化不但影响人的脉象、肌肤和人们的生活起居，而还可影响人们的情绪以及生理活动的各个具体方面，如神经活动、内分泌、代谢、呼吸、循环、消化、泌尿等。

某一特定地区四季气候的变化，对于该地大多数人来说，均不会对生理造成不良影响，如果不能适应这种变化，那么说明脏腑功能失调，将会变生疾病。例如春天气候由冬天的寒冷转变为温暖，人体适应这种气候变化而阳气由潜藏转变为升发，表现于脉象则由沉伏变为略带弦象的轻虚软滑，若春脉不显弦象而仍沉伏，或者变为洪大或浮涩，那么说明其生理不能适应春天的气候变化，即使没有明显的症状表现，也属病态。当然，当四时气候的变化超过了一定的范围时，就会对人体带来不良影响，或使人们患病的机会增加，或使人们的免疫功能发生改变，则属于异常气候对人体生理病理的影响的问题。

异常的气候变化则促进了外部致病因素的产生，或破坏了人体内部正常的生理活动，而成为诱发疾病和影响疾病演变的更为重要因素。但凡天气异常寒冷，伤寒类疾病发生与流行的机会就会增加；天气异常炎热，则暑热类疾病（含时行温病）发生与流行的机会就会增多；气候潮湿会使风湿病及胃肠道感染性疾病的发生机会增多；天气干燥也会使疫病流行增加，呼吸系统疾病发生的机会增多。异常气候导致疾病流行的另一个原因是由于异常的气候状态引发自然灾害，在自然灾害过后，疾病（疫病）的流行便有了得以暴发、传播的条件，如地震之后可引起鼠疫、水灾之后常发生霍乱或痢疾、肠伤寒的暴发流行等。

《素问·四气调神大论》谓："四时阴阳者，万物之终始，死生之本也，逆之则灾害生，从之则苛疾不起。"说明疾病的预防，应根据四时气候的特点和脏腑气血生理节律，采取相应的方法。

（二）地理环境与健康

古代早就认识到地理因素与疾病发生具有密切的关系。我国西北高寒地区，阴寒气盛，生活在那里的人们也容易患伤寒、胀满等病证；东南地区气候湿热，生活在那里的人们也容易患温热、湿热等病证；岭南地区湿热毒瘴之气甚盛，故人们易患疟、痢、瘟疫、瘟毒等病（证）。同样，高山地区由于气候与平原低谷地区不同，故发病情况也有所不同。

1. 地理环境与体质的关系　《素问·异法方宜论》阐述了不同地域人的生活习惯与体质的特点，指出东方之人食鱼而嗜咸，皆黑色腠理；西方之人华食而脂肥；北方之人乐野处而乳食；南方之人皆致理而赤色；中央之人食杂而不劳。可以看出在不相同的地理环境下，因气候类型、水土性质、生活习惯的影响，人在生理上就表现出不同的体质。基于体质的差异，一旦改变居住处所，往往无法适应新的地理环境，与本地人相比较，就会出现水土不服的病证。现代流行病学调查表明位处东南的浙江义乌地区阴虚体质、阴阳两虚体质明显多于地处西北的陕西延安地区，这与东部沿海为海洋气候，西部内陆为大陆性气候相关，此为地理环境对体质的影响提供了证据。

2. 地理环境与疾病防治的关系　对于同一疾病，《黄帝内经》根据不同的地理环境提出了不同的治疗方法。《素问·五常政大论》描述："西北之气散而寒之，东南之气收而温之，所谓同病异治也。"说明西北之地寒束于外而郁热于内，东南之处气散而虚寒内生，所以在临床中应根据不同的地域而具体分析个体化治疗。在临床中，同种药物的用量也有地区差异，张锡纯在《医学衷中参西录》论述麻黄的用量时有如下记载："如大江以南之人，其地气候温暖，人之生于其地者，其肌肤浅薄，麻黄至一钱即可出汗，故南方所出图书不过一钱之语；至黄河南北，用麻黄约可以三钱为率，此因地也"，这体现了地域差别对治疗的指导意义。在药物的来源上，地道药材的提出又证明了地理环境对药物性味的影响，从而直接关系到临床疗效。

（刘建东）

扫一扫
测一测

复习思考题

1. 环境污染的主要来源有哪些？环境污染的特点是什么？
2. 影响环境污染物对人体作用的因素有哪些？
3. 大气污染对健康的危害是什么？
4. 简述地方性氟病的防制措施。
5. 简述饮用水的卫生学要求。

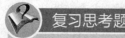

第二章

职业环境与健康

PPT 课件

扫一扫 知重点

学习要点

职业有害因素的来源与分类；职业病的特点、诊断及预防；几种常见职业病的临床表现和防治；职业卫生服务的内容和意义。

人类通过生产劳动改造自然，同时生产劳动也是保证人类生活、促进人类健康的必要条件，但在生产劳动各环节中存在着各种危害健康的有害因素，在一定条件下，这些有害因素可能对劳动者的健康产生一定危害。全球每年大约有 200 万人因工作相关疾病和伤害事故而死亡，劳动相关的健康损失及其带来的劳动生产力损失的价值能达到世界各国生产总值的 4%~5%。我国随着劳动用工制度的变化和高新技术产业的引进，在劳动生产过程和环境中，除传统的职业性有害因素外，又出现了新的职业性有害因素和职业性损害。因此，我国职业卫生工作面临的形势依然严峻而不容乐观。

知识链接

医务人员主要的职业危害因素

1. 生物性危害　如乙型肝炎、丙型肝炎、人类免疫缺陷病毒感染等。不论是高发区还是在低发区，医务人员感染率和携带率均显著高于当地居民中的供血者，尤其以外科、麻醉科和妇产科的医务人员更为突出，并且感染率随着从医时间延长而有升高趋势。

2. 化学性危害　医务人员长期接触有机溶剂（如乙醚、甲醇、甲醛）、麻醉气体（如笑气）、消毒气体（如氧化乙烯）等多种化学物质，易引起化学物质急性和慢性中毒。抗癌药对医务人员可以造成毒性反应和遗传损伤。

3. 物理性危害　包括辐射、锐器伤、负重伤、强制体位等。电离辐射会导致白细胞减少、放射病、致癌、致畸等。

4. 心理性危害　倒班不仅对医务人员的正常生物节律有所影响，而且可导致睡眠障碍、饮食习惯改变、代谢紊乱以及慢性疲劳等。此外医患关系、精神高度紧张与传染病患者的职业接触，都对医务人员有明显负面的心理影响。

第一节　职业危害因素

一、职业危害因素的概念

职业危害因素(occupational hazards)又称职业性有害因素,是指在不良劳动条件下存在的各种可能对职业人群的健康、安全和作业能力造成不良影响,危害劳动者健康和劳动能力的因素,或称职业性危害因素。

二、职业危害因素的来源和分类

(一)职业危害因素的来源

职业危害因素主要来源于三个方面:①生产过程:主要与生产过程的原材料、工业毒物、传染性因素等有关,随着生产技术、机器设备、使用材料和工艺流程更新而改变;②劳动过程:涉及针对生产工艺流程的劳动组织形式、劳动方式、作业者的操作体位以及脑力和体力劳动比例等;③生产环境:主要是作业场所的环境,如室外不良气象条件以及室内厂房狭小、车间位置不合理、通风不畅等因素的都会对作业人员产生影响。

(二)职业危害因素的分类

职业危害因素的种类繁多,根据《职业病危害因素分类目录》(国卫疾控发〔2015〕92号)将其分为下列六类。

1. 粉尘　包括硅尘(游离 SiO_2 含量≥10%)、煤尘、石墨粉尘等52种。

2. 化学因素　铅及其化合物(不包括四乙基铅)、汞及其化合物、锰及其化合物、镉及其化合物、铍及其化合物等375种。

3. 物理因素　噪声、高温、低气压、高气压、高原低氧、振动等15种。

4. 放射性因素　密封放射源产生的电离辐射、非密封放射性物质、X射线装置(含CT机)产生的电离辐射、加速器产生的电离辐射等8种。

5. 生物因素　艾滋病病毒(限于医疗卫生人员及人民警察)、布鲁氏菌、伯氏疏螺旋体、森林脑炎病毒、炭疽芽孢杆菌和以上未提及的可导致职业病的其他生物因素6种。

6. 其他因素　金属烟、井下不良作业条件(限于井下工人)、刮研作业(限于手工刮研作业人员)等3种。

在实际工作中,职业有害因素常常不是单一存在的,往往同时存在着多种有害因素对劳动者的健康产生联合作用,因此在识别、评价、预测和控制不良职业环境中有害因素的影响时应加予考虑。

知识链接

2016年全国职业病报告情况

我国2016年共报告的317 89例职业病中,职业性尘肺病及其他呼吸系统疾病占报告总例数的88%,职业性耳鼻喉口腔疾病、职业性化学中毒和其他各类职业病各占4%。职业性尘肺病及其他呼吸系统疾病中95%的病例为煤工尘肺和矽肺;职业性耳鼻喉口腔疾病以噪声聋为主,占该种类病例的95%；职业性化学中毒中急性中毒以一氧化碳中毒的起数和人数最多，慢性中毒主要以砷及其化合物中毒最多，其次为苯中毒和铅及其化合物中毒。值得注意的是，职业性肿瘤和肌肉骨骼损伤呈逐年上升的趋势，其中苯所致白血病仍占据职业性肿瘤的首位。从行业分布来看，报告职业病病例主要分布在煤炭开采和洗选业、有色金属矿采选业以及开采辅助活动行业，共占职业病报告总数的66%。

第二节 职业性病伤

一起职业病中毒病例

职业性病伤（occupational disease and injury）是指由职业有害因素引起或与职业性有害因素有关的疾病及健康危害，包括职业病、工作有关疾病和工伤三大类。

一、职业病

（一）职业病的概念

广义的职业病（occupational disease）泛指职业有害因素所引起的一类疾病，而我们通常所说的职业病专指政府所规定的一类法定职业病。《中华人民共和国职业病防治法（2017 修订）》将其定义为：职业病是指企业、事业单位和个体经济组织等用人单位的劳动者在职业活动中，因接触粉尘、放射性物质和其他有毒、有害因素而引起的疾病。根据我国政府的规定，诊断为法定职业病的必须向主管部门报告，对于法定职业病的患者，在治疗和休息期间及在确定为伤残或治疗无效而死亡时，均应享受国家规定的劳动保护待遇。

（二）职业病的分类和目录

我国卫生部和劳动保障部于 2002 年 4 月 18 日（2002 卫法监发 108 号《职业病名单》）联合发布了职业病名单，共 10 大类 115 种。2013 年我国又对职业病的种类进行了调整，调整后的《职业病分类和目录》包括 132 种职业病（附录二），其中新增医务人员因职业暴露感染艾滋病等职业病 18 种，删除职业病 1 种。

（三）职业病致病条件

职业病是由职业性有害因素引发的，但这些因素是否一定使接触者（机体）产生职业性病损，还取决于若干作用条件。只有当职业性有害因素、作用条件和接触者个体特征三者联在一起，符合一般疾病的致病模式，才能造成职业性病损。

1. 职业性有害因素　职业性有害因素的理化性质和作用部位与发生职业病密切相关，如噪声对人体听力的损伤，取决于噪声的强度和频率；汽油和二硫化碳具有脂溶性，对神经组织有密切亲和作用，因此首先损害神经系统等。

2. 作用条件　接触强度、接触时间、接触途径等决定职业性有害因素作用于机体的量，当职业性有害因素作用于人体的强度与时间超过机体所能代偿的限度时造成职业性病损。

3. 个体危险因素　在同一作业条件下，不同个体发生职业性病损的机会和程度也有一定的差别，有一些因素使机体对职业性有害因素较易感，这些因素统称个体危险因素。

(1)遗传因素：患有某些遗传性疾病或存在遗传缺陷(变异)的人，容易受某些有害因素的作用，如先天性缺乏某些代谢酶或者由于代谢酶的多态性变异，就会形成对某些毒物的高易感性。

(2)年龄和性别：差异包括妇女接触职业性有害因素对胎儿、乳儿有影响，以及未成年和老年工人对某些有害因素作用的易感性。

(3)营养不良：不合理膳食结构，可致机体抵抗力降低，如膳食中蛋白质摄入不足，将影响一系列酶的生物合成或活性，改变化合物在体内的代谢速率，或出现异常的毒性反应。

(4)其他疾病：如患有皮肤病会降低皮肤防护能力；肝病影响对毒物解毒功能等。

(5)文化水平和生活方式：如缺乏卫生及自我保健意识，以及吸烟、酗酒、缺乏体育锻炼、过度精神紧张等，均能增加职业性有害因素的致病机会和程度。

(四)职业病的特点

1. 病因明确　由相应的职业有害因素直接引起，在控制接触后可以消除或减少发病。

2. 存在剂量-反应关系　所接触的病因大多是可以检测和识别的，且疾病情况与接触水平(剂量)有明显的关系。

3. 群发性与个案性　在接触同一有害因素的人群中往往同时或先后有一定数量的人发病，即表现为群发性。但也不能忽视个案发病的特异性，比如慢性中毒的患者往往以个案出现，临床上也须注意，以免误诊。

4. 疗效不满意　大多数职业病目前尚无特效疗法，只能以对症处理为主，早期发现、早期诊断、及时处理十分重要。

5. 发病可以预防　由于职业病的病因明确，认真贯彻三级预防策略，积极采取相应的防治措施可有效控制职业病的发生。

(五)职业病的诊断

职业病的诊断与鉴定工作政策性和技术性强，直接关系到劳动者和用人单位的权益，因此，职业病诊断应由省、自治区、直辖市卫生行政部门批准的医疗卫生机构承担。承担职业病诊断的医疗卫生机构不得拒绝劳动者进行职业病诊断的要求。职业病诊断证明书应当由参与诊断的取得职业病诊断资格的执业医师签署，并经承担职业病诊断的医疗卫生机构审核盖章，任何医师个人无权诊断职业病，以防误诊、漏诊。在诊断职业病时应从以下四个方面进行综合考虑：

1. 病人的职业史　全面系统地了解患者从事职业的全过程，是诊断职业病的先决条件，内容包括：①患者从事的工种(过去的和现在的)和工龄(现工龄和总工龄)；②接触有害因素的性质、时间、数量、方式、防护措施的有无及个人防护用具使用情况；③症状的出现与接触有害因素之间的先后时间关系以及同工种工人的发病情况等。

2. 职业病危害接触史和工作场所职业病危害因素情况　进行职业病诊断和鉴定时应了解生产环境中职业有害因素的种类、生产流程、工人的操作方式、劳动强度、防护设施的使用情况；测定分析生产环境中有害物质的浓度或强度；收集历年来的环境监测资料和工人的健康状况资料。

3. 临床表现　应详细了解患者的现病史与接触职业有害因素的时间关系，尤其是要注意早期及典型症状。

4. 辅助检查结果　根据有害因素的毒作用特点，除了要进行常规的实验室检查，重点是做生物材料（血、尿、头发等）中毒物和代谢产物的含量测定。

没有证据否定职业病危害因素与病人临床表现之间的必然联系的，应当诊断为职业病。

（六）职业病的报告

职业病报告是职业病统计的基础性工作之一，用人单位和医疗卫生机构发现职业病患者或疑似职业病患者时，均应及时向所在地卫生行政部门报告，此有利于职业卫生监督管理部门准确掌握职业病发病情况，有针对性地制定防治措施，保障劳动者健康权益。用确诊为职业病患者时，用人单位还应向所在地劳动保障行政部门和安全生产监督管理部门报告，卫生行政部门和劳动保障行政部门接到报告后，应当依法作出处理。

1. 报告方式　具备上网条件的责任报告单位进行网络直报，不具备上网条件的责任报告单位，应将纸质报告卡报送属地的职能机构，由职能机构代其进行网络直报。

2. 报告内容　目前国家要求进行职业病网络直报的报告卡包括《尘肺病报告卡》《职业病报告卡》《农药中毒报告卡》《职业卫生重大公共卫生事件报告卡》《有毒有害作业工人健康监护卡》《作业场所职业病危害因素监测卡》。

3. 报告时限　农药中毒在诊断后 24 小时内上报；疑似急性职业中毒及急性职业中毒在诊断后 2 小时内进行报告；尘肺病、慢性职业病于诊断后 15 日内上报。健康监护、危害因素检测卡在报告发出后 20 个工作日内报告。

发生急性中毒事件达到突发公共卫生事件等级的，按突发公共卫生事件的有关要求报告。

知识链接

其他工业国家的职业病防治特点

美国：①采取职业安全与健康统一立法；②职业病危害范围已扩展到非物质领域；③重视职业压力、工作场所暴力等因素；④任何普通执业医生、甚至家庭医生都可以根据法律对职业病进行诊断；⑤职业病诊断和治疗纳入了劳动者医疗保险体系；⑥接受政府劳动部门及司法部门的监督和仲裁；⑦培养职业病防治的专门人才。

德国：①职业协会培养专业的劳动医学医师；②严格的职业病管理；③监督管理分工明确、职能清晰；④经济手段防治工伤事故与职业病；⑤强制定期检查，更换工作岗位；⑥面向雇主、雇员开展免费安全教育培训；⑦拥有相对完备的社会福利保险制度，职业病的预防、认定和赔偿也被纳入法定强制保险体系管理。

英国：①政府投入较大；②学校课程加入职业风险教育，普及风险意识教育，加入职业安全风险教育；③以经济手段约束企业。

（七）职业病的处理

职业病的处理主要有三方面的工作：一是按照国家有关规定，安排职业病病人进行治疗、康复和定期检查；二是按照《职业病防治法》，落实职业病病人应依法享受的国家规定的职业病待遇；三是对不适宜继续从事原工作的职业病病人，应当调离原岗位，并妥善安置。如需劳动能力鉴定，按《劳动能力鉴定、职工工伤与职业病致残等级》(GB/T16180—2014)处理。

二、工作有关疾病

工作有关疾病(work-related diseases)又称职业性多发病，是与生产环境、劳动过程中某些不良因素有关的一组疾病，表现为职业人群常见病发病率增高、潜伏疾病发作或现患疾病的病情加重等。

工作有关疾病具有以下三层涵义：①职业有害因素是该病发生发展的多种因素之一，但不是唯一因素；②由于职业有害因素的存在，促使潜在的疾病暴露或原有疾病病情加重；③通过控制或改善作业环境，可减少工作有关疾病的发生。

常见的工作有关疾病包括：①心理精神障碍，如由于紧张作业或超负荷工作引起的紧张性头痛和神经衰弱综合征等；②慢性非特异性呼吸系统疾病，如接触粉尘及化学性毒物可引起慢性支气管炎、肺气肿和支气管哮喘等；③心血管系统疾病，如长期精神紧张可引起高血压、冠心病等；④消化道疾病，如高温作业、紧张性作业引起的胃、十二指肠溃疡；⑤骨骼和软组织损伤，如劳动强度过大、长期不良体位可引起急性腰扭伤或慢性腰痛(腰肌劳损、腰椎间盘突出症)；⑥生殖功能紊乱，如接触铅、汞等可引起不孕、自然流产等。

三、工伤

工伤(occupational injury)是指劳动者在从事职业活动过程中，由于外部因素的直接作用，而引起机体组织的突发性意外损伤。工伤的原因一般有：生产设备质量差或维修不善；防护设施缺乏或不全；劳动组织制度不健全或生产管理不善；工人缺乏安全操作知识、违反操作规程；社会、心理、行为因素等。

第三节　几种常见职业病

一、铅中毒

(一)理化特性

铅(lead)为灰白色重金属，熔点 327.5℃，沸点 1740℃，质地柔软，抗张强度小。熔铅温度达至 400~500℃时，即有大量铅蒸汽逸出，在空气中氧化为 Pb_2O，并凝集为铅烟，随着熔铅温度升高，还可以逐步生成 PbO(密陀僧)，Pb_2O_3(黄丹)，Pb_3O_4(红丹)。铅的化合物多为粉末状，大多不溶于水却可溶于酸。

(二)接触机会

工业上接触金属铅的作业主要有：铅矿开采及冶炼、熔铅作业、熔割、电焊以及电缆制造等。接触铅化合物的作业主要有：蓄电池制造、油漆、颜料、药物、玻璃、搪瓷以及橡胶制品等。

(三)毒作用机制

铅及其化合物主要是以粉尘、烟或蒸气形态经呼吸道进入人体，少量是经消化道摄入，只有有机铅化合物，可通过皮肤吸收。进入血液循环的铅约 90% 与红细胞结合，其余在血浆中。血液中的铅初期分布于全身各组织，以肝、肾组织中含量最高，其次为脾、肺、脑中，数周后约有95%以不溶性磷酸铅[$Pb_3(PO_4)_2$]的形式沉积于骨骼、毛发、牙齿等组织中。铅还可通过胎盘进入胎儿，乳汁内的铅可影响乳儿。人体内90%~95%的铅贮存在骨骼内，骨铅的半衰期可达十年以上。铅在体内的代谢与钙相似，能使钙存积或排出于骨内的因素，也有利于铅的贮存与排出。高钙饮食使铅贮存于骨内；缺钙、酸碱平衡紊乱、感染、饮酒、创伤、饥饿、发热、服用酸性药物等，可使骨骼内的铅转变为可溶性磷酸氢铅而进入血液循环，引起铅中毒的急性发作。铅主要经肾脏随尿排出，小部分随粪便、胆汁、乳汁、唾液、汗液、月经、毛发、指甲等排出。

铅的毒作用机制目前比较明确的有以下几个方面：

1. 对造血系统的影响　卟啉是血红蛋白合成过程的中间物，其代谢紊乱可导致血红蛋白合成障碍，是铅中毒重要和较早的变化之一。铅对卟啉代谢的影响主要是：①抑制含巯基的δ-氨基乙酰丙酸脱水酶（δ-ALAD）的活性，从而使δ-氨基乙酰丙酸（δ-ALA）合成卟胆原的过程受阻，结果血中ALA增多，由尿排出的ALA也增多；②铅抑制粪卟啉原氧化酶，阻碍粪卟啉原Ⅲ氧化为原卟啉Ⅸ，结果使血中粪卟啉增多，尿排出粪卟啉也增多；③铅抑制亚铁络合酶，使原卟啉Ⅸ不能与二价铁结合为血红素，红细胞中原卟啉增多，可与红细胞线粒体内丰富的锌结合，导致锌原卟啉增加。因此，尿中ALA、粪卟啉和血中原卟啉或锌原卟啉测定都是铅中毒的诊断指标。

2. 对神经系统的作用　由于卟啉代谢紊乱，人体中枢神经系统中的ALA与γ-氨基丁酸（GABA）产生竞争性抑制，使大脑皮层兴奋和抑制功能发生紊乱，产生意识、行为及神经效应改变。同时，铅还可影响脑内儿茶酚胺的代谢，对神经鞘细胞产生毒作用，导致铅中毒性脑病和周围神经病。

3. 其他　铅可作用于小动脉和毛细血管，引起血管痉挛，导致消化系统功能紊乱和肾脏的病理改变。此外，它还能直接作用于红细胞，使红细胞的脆性增加。

（四）临床表现

职业性铅中毒急性中毒较少见，主要为慢性中毒，以神经系统、消化系统和血液系统的症状为主。

1. 神经系统

（1）神经衰弱综合征：是铅中毒早期的常见症状，患者常出现头痛、头昏、肌肉关节酸痛、全身无力、睡眠障碍、记忆力减退、食欲不振等。

（2）多发性神经炎：表现为感觉型或运动型神经炎。感觉型神经炎出现肢端麻木，四肢末端呈手套、袜套样感觉障碍；运动型神经炎出现握力减退，继之伸肌无力甚至麻痹，呈“腕下垂”、“足下垂”。

（3）中毒性脑病：主要表现为表情淡漠、精神异常、运动失调，严重者可出现昏迷、惊厥、呕吐，呈癫痫样发作，出现脑损害综合征症状，目前在我国极为罕见。

2. 消化系统　患者口内有金属味，齿龈边缘可见蓝灰色“铅线”，纳差、腹胀、腹部隐痛、恶心、便秘或腹泻是慢性铅中毒的常见症状，便秘有时与腹泻交替出现。腹绞痛是铅中毒的典型症状之一，部位多在脐周，突然发作，呈持续性疼痛，手按腹部可稍缓解。每次发作数分钟至几小时，发作时患者体位卷曲、面色苍白、出冷汗，可有呕吐，一般止痛药不能缓解。

3. 血液系统　主要是铅干扰血红蛋白合成过程而引起其代谢产物变化，最后导致贫血,多为低色素正常红细胞型贫血。

4. 其他　肾脏受到较重损害时,可出现蛋白尿及肾功能减退。此外,女性尚可引起月经失调、流产、早产等。

（五）诊断

按照《职业性慢性铅中毒诊断标准》(GBZ37—2015),根据确切的铅职业接触史,以神经、消化、造血系统损害为主的临床表现,以及实验室检查结果为主要依据,结合现场职业卫生学调查资料,进行综合分析,排除其他原因引起的类似疾病后,方可诊断。诊断结果分为轻度中毒、中度中毒和重度中毒三种类型。

（六）治疗原则

1. 驱铅治疗　首选依地酸二钠钙($CaNa_2$-EDTA),每日1.0g静脉注射或加于25%葡萄糖静脉滴注,也可用二巯基丁二酸钠(Na-DMS),一般3~4天为一疗程,两疗程间隔停药3~4天,剂量及疗程应根据患者具体情况结合药物的品种,剂量而定,轻度铅中毒治疗建议一般不超过3~5个疗程。另临床上使用二巯基丁二酸胶囊(DMSA)口服疗效也较好,副作用小。

2. 对症处理　如腹绞痛,可用10%葡萄糖酸钙10ml静脉注射,针刺足三里、中脘、内关等。

（七）预防措施

1. 一级预防　关键在于控制铅的接触水平。具体措施有:①用无毒或低毒物代替铅;②通过改革生产工艺,采用自动化、密闭化作业和控制熔铅温度等措施减少铅蒸气产生;③加强环境监测,采取局部通风排毒措施;④加强个人防护、建立定期体检制度;⑤实施就业前体检、及时发现就业禁忌证(见表2-1)。

表2-1　有毒有害作业就业禁忌证

有毒有害作业	就业禁忌证
铅	贫血,神经系统器质性疾患,肝、肾疾患,心血管器质性疾患,妊娠及哺乳期女工
汞	明显的口腔疾病,胃肠道和肝、肾器质性疾患,精神神经性疾病,妊娠、哺乳期女工
苯	血象指标低于或接近正常值下限者,各种血液病,严重的全身性皮肤病,月经过多或功能性子宫出血
氯气	慢性呼吸系统疾病,心血管系统疾病
一氧化碳	各种中枢和周围神经器质性疾患,心血管器质性疾患
有机磷农药	神经系统器质性疾病,明显的肝、肾疾病,明显的呼吸系统疾病,全身性皮肤病,全血胆碱酯酶活性明显低于正常者
硅尘及石棉	活动性肺结核,严重的慢性呼吸道疾病(萎缩性鼻炎、支气管扩张、慢性支气管炎等),严重影响肺功能的胸部疾病(弥漫性肺纤维化、肺气肿、严重的胸膜肥厚与粘连、胸廓畸形等),严重的心血管疾病
氰化氢	呼吸道、皮肤、甲状腺、肾脏等慢性疾病,精神抑郁,嗅觉不灵敏

2. 二级预防　主要是对高危人群或铅接触人群,通过实验室检查早期发现,以便及早采取措施,防止危害进一步加重。

3. 三级预防　及时治疗和处理病人。

二、汞中毒

（一）理化特性

汞(mercury)俗称水银，为银白色液态金属，熔点-38.9℃，沸点356.6℃，在常温下即能蒸发。汞表面张力大，溅落地面后即形成许多小汞珠，且可被泥土、地面裂缝衣物等吸(收)附。汞在生产和使用过程中一旦流散，即不易清除，其蒸汽尚可吸附于粗糙的衣服、墙壁、操作台，扩大污染。

（二）接触机会

主要有汞矿开采、冶炼与成品加工；仪器仪表制造、维修或使用，如温度计、石英灯、荧光灯等；化学工业中用汞作阴极电解食盐，生产烧碱和氯气；冶金工业用汞齐法提取金、银等；生产含汞药物及试剂、口腔科用银汞齐补牙等。

（三）毒作用机制

在生产环境中金属汞主要以蒸气形式经呼吸道进入人体内，汞蒸气具有高度脂溶性和弥散性，易于透过肺泡壁吸收，吸收率可达70%以上。金属汞经消化道吸收极少，但汞盐及有机汞可被消化道吸收；经皮肤吸收仅在使用含汞油膏等药物时见到。汞在体内的分布以肾的含量为最高，尤以近曲小管上皮细胞内含量最高，其次为肝和脑。汞主要随尿及粪排出，少量随唾液、汗液、月经等排出。

汞的毒作用机制尚未完全清楚。一般认为，金属汞被氧化成二价汞离子后，与蛋白质中的巯基发生汞-巯基反应，是汞产生毒作用的基础。它可抑制多种含巯基酶的活性，导致机体代谢障碍。

（四）临床表现

职业性汞中毒有急性和慢性中毒两类，以慢性中毒为主。

1. 急性中毒　多由于意外事故造成大量汞蒸气逸散，起病较急，有头晕、乏力、咳嗽、呼吸困难、口腔炎等，随后发生化学性肺水肿，并可引起肾脏损害，尿汞含量增高，出现尿蛋白或管型。

2. 慢性中毒　早期以神经衰弱综合征为主，如易兴奋、激动、情绪不稳定、焦虑、记忆力减退和抑郁、胆怯等，随后可出现特异性症状和体征：①汞毒性震颤，早期以手指细小震颤最为典型，进一步可发展成粗大的意向性震颤，并波及全身；②汞毒性“易兴奋性”，表现为易激动、急躁、害羞、胆小等性格改变，甚至发生精神症状；③汞毒性口腔炎，主要表现齿龈炎、口腔黏膜肿胀、溃疡、糜烂、牙齿松动易脱落，有时在牙龈边缘可见蓝色的硫化汞“汞线”。

（五）诊断

根据接触金属汞的职业史，出现相应的临床表现及实验室检查结果，参考职业卫生学调查资料，进行综合分析，排除其他病因所致类似疾病后，方可诊断。

1. 观察对象　长期接触汞后，尿汞增高无慢性汞中毒临床表现者。

2. 急性中毒

(1)轻度中毒：短期内接触大量汞蒸气，尿汞增高，出现发热、头晕、头痛、震颤等全身症状，并具有下列一项者：①口腔-牙龈炎和/或胃肠炎；②急性支气管炎。

(2)中度中毒：在轻度中毒基础上，具有下列一项者：①间质性肺炎；②明显蛋白尿。

(3)重度中毒:在中度中毒基础上,具有下列一项者:①急性肾衰竭;②急性中度或重度中毒性脑病。

3. 慢性中毒

(1)轻度中毒:长期密切接触汞后,具有下列任何三项者:①神经衰弱综合征;②口腔-牙龈炎;③手指震颤,可伴有舌、眼睑震颤;④近端肾小管功能障碍,如尿低分子蛋白含量增高;⑤尿汞增高。

(2)中度中毒:在轻度中毒基础上,具有下列一项者:①性格情绪改变;②上肢粗大震颤;③明显肾脏损害。

(3)重度中毒:慢性中毒性脑病。

(六)处理原则

1. 治疗原则

(1)急性中毒治疗原则:①迅速脱离现场,脱去污染衣服,静卧,保暖;②驱汞治疗:用二巯丙磺钠或二巯丁二钠治疗;③对症处理与内科相同。误服汞盐者不应洗胃,须尽快灌服鸡蛋清、牛奶或豆浆,以使汞与蛋白质结合,并保护被腐蚀的胃壁,也可用活性炭吸附。

(2)慢性中毒治疗原则:①驱汞治疗:用二巯丙磺钠或二巯丁二钠、二巯丁二酸治疗;②对症处理与内科相同。

2. 其他处理

(1)观察对象应加强医学监护,可进行药物驱汞。

(2)急性和慢性轻度汞中毒者治愈后可从事正常工作。

(3)急性和慢性中度及重度汞中毒者治疗后不宜再从事接触汞及其他有害物质的作业。

(七)预防措施

改革工艺及生产设备,控制工作场所空气中汞的浓度,防止汞的污染;车间内装修和操作台宜用不吸附汞的光滑材料,操作台和地面应有一定的倾斜度,以便于清扫和冲洗,低处应有储水的汞吸收槽等;加强个人防护,建立卫生操作制度,防止有职业禁忌人员从事汞作业,妊娠和哺乳期女工应暂时脱离汞接触。

三、苯中毒

(一)理化特性

苯(benzene)为芳香烃类化合物,具有特殊芳香味的无色油状液体,沸点 80.1℃,蒸气比重为 2.8,常温下极易挥发,微溶于水,易溶于乙醇、乙醚、二硫化碳等有机溶剂。

(二)接触机会

苯在工业生产中的接触机会非常广泛,常见有苯的制造,如煤焦油分馏、石油裂解;以苯作为有机化学合成的原料,如生产染料、药物,合成纤维、塑料等;以苯作为溶剂、稀释剂及萃取剂,用于生药的浸制、提取以及油漆、油墨、人造革等。

(三)毒作用机制

苯主要以蒸气的形式经呼吸道吸入,少量也可经皮肤吸收。进入体内的苯约有

50%以原形由呼吸道排出;40%左右在体内氧化成酚类代谢产物,与体内的硫酸根或葡萄糖醛酸结合随尿排出;10%以原形分布于骨髓、脑等富含脂肪的组织内,尤以骨髓中含量最高,约为血液中的20倍。

苯的中毒机制目前尚未完全清楚,一般认为,苯的急性毒作用主要是中枢神经系统的麻醉作用,慢性毒作用主要是损害骨髓的造血功能,引起再生障碍性贫血或白血病,这可能与苯的代谢产物引起骨髓造血功能受抑制及对造血细胞的直接损伤有关。

(四)临床表现

1. 急性中毒　短期内大量吸入苯蒸气主要引起中枢神经系统的麻醉作用,轻者出现黏膜刺激症状,并伴有头昏、头痛、恶心、呕吐等现象,随后出现酒醉状态,严重时发生昏迷。

2. 慢性中毒　以造血系统损害为主要表现,患者早期常有头晕、头痛、乏力、失眠、记忆力减退等神经衰弱综合征的表现。实验室检查最早和最常见的改变是白细胞总数(主要是中性粒细胞)的持续性减少,中性粒细胞包浆内中毒颗粒明显增多,碱性磷酸酶活性增加。此外,血小板也可出现降低,皮下及黏膜有出血倾向,中毒后期可出现全血细胞减少,引起再生障碍性贫血。

3. 其他　皮肤经常直接接触苯,可因脱脂而变干燥,或出现过敏性湿疹。女性可出现月经量增多,经期延长,引起流产等。

(五)诊断

根据《职业性苯中毒诊断标准》(GBZ68—2013),急性苯中毒的诊断原则是根据短期内吸入大量苯蒸气职业史,以意识障碍为主的临床表现,结合现场职业卫生学调查,参考实验室检测指标,进行综合分析,并排除其他疾病引起的中枢神经系统损害,方可诊断。慢性苯中毒的诊断原则是根据较长时期密切接触苯的职业史,以造血系统损害为主的临床表现,结合现场职业卫生学调查,参考实验室检测指标,进行综合分析,并排除其他原因引起的血象、骨髓象改变,方可诊断。诊断分级如下:

1. 急性苯中毒

(1)轻度中毒:短期内吸入大量苯蒸气后出现头晕,头痛、恶心、呕吐、黏膜刺激症状,伴有轻度意识障碍。

(2)重度中毒:吸入大量苯蒸气后出现下列临床表现之一者:①中、重度意识障碍;②呼吸循环衰竭;③猝死。

2. 慢性苯中毒

(1)轻度中毒:有较长时间密切接触苯的职业史,可伴有头晕、头痛、乏力、失眠、记忆力减退,易感染等症状。在3个月内每2周复查一次血常规,具备下列条件之一者:①白细胞计数大多低于4×10^9/L或中性粒细胞低于2×10^9/L;②血小板计数大多低于80×10^5/L。

(2)中度中毒:多有慢性轻度中毒症状,并有易感染和(或)出血倾向,且符合下列条件之一者:①白细胞计数低于4×10^9/L或中性粒细胞低于2×10^9/L,伴血小板计数低于80×10^9/L;②白细胞计数低于3×10^9/L或中性粒细胞低于1.5×10^9/L;③血小板计数低于60×10^9/L。

(3)重度中毒:在慢性中度中毒的基础上,具备下列表现之一者:①全血细胞减少症;②再生障碍性贫血;③骨髓增生异常综合征;④白血病。

（六）处理原则

1. 治疗原则

（1）急性中毒：立即将患者移至空气新鲜处；脱去污染的衣服，用肥皂水清洗被污染的皮肤，注意保暖；可静脉注射大剂量维生素C和葡萄糖醛酸，忌用肾上腺素；对误服者及时用1∶4000高锰酸钾洗胃。

（2）慢性中毒：治疗的关键是设法恢复已受损的造血功能，并对症治疗。常用药物有鲨肝醇、B族维生素、皮质激素类等。再生障碍性贫血或白血病的治疗原则同内科。

2. 其他处理

（1）急性中毒：病情恢复后，轻度中毒恢复原工作，重度中毒原则上调离原工作。

（2）慢性中毒：一经诊断，即应调离苯及其他有毒物质作业的工作。

（七）预防措施

以无毒或低毒的物质代替苯，如酒精、汽油等；喷漆作业可采用无苯喷漆、静电喷漆、自动化淋漆等；加强苯作业工人的个人防护；做好就业前体检及就业后的定期体检，有禁忌证者不宜参加苯作业，如血象指标低于或接近正常值下限者、各种血液病、严重的全身性皮肤病、月经过多或功能性子宫出血等。

四、生产性粉尘

生产性粉尘是指在工农业生产中形成的，并能够较长时间浮游在空气中的固体微粒。生产性粉尘按其性质可分为3类：①无机性粉尘，如硅石、石棉、煤、金属、水泥、金刚砂等；②有机性粉尘，如棉、麻、面粉、皮毛、丝、人造纤维；③混合性粉尘：是上述各种粉尘的混合存在，一般为两种以上粉尘的混合，生产环境中最常见的就是混合性粉尘。

生产性粉尘主要损伤机体的呼吸系统，包括尘肺病、呼吸道炎症、肺炎、肺肉芽肿、肺癌及其他职业性肺部疾病等。

尘肺病是由于职业活动中长期吸入生产性粉尘，并在肺部滞留而引起肺组织纤维化为主的全身性疾病。尘肺病报告病例数占2014年职业病报告总例数的90%，是导致我国每年新发职业病人数上升的最主要原因。其中，矽肺病例占尘肺总病例的47%，是尘肺中危害最广、最严重的一种。

五、矽肺

矽肺又叫硅肺，是由于在生产过程中长期吸入含游离二氧化硅（SiO_2）较多的粉尘而引起的以肺组织纤维化为主的疾病。

（一）病因

游离SiO_2在自然界广泛存在，它是地壳的主要组成成分，其中石英是最常见的一种。大约95%的矿石中均含有游离SiO_2，通常将接触含有10%以上游离SiO_2的粉尘作业，称为矽尘作业。

1. 接触机会　主要有各种矿山的开采、凿岩、爆破；石英粉厂、玻璃厂、耐火材料厂的原料加工、碾磨、筛分、配料；机械制造业的清砂、开箱及喷砂；水利工程、开山筑路以及开凿隧道等。

2. 影响矽肺发病的因素

（1）粉尘的浓度及游离SiO_2的含量：粉尘的浓度越高，游离SiO_2所占的比例越大，发病时间越短，病情越严重。

(2)粉尘的分散度：即物质被粉碎的程度。分散度越大，粉尘颗粒越小，在空气中沉降的速度越慢，吸入机体的机会越多，矽肺的发病率就越高。

(3)接尘时间：矽肺发病一般较慢，多在接尘5~10年甚至更长时间发病，但也有少数病例，持续吸入高浓度的游离 SiO_2 粉尘，可在1~2年内发病，称为"速发型矽肺"。部分病例在接触高浓度粉尘不久即脱离接尘作业，在从事非接尘作业若干年后才发病，称为"迟发型矽肺"。

(4)机体状况：如年龄、健康状况、个人卫生习惯等，特别是患有慢性呼吸系统疾病者(如肺结核)，更容易发生矽肺。

(5)个体防护：劳动者个体防护意识的强弱以及防护用品的选择和使用方法是否得当，也是影响矽肺发病的因素。

(二)病理改变和发病机制

1. 病理改变

(1)矽结节：是矽肺的典型病理改变。典型的硅结节是由胶原纤维呈同心圆层状排列，其中心或偏侧有一闭塞的小血管或小支气管，横切面似洋葱头状。

(2)弥漫性间质纤维化：在肺泡和肺小叶间隔以及小血管和呼吸性细支气管周围，纤维组织弥漫性增生，相互连接成放射状，使肺泡容积缩小，有时还可累及胸膜，使胸膜增厚、粘连，从而限制呼吸运动。

2. 发病机制　进入肺内的硅尘颗粒被巨噬细胞吞噬，颗粒表面的羟基与巨噬细胞溶酶体膜上的受氢体构成氢键使其通透性增高，进而破裂，逸出水解酶，导致巨噬细胞自溶。此外，石英在粉碎过程中硅氧键断裂产生硅载自由基，与空气中的 O_2、CO_2、水等反应，生成自由基和过氧化氢，参与生物膜过氧化，引起膜损伤，导致巨噬细胞死亡。巨噬细胞损伤后释放出多种细胞因子，如白细胞介素Ⅰ(IL-1)、肿瘤坏死因子(TNF)和转化生长因子α(TGF-α)等，这些因子刺激成纤维细胞增生，合成胶原纤维及网织纤维。此时，受损的巨噬细胞启动免疫系统，形成抗原抗体复合物，沉积在网状纤维上，形成矽结节。

(三)临床表现和诊断

1. 症状和体征　多数患者早期无明显症状，随病情进展，症状和体征会日趋明显并逐渐加重，以胸闷、气短、胸痛、咳嗽、咳痰等多见，其症状的多少和轻重与肺部病变的严重程度并不一定呈平行关系。体征主要由并发症引起，肺部可听到摩擦音、哮鸣音。合并感染时，两肺底可闻及湿啰音；合并肺气肿时，则呼吸音降低。

2. 并发症　矽肺主要的并发症有肺结核、支气管和肺部感染、自发性气胸、肺心病等，其中最常见的是肺结核。并发症是造成矽肺病人死亡的主要原因，应积极预防和治疗并发症。

3. X线胸片表现　X线胸片上圆形、不规则形小阴影和大阴影是矽肺病理改变的重要表现，也是诊断矽肺的主要依据。X线胸片的肺门改变、肺纹理和胸膜改变等，对矽肺的诊断同样具有重要的参考价值。

4. 诊断　根据我国《职业性尘肺病诊断标准》(GBZ70—2015)，根据可靠的生产性矿物性粉尘接触史，以技术质量合格的X射线高千伏或数字化摄影(DR)后前位胸片表现为主要依据，结合工作场所职业卫生学、尘肺流行病学调查资料和职业健康监护资料，参考临床表现和实验室检查，排除其他类似肺部疾病后，对照尘肺病诊断标准片，方可诊断。

（四）治疗原则

由于矽肺尚无根治的方法，所以一经确诊，都应及时调离硅尘作业。目前对矽肺的治疗主要是对症治疗和积极防治并发症，通过适当的体格锻炼和加强营养，提高患者的抵抗力，以延缓病情、延长寿命。临床上使用的药物如克矽平、柠檬酸铝、汉防己甲素、磷酸哌喹等，对减轻症状、延缓病情进展有一定疗效，但尚有待进一步观察其临床效果。

（五）预防措施

矽肺预防的关键是防尘，通过采取综合性的防尘措施，可以从根本上防止矽肺的发生。根据我国多年的防尘经验，总结出适合我国国情的“八字经验”，具体包括：“革”即改革工艺和设备；“水”即湿式作业；“密”即密闭尘源；“风”即通风除尘；“护”即个人防护；“管”即维护管理；“教”即宣传教育；“查”即测尘检查和健康检查。

六、刺激性气体

刺激性气体是指对眼和呼吸道黏膜有刺激作用的有害气体。常见的刺激性气体有氯气（Cl_2）、氨气（NH_3）、氮氧化物（NO_X）、光气（$COCl_2$）、二氧化硫（SO_2）等。现以氯气（Cl_2）为例介绍：

（一）理化特性及接触机会

氯气常温下为黄绿色有强烈刺激性气味的气体，遇水生成次氯酸和盐酸，主要用于集中式供水的消毒。工业上常因生产管理不善或意外事故，造成氯气的跑、冒、滴、漏而引起中毒。

（二）毒理

氯气由于溶解性较高，在低浓度时仅侵犯眼和上呼吸道，高浓度或接触时间过长，可引起支气管痉挛，眼和呼吸道黏膜的炎性水肿、充血、坏死，甚至形成肺水肿。吸入高浓度氯气还可引起迷走神经反射性心搏骤停，出现“电击样”死亡。

（三）毒作用表现

1. 急性中毒　表现为一过性眼和上呼吸道黏膜的刺激症状。

（1）轻度中毒　出现支气管炎或支气管周围炎，两肺有散在的干性啰音或哮鸣音。

（2）中度中毒　主要表现为支气管肺炎、间质性肺水肿，两肺可有干、湿性啰音或弥漫性哮鸣音。

（3）重度中毒，出现严重的肺水肿、休克，甚至昏迷，吸入高浓度氯气，还可引起反射性心搏骤停而致死亡。

2. 慢性中毒　低浓度长期刺激可引起眼及呼吸道黏膜的刺激症状，导致慢性支气管炎、支气管哮喘、肺气肿等的发病率升高。

（四）处理原则

立即脱离接触，保持安静及保暖；密切观察病情变化，适当给予氧疗，并积极对症处理，必要时可静脉注射糖皮质激素，同时维持呼吸道通畅，预防继发感染。

（五）预防措施

严格执行安全操作规程，防止生产过程中的跑、冒、滴、漏，杜绝意外事故的发生。

知识链接

一起一氧化碳中毒事故

2017 年 8 月 19 日 9 时左右，山东省某水泥有限公司工人孔某在进入巡查原料系统选粉机检修时发生一氧化碳中毒，监护人谢某发现孔某一氧化碳中毒后，在未佩戴使用防护用品的情况下进行施救，后颜某、胡某、朱某同样在未佩戴使用防护用品的情况下陆续进行施救，造成施救 4 人中毒。5 名伤者经医院抢救无效死亡。2017 年 9 月 15 日，山东省安监局对外公布了本年第四批安全生产不良记录“黑名单”，该公司公司因发生一氧化碳中毒事故被纳入黑名单。

七、窒息性气体

窒息性气体是指经吸入能影响血液的运氧能力或损害组织利用氧的能力而使机体缺氧的气体，常见的窒息性气体有一氧化碳（CO）、氰化氢（HCN）、硫化氢（H_2S）等。现以一氧化碳为例介绍：

（一）理化特性

一氧化碳为无色、无味、无臭、无刺激性的气体。分子量 28.01，比重 0.967，微溶于水，易燃、易爆炸，空气中的爆炸极限为 12.5%～74%。

（二）接触机会

主要有冶金工业中的炼钢、炼焦；机械制造业的铸造和锻造；化学工业中用作原料制造光气、甲醛；各种工业窑炉和煤气发生炉等。

（三）毒理

一氧化碳经呼吸道进入血液循环，80%～90%与血红蛋白（Hb）结合生成碳氧血红蛋白（HbCO），使之失去携带氧的能力；约 10%～15%与血液外的某些含铁蛋白（如肌红蛋白等）结合。CO 与血红蛋白的亲和力比氧与血红蛋白的亲和力大 240 倍，因此少量的 CO 即可与氧竞争，而 HbCO 的解离速度比氧合血红蛋白（HbO_2）的解离速度慢 3600 倍，且 HbCO 本身无携带氧的能力，还影响 HbO_2 的解离，阻碍氧的释放，导致低氧血症。CO 与肌红蛋白结合，影响氧从毛细血管弥散到细胞线粒体，损害线粒体的功能。CO 还能与线粒体中的细胞色素 A_3 结合，阻断电子传递，抑制细胞的氧化和呼吸。

（四）临床表现及诊断

急性中毒较常见，其严重程度与缺氧程度和时间长短有关。根据吸入较高浓度一氧化碳的接触史和急性发生的中枢神经损害的症状和体征，结合血中碳氧血红蛋白（HbCO）及时测定的结果，现场卫生学调查及空气中一氧化碳浓度测定资料，并排除其他病因后，可诊断为急性一氧化碳中毒。

1. 轻度中毒　具有以下任何一项表现者：出现剧烈的头痛、头昏、四肢无力、恶心、呕吐；轻度至中度意识障碍，但无昏迷，血液碳氧血红蛋白浓度高于 10%。

2. 中度中毒　除有上述症状外，意识障碍表现为浅至中度昏迷，经抢救后恢复且无明显并发症者。血液碳氧血红蛋白浓度可高于 30%。

3. 重度中毒　具备以下任何一项者：

(1)意识障碍程度达深昏迷或去大脑皮层状态。

(2)患者有意识障碍并伴有下列任何一项表现者：①脑水肿；②休克或严重的心肌损害；③肺水肿；④呼吸衰竭；⑤上消化道出血；⑥脑局灶损害，如锥体系或锥体外系损害体征。

4. 急性一氧化碳中毒迟发脑病(神经精神后发症)　急性一氧化碳中毒意识障碍恢复后，经约2~60天的"假愈期"，又出现下列临床表现之一者：①精神及意识障碍呈痴呆状态，谵妄状态或去大脑皮层状态；②锥体外系神经障碍出现帕金森综合征的表现；③锥体系神经损害(如偏瘫、病理反射阳性或小便失禁等)；④大脑皮层局灶性功能障碍，如失语、失明等，或出现继发性癫痫。辅助检查患者头部CT可发现脑部有病理性密度减低区，脑电图可发现中度及高度异常。

(五) 处理原则

1. 治疗原则　迅速将患者移离中毒现场至通风处，松开衣领，注意保暖，密切观察意识状态。及时进行急救与治疗：①轻度中毒者，可给予氧气吸入及对症治疗。②中度及重度中毒者应积极给予常压口罩吸氧治疗，有条件时应给予高压氧治疗。重度中毒者视病情应给予消除脑水肿、促进脑血液循环，维持呼吸循环功能及镇痉等对症及支持治疗。加强护理、积极防治并发症及预防迟发脑病。③对迟发脑病者，可给予高压氧、糖皮质激素、血管扩张剂或抗帕金森病药物与其他对症与支持治疗。

2. 其他处理

(1)轻度中毒者经治愈后仍可从事原工作。

(2)中度中毒者经治疗恢复后，应暂时脱离一氧化碳作业并定期复查，观察2个月如无迟发脑病出现，仍可从事原工作。

(3)重度中毒及出现迟发脑病者，虽经治疗恢复，皆应调离一氧化碳作业。

(六) 预防措施

工作场所应设立CO报警器；进行密闭化生产，防止CO泄漏；加强生产场所通风和个体防护，普及自救和互救知识。

八、农药中毒

农药是指用于防治、杀灭危害农作物的病、虫、杂草及其他有害动植物和调节植物生长的化学合成物质。根据其用途的不同可分为：杀虫剂、杀菌剂、除草剂、杀鼠剂及植物生长调节剂等。根据化学成分不同可分为有机磷类、氨基甲酸酯类、拟除虫菊酯类、杀虫脒等。尤以有机磷农药生产和使用最多，现介绍如下：

(一) 理化特性和接触机会

有机磷农药大多为淡黄色或棕色油状液体，具有类似大蒜的特殊臭味，除敌百虫外，一般难溶于水，易溶于芳烃、乙醇、丙酮等有机溶剂，大部分有机磷农药遇碱发生分解而失去毒性，但敌百虫在碱性条件下可变成毒性更强的敌敌畏。农药中毒主要见于农药的生产、运输、保管和使用过程当中，尤其是在喷药、施药和检修施药工具时。

(二) 毒理

有机磷农药可通过呼吸道和完整的皮肤进入人体，也可因误服经消化道进入人体而引起急性中毒。进入人体后迅速分布到全身各器官，尤以肝脏含量最高，其次为肾、肺、脾等，也可通过血脑屏障进入脑组织或通过胎盘进入胎儿体内。有机磷农药在体内的转化方式主要是氧化和水解，一般氧化的产物毒性增强，而水解的产物毒性降低。其主要的毒作用机制是通过抑制胆碱酯酶的活性，使其分解乙酰胆碱的能力丧失，导致乙酰胆碱在体内积聚，从而产生相应的临床效应。当乙酰胆碱与M受体结合时，则产生毒蕈碱样作用（M样作用）；与N受体结合时，则产生烟碱样作用（N样作用）。

（三）临床表现

潜伏期的长短与接触有机磷农药的种类、剂量、接触方式及机体状况等因素有关。经皮接触者潜伏期一般为2~6小时；经呼吸道或消化道误服进入机体的潜伏期较短，潜伏期越短，病情就越重。

急性中毒的症状主要有以下几个方面：

1. 毒蕈碱样症状　多汗、流涎、瞳孔缩小，消化系统可出现恶心、呕吐、腹痛、腹泻及大小便失禁，支气管平滑肌痉挛还可引起呼吸困难等。

2. 烟碱样症状　血压升高、心率加快等，运动神经兴奋时，可出现肌张力增加、肌肉痉挛等。

3. 中枢神经系统症状　头晕、头痛、乏力、烦躁、意识模糊，重者可出现昏迷、抽搐、瞳孔不等大，可因呼吸中枢麻痹而死亡。

4. 其他　中毒严重者可出现中毒性肝病、脑水肿等并发症，部分患者在急性中毒恢复后2~4周，可出现迟发性神经病变，表现为进行性下肢麻木、触觉减退并逐渐上行、肌肉乏力，严重者还可以引起瘫痪。

（四）诊断

根据职业史、典型临床表现及体征，结合全血胆碱酯酶活性测定进行诊断。按照《职业性急性有机磷杀虫剂中毒诊断标准》（GBZ8—2002），一般轻度中毒全血胆碱酯酶活性在50%~70%，中度中毒在30%~50%，重度中毒在30%以下。

（五）治疗原则

急性中毒患者应立即脱离中毒现场，脱去污染的衣物，用肥皂水（忌用热水）彻底清洗污染的皮肤，经口中毒的患者，应反复彻底洗胃，同时给予特效解毒药。轻度中毒者可单独给予阿托品或胆碱酯酶复能剂（如氯磷定、解磷定），中度或重度中毒者，需两者并用。敌敌畏、乐果等中毒时，使用胆碱酯酶复能剂效果较差，治疗应以阿托品为主。

（六）预防措施

预防农药中毒的关键是普及安全用药知识，严格执行国家有关部门颁发的《农药安全使用规定》和《农药合理使用准则》等法规；对接触有机磷农药的人员，要进行就业前培训；改进农药生产工艺及施药器械；遵守安全操作规程，加强个人防护。

其他农药中毒见表2-2。

九、噪声

（一）基本概念

噪声是使人感到厌烦或不需要的一切声音，它会影响人的情绪和健康，干扰正常的工作、学习和生活，已成为当今世界第三大公害。噪声可分为环境噪声和生产性噪声。环境噪声主要来自交通、建筑、谈话、家用电器等；生产性噪声是在生产过程中产生的频率和强度没有规律的声音，主要来自机器转动、机械撞击、摩擦、发电机、液体流动等。

表 2-2 其他农药中毒

类别	理化特性	毒理	临床表现	治疗
氨基甲酸酯类	白色结晶，无特殊气味，难溶于水，易溶于多种有机溶剂，遇碱易分解	经呼吸道、消化道、皮肤吸收，直接抑制胆碱酯酶活性	与有机磷农药中毒相似，以毒蕈碱样症状为主	阿托品是治疗的首选药物，适当使用肟类复能剂有助于治疗
拟除虫菊酯类	黄褐色黏稠状液体，难溶于水，易溶于多种有机溶剂	经呼吸道、皮肤及消化道吸收，作用于神经细胞膜的钠离子通道，引起一系列的神经症状	皮肤黏膜刺激症状，头痛、头晕、恶心、呕吐、食欲减退、精神不振，重者可出现阵发性抽搐、肺水肿等	无特效解毒剂，对症及支持治疗
百草枯	纯品为白色粉末，无嗅，易溶于水，稍溶于丙酮和乙醇，遇紫外线分解	经胃肠道、皮肤和消化道吸收，作用于细胞内的氧化还原反应，生成大量活性自由基，引起细胞膜脂质过氧化	常表现为多脏器功能损伤或衰竭，其中肺的损伤常见而突出，重度中毒者可出现急性呼吸窘迫综合征	无特效解毒药，尽早采取措施控制病情发展

声音的大小通常用声压级来衡量，单位为分贝（dB）。人耳能够感受到的声音，其强度范围很大，通常把正常人耳刚能引起音响感觉的声压称为听阈声压；声压增大至人耳产生不适感或疼痛时称为痛阈声压。从听阈到痛阈的范围称为听阈，其强度范围是 120dB。一般两人间普通谈话约 60dB，城市交通平均约 80dB。为测量和使用方便，实际工作中通常采用对数标度—分贝（dB）来表示声压大小，国际上通常采用 A 声级作为噪声测量和评价的指标，所测得的声压级以 dB（A）表示。

（二）噪声对人体的危害

1. 对听觉系统的危害

（1）暂时性听阈位移：是指人或动物接触噪声后可引起听阈变化，脱离噪声环境后经过一段时间听力可以恢复到原来水平。包括：①听觉适应短时间接触强噪声，听觉器官敏感性下降，脱离噪声环境后 1 分钟即可恢复，这种现象称为听觉适应。它是一种生理保护现象。②听觉疲劳：较长时间停留在强噪声环境中，引起听力明显下降，离开噪声环境后，需要数小时甚至数十小时听力才能恢复，称为听觉疲劳。它属于生理性疲劳，如果工作中需要继续接触噪声，听力改变很难恢复。

（2）永久性听阈位移：继续接触强噪声，由于前一次接触噪声引起的听力改变尚未完全恢复便再次接触，使听觉疲劳逐渐加重，听力改变不能完全恢复，引起永久性听阈位移。此属于不可恢复的改变，具有病理改变的基础，可见内耳的感音器官出现器质性退行性病变。根据损伤的程度，永久性听阈位移又可分为听力损伤和噪声性耳聋，噪声性耳聋属于法定职业病。

(3)爆震性耳聋：主要是由于防护不当或缺乏必要的防护措施，因强烈爆炸所产生的冲击波造成急性听觉系统的外伤，可出现鼓膜破裂、听骨破坏、内耳组织出血等，引起听力丧失，严重者还可出现脑震荡。

2. 对其他系统的危害　噪声还可引起头痛、头晕、睡眠障碍、全身乏力等症状，有的还出现记忆力减退和情绪不稳定等神经系统症状。此外，噪声对心血管系统、消化系统等均可产生一定的影响。

（三）诊断

按照国家《职业性噪声聋的诊断》(GBZ49—2014)，根据连续3年以上职业性噪声作业史，出现渐近性听力下降、耳鸣等症状，纯音测听为感音神经性聋，结合职业健康监护资料和现场职业卫生学调查，进行综合分析，排除其他原因所致听觉损害，方可诊断。符合双耳高频(3000Hz、4000Hz、6000Hz)平均听阈≥40dB者，根据较好耳语频(500Hz、1000Hz、2000Hz)和高频4000Hz听阈加权值进行诊断和诊断分级：①轻度噪声聋(26~40dB)；②中度噪声聋(41~55dB)；③重度噪声聋(≥56dB)。

（四）处理原则

1. 治疗原则　目前对噪声性耳聋还缺乏特效治疗方法，临床上主要是促进内耳血液循环、加强营养和改善代谢，高压氧在促进内耳毛细胞功能恢复方面有一定疗效。重点在于做好一级预防和加强听力保护。

2. 其他处理

(1)噪声聋患者均应调离噪声工作场所。

(2)对噪声敏感者(上岗前职业健康体检纯音听力检查各频率听力损失均≤25dB，但噪声作业1年之内，高频段3000Hz、4000Hz、6000Hz中任一耳，任一频率听阈≥65dB)应调离噪声作业场所。

(3)对话障碍者可配戴助听器。

（五）预防措施

通过改革工艺、控制和消除噪声源，采取消声、吸声、隔声等措施，可以有效地降低作业场所的噪声；同时做好就业前体检，及时发现就业禁忌证。另外，还可以通过加强个人卫生防护和环境监测来减少噪声对作业人员的健康损害。

第四节　职业卫生服务

一、职业卫生服务的概念与意义

职业卫生服务是以保护和促进职工的安全与健康为目的的全部活动。它要求有关的部门、雇主、职工及其代表创造和维持一个安全与健康的工作环境，使工作适合于职工的生理特点，从而促进职工的躯体与心理健康。职业卫生服务是社会经济持续发展的重要因素，无论在国际或国家级，职业人群都是卫生政策主要的对象。世界卫生组织《组织法》、关于初级卫生保健的《阿拉木图宣言》，以及国际劳工组织《职业安全和卫生公约》和《职业卫生服务公约》所做出的规定中都包含每个工人享有最高而能获得健康标准的基本权利。世界上所有工人、不分年龄、性别、民族、职业、就业形势或劳动场所的规模或位置，都能享有职业卫生服务。一些发达国家职业卫生服务已经达到了70%~90%的劳动力人群，而我国仅为10%~20%左右。随着我国经济的快速发展，企业的职业卫生服务方式、类型及组织模式将逐渐增多，为适应我国新形势，提高广大职工医疗保健需求，有必要进一步建立和完善各级政府为主导的基本职业卫生服务体系和监督体系。

二、职业卫生服务的原则和内容

随着职业卫生服务范围扩展的趋势，职业卫生服务除了对职业卫生与安全有害作用的预防和控制，而且也包括工作环境与劳动组织改善以及对职工承担社会和经济的后果。但是，职业卫生服务的核心内容和核心任务是紧紧围绕有效和针对性地解决工作所致的职业人群健康问题而开展的。

（一）职业卫生服务的原则

1. 保护和预防原则　保护职工健康，预防工作中的危害。

2. 适应原则　使工作和环境适应于人的能力。

3. 健康促进原则　增进职工的躯体和心理健康以及社会适应能力。

4. 治疗与康复原则　使职业危害、事故损伤、职业病和工作有关疾病的影响减少到最低程度。

5. 全面的初级卫生保健原则　为职工和家属提供全面的卫生保健服务。

（二）职业卫生服务的内容

1. 工作场所的健康需求评估。
2. 健康危险度评估。
3. 职业人群健康监护。
4. 职业健康教育和健康促进。
5. 职业病和工伤的诊断、治疗和康复服务。
6. 职业突发公共卫生事件的应急救援。
7. 其他与劳动者健康有关的初级卫生保健服务。
8. 职业卫生监督。

三、我国职业卫生服务机构的分类和相关功能

目前中国职业卫生服务机构主要有职业病医院、各级职业病防治院（所、中心）、承担职业卫生职责的疾病预防控制中心、卫生监督检测所、医疗卫生机构、健康教育所、企业内设的职业卫生防治机构，以及基本职业卫生服务试点中的各地乡镇卫生院和城市社区卫生服务中心。

1. 职业病医院　主要提供包括住院医疗服务在内的职业病病人的诊断治疗服务，一般同时有职业健康检查、职业病诊断和鉴定资质。

2. 职业病防治院和职业病防治所（中心/站）　主要提供职业病诊疗、职业卫生技术服务和职业健康检查服务，同时承担职业卫生技术培训等工作。

3. 疾病预防控制中心　在中国为公共卫生服务的提供者，在部分未设有职业病防治院（所）的地区，是职业卫生技术服务和职业健康检查服务的提供者。除此之外，还负责食品卫生、饮用水卫生、公共场所卫生、学校卫生、放射卫生等各种公共卫生服务。由于其数量众多，目前是中国职业卫生技术服务和职业健康体检服务的主要

力量。

4. 医疗卫生机构　主要提供门诊和住院服务，有职业卫生服务资质的机构还可以提供职业健康检查、职业病诊断和鉴定服务。

5. 健康教育所　负责对社会大众的包括职业卫生教育在内的健康教育工作。

6. 企业内设的职业卫生防治机构　为企业提供职业卫生管理、生产场所职业危害因素进行监测、健康体检等诸多职业卫生服务，对于控制职业危害和减少职业病的发生起到了重要的作用。

7. 乡镇卫生院和社区卫生服务中心　均为基层医疗卫生服务机构，是最接近劳动者的医疗服务机构。其主要提供基本医疗服务和预防保健服务。

知识链接

中国古代的职业病

职业病在我国在历代的古籍中就有较系统的记载。汉代王充（公元 27—100 年）在《论衡》中提到，冶炼时可产生灼伤和火烟侵害眼鼻；公元 4 世纪葛洪著的《抱朴子》开始记载用汞与硫炼丹；11—12 世纪北宋孔平仲在《谈苑》中述及“后苑银作镀金，为水银所熏，头手俱颤”，分别反映了冶炼作业中的烧伤、刺激性气体中毒和汞中毒等职业病；《谈苑》并述及“贾谷山采石人，石末伤肺，肺焦多死”等句，反映了当时石工所得的硅肺病；公元 7 世纪，隋代巢元方的《诸病源候论》中记载古井和深坑多有毒气，则是对窒息性气体中毒的描述。此后，明代李时珍在所著的《本草纲目》中，明确提到铅矿工人的铅中毒。清代刘凤在视察漠河金矿时，见到很多矿匠“眼生白障、腿肿、龈烂不易愈”，他所看到并在《东陲纪行》记叙的矿匠多病，实系因长期缺乏阳光照射和维生素所致。

第五节　中医药防治职业病

正气虚弱和病邪的入侵，是中西医共同认可的发病因素。在职业病中，正是由于各种有害的职业因素入侵人体后，正邪相搏而出现了职业病的一系列实证与虚证。“实则泻之，虚则补之”这一治则已广泛应用于职业病临床中。中医对职业病各种实证所采用的泻法主要有清热、利尿、解毒、活血祛瘀、软坚散结等，对虚证，中医采用扶阳、滋阴、益气、补血等补法。

1. 中医药对尘肺的防治作用　防治肺纤维化是防治尘肺病，提高患者生活质量的关键。实验和临床试验证实，许多中药具有较好的抗炎作用，且无严重的毒副作用，如三七、大黄素、汉防己、丹参、刺五加、生地黄、麦冬、银杏叶、牛磺酸、当归、黄芪等，及养肺活血汤、补气通肺饮等，均能改善肺纤维化患者症状，缓解病情。

2. 中药对职业中毒性疾病的防治作用　许多职业性中毒常常导致血液系统、肝脏、肾脏、心脏等脏器损害。有关研究和临床实例表明，中医药对职业中毒引起的损害有显著的防治作用，如甘草对氯仿中毒引起的肝功能障碍有明显保护作用；大蒜可使尿铅减少；土茯苓有一定程度驱汞作用；黄芩可使四氯化碳中毒症状缓解；金钱草用于铅中毒患者；曼陀罗可治疗有机磷农药中毒。

3. 中医药对职业相关疾病的防治作用

(1)对咽炎的防治作:有研究表明,经常饮用或含服某些中药对咽喉有保健作用,如舌下含服西洋参饮片,或用藏青果、太子参、麦门冬、黄芪、胖大海等中药泡茶饮用。另外,如罗汉果茶、橄榄茶、大海生地茶、二绿女贞茶等按一定方法和剂量经常饮用,有养阴润喉,利咽治喑作用,适用于慢性咽炎伴有声音嘶哑者。

(2)某些中医方法对腰、颈椎疾病的防治作用:长期以坐姿工作的职业人群易患腰、颈椎疾病,如办公室文员、出租车司机等,实践证明,中医穴位刺激、按摩和手法整复是颈椎病的主要防治方法。另外,练习太极拳及五禽戏等对缓解腰颈椎疾病有一定好处。

(赵 琼)

扫一扫
测一测

复习思考题

1. 简述职业病的特点和诊断依据。
2. 简述铅中毒的临床表现及处理措施。
3. 简述影响矽肺发病的因素和预防措施。

第三章

食物与健康

PPT 课件

扫一扫 知重点

学习要点

各大营养素的意义；平衡膳食；食物中毒的调查；常见的食物中毒。

食物是人类赖以生存和繁衍的物质条件，供给人体必需的各类营养素，不同食物所含营养素的数量与质量不同。因此，膳食中的食物组成、营养素比例对于维护机体的生理功能、生长发育、促进健康及预防疾病至关重要。

第一节　营养学基础

一、基本概念

（一）营养与营养素

1. 营养（nutrition）　是机体摄取并利用食物的生物学过程。所谓利用食物，是机体将食物消化、吸收，用来构建组织器官、满足生理功能和体力活动需要。

2. 营养素（nutrient）　是食物中能为机体消化和吸收利用的，能维持机体正常生长发育、新陈代谢所必需的物质，即食物中具有营养作用的有效成分。

知识链接

植物化学物质

植物化学物质，指在植物性食物中存在的、已知必需营养素以外的具有生物活性的化学成分，主要有类胡萝卜素、植物固醇、皂苷、芥子油苷、多酚、植物雌激素等。迄今为止，天然存在的植物化学物估计有6万~10万种，就混合膳食者而言，每天摄入的植物化学物大致为1.5g；对素食者而言，可能会更高一些。植物化学物质对人体的生理作用表现在多方面，包括抗癌作用、抗氧化作用、免疫调节作用、抗微生物作用、降低胆固醇、调节血压和血糖，以及抑制炎症等作用。尽管植物化学物质似乎在健康中起到重要作用，但提纯的植物化学物质的安全性还没有得到证实——即食物中有益于健康的植物化学物质，其纯品时却可能对身体有某种伤害。现阶段比较一致的结论是：食物不是补品而是植物化学物质的最安全的来源。

3. 营养素分类　来自食物的营养素种类繁多，人类所需的有四十多种。根据化学性质和生理作用分为五大类，即蛋白质、脂肪、碳水化合物、维生素、矿物质。前三类因人体需要量较大而被称为宏量营养素，后两种因人体需要量相对较少而被称为微量营养素。水、膳食纤维和植物化学物质等被称为其他膳食成分，但水在营养学中也常作为一类营养素讲述。

（二）营养素的需要量与供给量

1. 营养素需要量（nutritional requirement）　指维持机体正常生理功能所需各种营养素的数量，一般通过人群调查验证和实验研究两个方面制订营养生理需要量。个体对各种营养素的需要量受年龄、性别、生理特点、工作状况等的影响。

2. 营养素供给量（recommended dietary allowance，RDA）　是在营养素需要量的基础之上，综合考虑各种因素（例如社会经济条件、人们的膳食习惯、个体差异、应激状态、食物烹调、消化吸收率等）所提出的能量和各种营养素的适宜数量。考虑安全系数，营养素供给量应略高于营养素需要量。

（三）中国居民膳食营养素参考摄入量

膳食营养素参考摄入量是在营养素供给量的基础上发展起来的一组每日平均膳食营养素摄入量的参考值，包括平均需要量、推荐摄入量、适宜摄入量、可耐受最高摄入量。

1. 平均需要量（estimated average requirement，EAR）　指满足某一特定性别、年龄及生理状况群体中50%个体需要量的摄入水平。

2. 推荐摄入量（recommended nutrition intake，RNI）　指满足某一特定性别、年龄及生理状况群体中97%~98%个体需要量的摄入水平，相当于传统的每日膳食中营养素供给量。该水平可以满足身体对营养素的需要，保持健康和维持组织中有适当的储备。

3. 适宜摄入量（adequate intake，AI）　是通过观察或实验获得的健康人群某种营养素的摄入量，如纯母乳喂养的足月产健康婴儿，从出生到4~6个月，他们的营养素全部来自母乳，母乳中供给的营养素量就是他们的适宜摄入量值。适宜摄入量与推荐摄入量相似之处是二者都用作个体摄入的目标，能满足目标人群中几乎所有个体的需要；它们的区别在于适宜摄入量的准确性远不如推荐摄入量，可能显著高于推荐摄入量，因此使用适宜摄入量时要比使用推荐摄入量更加小心。

4. 可耐受最高摄入量（tolerable upper intake level，UL）　是平均每日可以摄入该营养素的最高量，这个量对一般人群中的几乎所有个体不至于损害健康。该指标的主要用途是检查个体摄入是否过高的可能，避免发生中毒。

此外，随着经济发展和疾病谱的改变，我国营养学会在2013年对中国居民膳食营养素参考摄入量进行了修订，另增加了宏量营养素可接受范围、预防慢性病的建议摄入量和其他膳食成分特定建议值等3项指标。

二、宏量营养素与能量

（一）蛋白质

蛋白质（protein）是一切生命的物质基础，约占人体体重的16%，每天约有3%的人体蛋白质被更新。

1. 基本概念

(1)必需氨基酸(essential amino acid,EAA):构成人体蛋白质的氨基酸有20多种,其中有9种体内不能合成,必须从食物中获取,称为必需氨基酸,即亮氨酸、赖氨酸、蛋氨酸、苯丙氨酸、苏氨酸、色氨酸、异亮氨酸、缬氨酸和组氨酸,其余的氨基酸称为非必需氨基酸。最近有人提出条件必需氨基酸的概念,是指由于代谢障碍或机体某一种生理状态下不能大量合成来满足集体需要的氨基酸。对于早产儿,胱氨酸、酪氨酸是条件必需氨基酸,对外伤、术后患者,精氨酸是条件必需氨基酸。

(2)氨基酸模式(amino acid pattern):是指某种蛋白质中各种氨基酸的比例。食物蛋白质氨基酸模式与人体的越接近,必需氨基酸被机体利用的程度越高,食物中蛋白质的营养价值也就越高。鸡蛋蛋白质氨基酸模式与人体的最接近,常以它作为参考蛋白。

(3)蛋白质的互补作用(complementary action):由于各种食物蛋白质中必需氨基酸模式不同,通常将富含某种必需氨基酸的食物与缺乏该种必需氨基酸的食物互相搭配混合食用,混合后食物蛋白质中必需氨基酸模式更接近理想模式,从而提高膳食蛋白质的营养价值,这种作用称为蛋白质互补作用。

2. 蛋白质的生理功能

(1)提供能量以维持体温,满足各种生理活动及体力劳动对能量的需要。

(2)构成细胞组织,供给生长、发育和自我更新需要的材料。

(3)调节机体各种生理活动与生物化学变化,使之均衡协调地进行。

3. 食物蛋白质营养价值评价　食物蛋白质营养价值的高低主要从食物蛋白质的含量、被消化吸收程度和被人体利用程度三方面来全面地评估。

(1)蛋白质含量:是评价食物蛋白质营养价值的基础,一般都以凯氏定氮法测定。

(2)蛋白质消化率:是指蛋白质可被消化酶分解的程度。消化率愈高表明该蛋白质被吸收利用的可能性愈大,其营养价值可能愈高。动物蛋白质的消化率一般高于植物蛋白质。若将食品加工烹调软化或去除纤维,可提高蛋白质的消化率,如将大豆做成豆腐后的蛋白质消化率将大大提高。

(3)蛋白质利用率:是反映食物中蛋白质被利用程度的指标,即机体利用的蛋白质所占食物中蛋白质的百分比,是将食物蛋白质的消化率和生物价结合起来以评价蛋白质营养价值的一个指标。因其包含了食物蛋白质消化和利用两个方面,因此更为全面。

(4)蛋白质的来源:优质蛋白质主要存在于动物性食品和大豆及其豆制品中。蛋、禽、肉、鱼、乳类含蛋白质较高,且容易消化吸收;大豆及其制品是植物中优质蛋白质的良好来源,对粮谷类蛋白质有较好的互补作用;粮谷类蛋白质含量较少,约为8%~10%,因摄入量较大,因此成为我国居民膳食蛋白质的主要来源。按能量计算蛋白质摄入占膳食总能量的10%~15%,儿童青少年为12%~15%。

(5)蛋白质的参考摄入量:参考摄入量根据不同的劳动强度和特殊生理时期来制订。蛋白质的供能比例成人为10%~12%,儿童、青少年为12%~15%。蛋白质长期摄入不足或必需氨基酸不均衡时,可出现消化不良、疲倦、贫血、免疫功能下降等,幼儿青少年还可导致生长发育迟缓,甚至出现智力发育障碍。食物中蛋白质摄入过高,会增加饱和脂肪酸和胆固醇的摄入,导致尿钙的丢失以及增加肝肾的负担。

（二）脂类

脂类（lipids）包括脂肪和类脂。脂肪是由一分子甘油和三分子脂肪酸结合成的三酰甘油，又称中性脂肪，是人体和膳食中含量最多的脂类。类脂主要是磷脂和固醇类。

1. 脂肪的生理功能

（1）供能和储能，充足的脂肪可以保护体内蛋白不被用来作为热能供应物质。

（2）供给必需脂肪酸，促进脂溶性维生素的吸收。

（3）维持体温和缓冲外力对内脏的机械损伤作用。

（4）膳食脂肪可改善食物的色、香、味、促进食欲，增加饱腹感。

2. 类脂的生理功能

（1）磷脂可提供能量，构成细胞膜，促进细胞内外的物质交流；作为乳化剂有利于脂肪的吸收、转运和代谢；防止胆固醇在血管内沉积、降低血黏度、促进血液循环。磷脂缺乏会造成细胞膜结构受损，毛细血管通透性和脆性增加，引起水代谢紊乱，产生皮疹等。

（2）胆固醇是最重要的一种固醇，是细胞膜的重要成分，也是体内许多重要活性物质的合成材料。由于它与高脂血症、动脉粥样硬化、心脏病等相关，人们往往关注体内过多胆固醇带来的危害，而忽略其重要生理功能。

3. 脂类的来源　脂类主要来源于动物的脂肪组织、肉类和植物种子。动物性脂肪相对含饱和脂肪酸和单不饱和脂肪酸多，多不饱和脂肪酸含量较少；植物油主要含不饱和脂肪酸。含磷脂丰富的食物为蛋黄、肝脏、大豆、麦胚和花生等，胆固醇含量高的食物是蛋类、肉类及动物脑、肝、肾等。

4. 脂类的参考摄入量　由于生产情况、气候条件、饮食习惯的不同，各地区、民族脂类摄入量差异较大。我国建议成年人脂肪供能占总热量的20%~30%。关于膳食胆固醇的摄入量，在2013版DRIs的建议中，删除了旧版300mg/d的上限值，但对于具有慢性病或血脂偏高的成年人仍需注意。摄入脂肪过高易引起肥胖及与肥胖相关的疾病，如高脂血症、高血压、冠心病、胆石症及癌症等，甚至影响寿命。但脂肪摄入过少，又有可能引起必需脂肪酸、脂溶性维生素和能量等摄入不足，也会影响人体健康。

（三）碳水化合物

碳水化合物（carbohydrate）也称糖类，包括单糖（包括葡萄糖、果糖、半乳糖）、双糖（包括蔗糖、乳糖、麦芽糖、海藻糖）、寡糖（包括棉子糖、水苏糖、异麦芽低聚糖、低聚果糖等）和多糖（包括淀粉、糖原和膳食纤维），其中多糖中的膳食纤维日益为人们所重视。膳食纤维（diet fiber）是指食物中不能被消化利用的纤维性物质，主要来自植物性食物，如豆类、谷类、新鲜的水果和蔬菜等。

1. 碳水化合物的生理功能

（1）碳水化合物能够贮存和供给热能，是人体内最重要、最经济的能量来源。

（2）是构成细胞和组织的成分。

（3）参与营养代谢，具有节约蛋白质的作用。

（4）保护肝脏及解毒作用。

（5）提供膳食纤维，增加胃的充盈感，增强肠道功能。

2. 膳食纤维的生理意义

（1）通便防癌：多数纤维素具有促进肠蠕动和吸水膨胀的特性，因此利于排便。

膳食纤维还能吸附由细菌分解胆酸等生成的致癌、促癌物质。

(2)控制体重和减肥:膳食纤维可以减缓食物胃排空速度,从而增加饱腹感,减少摄入量,达到控制体重和减肥的目的。

(3)降低血清胆固醇:膳食纤维可吸附胆酸,减少胆酸的重吸收,从而促进肝内胆固醇代谢转变为胆酸排出,故对于心脑血管疾病与胆石症的防治均有帮助。

3. 碳水化合物的来源　人类所需的碳水化合物大多来自植物性食物。谷类、豆类、根茎类等是膳食中淀粉的主要来源,蔗糖、蜂蜜、糖果、甜味水果及含糖饮料等是单、双糖的主要来源。动物性食品中只有肝脏含有少量糖原,乳类中含有一定量的乳糖。膳食纤维则主要存在于谷、薯、豆类及蔬菜、水果等植物性食物中。

4. 碳水化合物的参考摄入量　碳水化合物供能应占总热能的50%~65%,碳水化合物摄入量主要根据民族饮食习惯、经济条件、劳动强度和环境因素决定。碳水化合物摄入不足机体将动员体内储备的脂肪,消耗大量蛋白质,导致脂肪、蛋白质代谢紊乱,从而发生酮症酸中毒、负氮平衡等,使机体对疾病的抵抗力、免疫力下降,易患传染病等。碳水化合物摄入过多时,机体可将多余的糖转化为脂肪,储留于机体内,尤其是单、双糖摄入过多,可使冠心病、糖尿病、高脂血症、肿瘤、龋齿等发病率增加。根据DRIs,成人膳食纤维的特定建议值为25g/d,膳食纤维摄入过多,影响食物消化吸收率,也影响其他营养素如钙、锌、铁等元素的吸收。

(四)能量

人体的能量主要由蛋白质、脂肪、碳水化合物提供,以维持生命活动。食物中每克蛋白质、脂肪和碳水化合物在体内完全氧化可产生16.8kJ(4kcal)、37.6kJ(9kcal)、16.8kJ(4kcal)的能量,这个值称为能量系数。

1. 人体的热能需要　人体对热能的需要与其消耗是一致的。成人的能量消耗包括基础代谢、劳动和活动需要及食物热效应三方面。婴幼儿、儿童、青少年的生长发育需要额外增加能量,特殊生理状态下,如孕妇、乳母还应包括胎儿生长和分泌乳汁的能量需要。

(1)基础代谢:是维持人体基本生命活动所必需的能量消耗,即用于维持体温、心跳、呼吸、各器官组织和细胞基本功能的能量消耗。机体的体格、性别、应激状态、气候、种族、睡眠、情绪等因素都可能影响基础代谢。

(2)体力活动的能量消耗:除基础代谢率外,体力活动消耗的能量是构成人体总能量消耗的重要部分。劳动所消耗的能量与劳动强度、持续时间及熟练程度有关。常见的中等强度劳动,其氧耗量大约是基础代谢的4~5倍,较强劳动是基础代谢的7~8倍,有的极强劳动可达基础代谢的14~15倍。

(3)食物的特殊动力作用:是指人体摄食过程中引起的额外能量消耗。不同的营养素,其食物热效应所消耗能量是不同的,蛋白质、碳水化合物、脂肪约为各自产生能量30%、5%~6%、4%~5%。

(4)生长发育:处于生长发育阶段的婴幼儿、儿童等的能量消耗还必须考虑新组织生长所需要的能量。研究表明,新组织每长1g约需20kJ的能量,孕妇怀孕后期也要考虑这部分能量消耗。

2. 食物来源　中国营养学会认为不同年龄、性别、劳动强度、生活方式、日照情况、特殊生理状态对能量的需求不一。在膳食能量摄入方面,三大产能营养素应保持适当的比例，碳水化合物供能占总能量的50%～65%、脂肪占20%～30%、蛋白质占10%～15%为宜。碳水化合物、脂肪和蛋白质这三种产能营养素普遍存在于动物性和植物性食物中，而蔬菜和水果提供的能量较少。动物性食品及豆类中主要含有脂肪和蛋白质；植物性食物，如谷类、根茎类含有大量的碳水化合物，它们是较经济的能量来源；坚果类如花生、核桃、葵花籽、松子、榛子等含有很多脂肪，可提供较多的能量。从能量合理摄入的角度，采用以植物性食物为主的膳食，并与动物性食物相平衡，避免经常性的高能量高脂肪膳食是必要的。

三、微量营养素

微量营养素包括维生素和矿物质两大类。维生素包括脂溶性维生素和水溶性维生素，矿物质则包括常量元素和微量元素。

（一）维生素

维生素在机体内含量甚微，但在机体的代谢、生长发育等过程中起着重要的调节作用。大多数维生素不能在体内合成，或合成量不能满足机体需要而必须由食物提供。人体需要的维生素有十多种，根据其溶解性，可分为脂溶性维生素（维生素A、D、E、K）和水溶性维生素（维生素B_1、B_2、B_6、B_{12}、烟酸、叶酸、泛酸等B族维生素和维生素C）两大类。

1. 维生素A　指具有视黄醇及其生物活性的一大类物质。机体内维生素A主要储存于动物肝脏中，占总量的90%～95%，其余储存于动物脂肪组织中。植物中不含有维生素A，但含有胡萝卜素可以在体内转化为维生素A，被称为维生素A原。维生素A在高温和紫外线照射下可加速分解，故维生素A或富含维生素A的食物应低温避光保存。

（1）生理功能：①维持正常的视觉功能。若维生素A不足时，则暗适应恢复慢，严重时可产生夜盲症；②维护皮肤黏膜层的完整。当维生素A不足时，上皮组织干燥，形成过度角化变性和腺体分泌减少；③促进生长与生殖。缺乏时还会导致男性睾丸萎缩，精子数量减少；④维持和增强免疫功能。

（2）食物来源：维生素A在动物性食物中如鱼肝油、动物肝脏、蛋类、乳类中含量丰富。植物来源的胡萝卜素在深色（红、黄、深绿色）蔬菜中含量较高，如西兰花、胡萝卜、红薯、南瓜、菠菜、苋菜等；水果以芒果、橘子和枇杷中含量较为丰富。为了提高维生素A的吸收率，膳食中应该供给丰富的脂肪。

（3）缺乏与过量：维生素A缺乏机体出现夜盲症和“干眼病”，严重时发生角膜软化甚至穿孔而失明，皮肤毛囊角化、丘疹、皮肤干燥呈“蟾皮症”外观。此外还易发生反复呼吸道感染和腹泻、儿童生长发育停滞、女性不孕不育、胎儿畸形或死亡。过量摄入维生素A可引起中毒，大量摄入富含胡萝卜素的食物，可引起皮肤黄染，停止食用后，症状可消失。

2. 维生素D　维生素D又被称为“抗佝偻病维生素”。维生素D以D_3和D_2最为常见。维生素D_3由皮肤表皮和真皮内的维生素D原（7-脱氢胆固醇）经紫外线照射转变而来，因此健康成人只要经常接触阳光，在普通膳食条件下产生的维生素D_3即可满足机体需要。

（1）生理功能：①促进肠道对钙磷的吸收；②促进骨组织的钙化；③促进肾小管对

钙磷的重吸收。

(2)食物来源:一般天然食物中的维生素D含量较少,动物性食物中肝脏和蛋黄中含量较多,尤其在鱼肝油中含量丰富。

(3)缺乏与过量:婴幼儿时期维生素D缺乏可导致佝偻病;成人阶段的维生素D缺乏则形成骨软化症;老年人可引起骨质疏松及骨折。过量摄入维生素D可引起高钙血症和高钙尿症,进一步发展可为动脉、心肌、肺、肾、气管等软组织转移性钙化和肾结石,严重的维生素D中毒可致死亡,因此要避免滥用。

3. 维生素 B_1　维生素 B_1 又被称为硫胺素,“抗脚气病因子”。维生素 B_1 易溶于水,酸性环境中较稳定,碱性环境中易被氧化失活,对光、热均较敏感。

(1)生理功能:①构成辅酶,维持体内正常代谢;②促进乙酰胆碱合成,维持神经、消化、肌肉、循环的正常功能。

(2)食物来源:维生素 B_1 广泛存在于各种食物中,但受加工、烹饪影响较大,如谷类加工碾磨过细、淘米次数过多、加碱烹煮、加热时间过久或高温煎炸等,都会使维生素 B_1 受到损失。维生素 B_1 最为丰富的来源为葵花籽仁、花生、大豆粉和瘦猪肉,其次为粗粮、小麦粉等谷类食物,鱼类、蔬菜和水果中含量较少。

(3)缺乏与过量:维生素 B_1 缺乏时,机体能量代谢障碍,丙酮酸、乳酸堆积、神经组织能源缺乏,导致一系列神经肌肉系统的症状,称为脚气病。维生素 B_1 过量中毒很少见。

4. 维生素 B_2　维生素 B_2 又称为核黄素。在强酸性溶液中稳定,耐热,但碱性溶液中加热易被破坏。

(1)生理功能:①构成辅酶参与物质代谢;②参与细胞的正常生长,如果维生素 B_2 缺乏,则皮肤、黏膜损伤不易愈合;③与缺铁性贫血有关。

(2)食物来源:维生素 B_2 广泛存在于奶类、蛋类、肉类、内脏等动物性食物和谷类、蔬菜、水果等植物性食物中。绿叶蔬菜中含量较其他蔬菜高。粮谷类的维生素 B_2 主要分布于谷皮和胚芽中,碾磨加工易丢失。

(3)缺乏与过量:维生素 B_2 的缺乏常见口角炎、阴囊炎、眼部症状视力模糊、畏光、流泪、视力疲劳、角膜充血等。长期缺乏还可导致儿童生长发育迟缓,轻中度缺铁性贫血。一般来说,维生素 B_2 过量中毒很少见。

5. 维生素C　维生素C又称为抗坏血酸。维生素C水溶性大,在酸性环境中相对稳定,遇热、光、碱极易氧化破坏,是最不稳定的一种维生素。

(1)生理功能:①参与体内氧化还原过程;②促进胶原纤维的合成;③促进铁的吸收和储存;④参与胆固醇与酪氨酸、色氨酸的代谢;⑤具有解毒功能。

(2)食物来源:维生素C的主要食物来源是新鲜的蔬菜和水果,如辣椒、苦瓜、豆角、菠菜等蔬菜,酸枣、鲜枣、草莓、柑橘、柠檬等水果。动物内脏中有少量的维生素C。

(3)缺乏与过量:长期维生素C缺乏导致的疾病称为坏血病。临床典型症状为牙龈肿胀出血、皮肤瘀点以及全身广泛出血。此外还可因胶原合成受阻而使伤口愈合不良、免疫功能低下致感染等。维生素C摄入过量会出现腹泻、腹胀,增加尿路结石患病的危险。

(二)矿物质

组成人体的各种元素中,除碳、氢、氧、氮以有机化合物形式存在以外,其他各种元素基本以无机物的形式存在,因此又被称为矿物质。其中,钙、磷、钠、钾、氯、镁、硫7种元素因其含量大于体重的0.01%,且每日膳食需要量均在100mg以上而被称为常量元素或必需常量矿物质。而含量较低的铜、钴、铬、铁、氟、碘、锰、钼、硒、锌、钒、镍、硼、硅等元素则被称为微量元素。

1. 钙　钙是人体内含量最多的无机元素。99%的钙沉积在骨骼和牙齿中,其余1%存在于体液和软组织中。

(1)生理功能:①构成机体的骨骼和牙齿;②维持肌肉和神经的正常活动;③影响酶的活性;④维持细胞膜的稳定性;⑤参与凝血过程。

(2)食物来源:奶和奶制品含钙丰富、吸收率高、是最理想的钙来源,大豆及其制品、坚果类、虾皮、海带、发菜、芝麻酱等含钙量也很高。谷物中的植酸、蔬菜中的草酸、过多的膳食纤维、脂肪及部分药物、过多的蛋白质等均可干扰钙的吸收。

(3)缺乏与过量:我国居民钙摄入普遍偏低,腹泻、肝炎等疾病等可致机体钙大量流失。钙缺乏症主要表现为骨骼的病变,如婴儿的手足抽搐、儿童的佝偻病和成年人的骨质疏松症等,还可能出现血凝异常,甲状腺机能减退等现象。过多的膳食钙摄入可增加肾结石的危险,还可抑制铁的吸收,降低锌的生物利用率,也可致机体镁缺乏。

2. 铁　铁是人体必需微量元素中含量最多的一种,人体含铁3~5g,65%~70%的铁存在于血红蛋白,3%在肌红蛋白,1%为含铁酶类,这些铁称为功能性铁。其余25%~30%为储存铁,以铁蛋白和含铁血黄素形式存在于肝、脾和骨髓中。

(1)生理功能:①参与体内气体的转运和交换;②参与红细胞的生成和成熟;③维持机体的免疫功能,但感染时,过量铁往往促进细菌的生长,对抵御感染不利;④参与肝脏对于药物的解毒过程。

(2)食物来源:铁广泛存在于各种食物中,但分布不均匀,吸收率也相差很大。一般动物性食物铁吸收率较高,是铁的良好来源。如肝脏、全血、畜禽肉类和鱼类;鸡蛋和牛奶中铁的吸收率低,常称为“低铁食品”;植物性食物的铁含铁量较少且吸收率低。因此,摄入过多的膳食纤维会降低或干扰铁的吸收。

(3)缺乏与过量:儿童、经期、孕期、哺乳期妇女对铁的需要量增加会导致铁相对缺乏,某些疾病如萎缩性胃炎、胃酸缺乏或服用过多抗酸药物均可影响体内铁的吸收,而腹泻或钩虫感染则增加机体铁的消耗。服用大剂量治疗铁以后可发生明显的急性铁中毒,表现为呕吐和血性腹泻、凝血不良、休克等。

3. 锌　锌广泛分布在人体各组织和器官中,肝、肾、肌肉、视网膜和前列腺中含量较高。

(1)生理功能:①参与体内酶的组成;②促进机体生长发育和组织再生;③促进食欲;④促进性器官正常发育和维持性机能的正常;⑤促进机体免疫功能。

(2)食物来源:食物中广泛存在锌,但种类间差异较大,吸收利用率也各不相同。贝类食物、红色肉类、内脏等都是锌的极好来源;干果、谷类胚芽和麦麸中也富含锌。一般植物性食物锌含量较低,但燕麦、花生酱、玉米等锌含量较高;果蔬中锌含量极低,食品加工可致锌丢失。

(3)缺乏与过量:长期食用低锌食物或特殊生理条件下会导致机体锌缺乏,如孕期、哺乳期、腹泻、糖尿病等。人体缺锌表现为儿童生长发育停滞,容易出现异食癖、皮肤干燥粗糙、脱发、创伤愈合不良、性成熟延迟或性机能减退、肝脾肿大、贫血等。一般膳食含锌不致中毒。

第二节　合理营养与平衡膳食

合理营养对健康至关重要，人体需要的营养素有40余种，而自然界中除母乳外，任何一种天然食物所含有的营养素都是不齐全的，需要多种食物合理搭配才能满足机体需要（各种食物的成分见附录三）。

一、合理营养

（一）合理营养的概念

合理营养（adequate nutrition）是指全面而均衡的营养。合理营养包括两方面的内容：一方面为满足机体对各种营养素及能量的需要；另一方面为各营养素之间比例要适宜。因为各种不同的营养素在机体代谢过程中均有其独特的功能，一般不能互相代替，因此在数量上要满足机体对各种营养素及能量的需要。同时，各种营养素彼此间有着密切的联系，起着相辅相成的作用，各种营养素之间要有一个适宜的比例。

（二）营养不良

营养失去平衡可产生营养不良。营养不良包括两种表现：一种是“营养缺乏”，包括发育迟缓（相对年龄身高不足）、消瘦（相对身高体重过轻）、体重不足（相对年龄体重过轻）和微量营养素缺乏或不足（缺乏重要的维生素和矿物质）。另一种是超重、肥胖和饮食相关的非传染性疾病。全球有三分之一的人口营养不良，各国都面临着营养不良造成的严峻公共卫生挑战。在非洲和亚洲，每年营养不良造成的经济损失相当于11%的国内生产总值（GDP），而在预防营养不良方面每投入1美元便可带来16美元的投资回报。

二、平衡膳食

平衡膳食（balanced diet）是指提供给机体种类齐全、数量充足、比例合适的能量和各种营养素，并与机体的需要保持平衡，进而达到合理营养、促进健康、预防疾病的膳食。平衡膳食的基本要求如下：

1. 提供类别齐全、数量充足、比例合适的营养素　人类的食物多种多样，各种食物所含的营养成分不完全相同，每种食物都至少可提供一种营养素。除母乳对0~6月龄婴儿外，任何一种天然食物都不能提供人体所需的全部营养素。

2. 保证食物安全　食物应安全、新鲜，所含有毒有害物质和微生物等应符合国家食品卫生标准。

3. 科学的烹调加工　经过加工烹调，应提高食物消化吸收率，尽量减少食物中营养素的损失破坏，同时具有良好的感官性状，以促进食欲。

4. 合理的进餐制度和良好的饮食习惯　根据不同人群的生理条件、劳动强度以及作业环境，对进餐制度给予合理安排。合理的进餐制度有助于促进食欲和消化液定时分泌，使食物能得到充分消化、吸收和利用。

根据我国人民的饮食习惯，将食物分成五大类：①谷类及薯类：谷类包括米、面、杂粮；薯类包括马铃薯、甘薯、木薯等。主要提供碳水化合物、蛋白质、膳食纤维及B族维生素。②动物性食物:包括肉、禽、鱼、蛋、奶及奶制品等。主要提供蛋白质、脂肪、矿物质、维生素 A 和 B 族维生素,其中所提供的蛋白质可与粮谷类食品中的蛋白质互补。③豆类及其制品:包括大豆及其他干豆类。主要提供蛋白质、脂肪、膳食纤维、矿物质和 B 族维生素,其中所含蛋白质为优质蛋白质,含有丰富的磷脂,不含胆固醇,是老少咸宜的食物之一。④蔬菜水果类:包括鲜豆、根茎、叶菜、茄果等。主要提供膳食纤维、矿物质、维生素 C 和胡萝卜素等,对维持体内的酸碱平衡起重要作用。⑤纯热能食物:包括植物油、淀粉、食用糖、酒类等。植物油还提供必需氨基酸和维生素 E。

三、膳食指南与膳食宝塔

(一)膳食指南

膳食指南(dietary guidelines)是根据营养学原则,结合国情制定,教育人民群众采用平衡膳食,以摄取合理营养促进健康的指导性意见。世界上许多国家,均根据自己的国情制定膳食指南,其基本要点是提供食物多样化和平衡膳食,避免摄入过多脂肪、食糖、食盐等,引导居民进行合理的食物消费。

近年来,我国居民健康状况和营养水平得到不断改善,人均预期寿命逐年增长,但居民膳食结构仍存在不合理现象。豆类、奶类消费量依然偏低,脂肪摄入量过多,部分地区营养不良的问题依然存在,超重肥胖问题凸显,与膳食营养相关的慢性病对我国居民健康的威胁日益严重。基于此,国家卫生计生委疾控局制订了《中国居民膳食指南(2016)》,指南由一般人群膳食指南、特定人群膳食指南和中国居民平衡膳食实践三个部分组成。

1. 一般人群膳食指南　一般人群膳食指南适用于 2 岁以上的正常人群,共有 6 条核心推荐:①食物多样,谷类为主;②吃动平衡,健康体重;③多吃蔬果、奶类、大豆;④适量吃鱼、禽、蛋、瘦肉;⑤少盐少油,控糖限酒;⑥杜绝浪费,兴新食尚。指南提出的具体建议包括:每天的膳食应包括谷薯类、蔬菜水果类、畜禽鱼蛋奶类、大豆坚果类等食物。平均每天摄入 12 种以上食物,每周 25 种以上。各年龄段人群都应天天运动、保持健康体重。坚持日常身体活动,每周至少进行 5 天中等强度身体活动,累计 150 分钟以上。蔬菜水果是平衡膳食的重要组成部分,吃各种各样的奶制品,经常吃豆制品,适量吃坚果。鱼、禽、蛋和瘦肉摄入要适量。少吃肥肉、烟熏和腌制肉食品。成人每天食盐不超过 6g,每天烹调油 25~30g,控制添加糖的摄入量,每天摄入不超过 50g。足量饮水,成年人每天 7~8 杯(1500~1700ml),提倡饮用白开水和茶水。

2. 特定人群膳食指南　特定人群包括备孕前妇女、孕期妇女、哺乳期妇女、0~6 个月龄婴儿、7~24 个月龄婴儿、学龄前儿童,特定人群膳食指南是在一般人群膳食指南 6 条核心推荐的基础上进行增补形成的。

(1)备孕妇女膳食指南:①调整孕前体重至适宜水平;②常吃含铁丰富的食物,选用碘盐;③孕前 3 个月开始补充叶酸;④禁烟酒,保持健康生活方式。

(2)孕期妇女膳食指南:①补充叶酸,常吃含铁丰富的食物,选用碘盐;②孕吐严重者,可少量多餐,保证摄入足量富含碳水化合物的食物;③孕中晚期适量增加奶、鱼、禽、蛋、瘦肉的摄入;④适量身体活动,维持孕期适宜增重;⑤禁烟酒,愉快孕育新生命,积极准备母乳喂养。

(3)哺乳期妇女膳食指南:①增加富含优质蛋白质及维生素 A 的动物性食物和海产品,选用碘盐;②产褥期食物多样不过量,重视整个哺乳期营养;③愉悦心情,充分睡眠,促进乳汁分泌;④坚持哺乳,适度运动,逐步恢复适宜体重;⑤忌烟酒,避免浓茶和咖啡。

(4)0~6 个月龄婴儿喂养指南:①产后尽早开奶,坚持新生儿第一口食物是母乳;②坚持 6 月龄内纯母乳喂养;③顺应喂养,建立良好的生活规律;④出生后数日开始补充维生素 D,不需补钙;⑤婴儿配方奶是不能纯母乳喂养时的无奈选择;⑥检测体格指标,保持健康生长。

(5)7~24 个月龄婴儿喂养指南:①继续母乳喂养,满 6 月龄起添加辅食;②从富含铁的泥糊状食物开始,逐步添加达到食物多样;③提倡顺应喂养,鼓励但不强迫进食;④辅食不加调味品,尽量减少糖和盐的摄入;⑤注意饮食卫生和进食安全;⑥定期检测体格指标,追求健康生长。

(6)中国学龄前儿童膳食指南:①规律就餐,自主进食不挑食,培养良好的饮食习惯;②每天饮奶,足量饮水,正确选择零食;③食物应合理烹调,易于消化,少调料、少油炸;④参与食物选择与制作,增进对食物的认知与喜爱。⑤经常户外活动,保障健康生长。

(7)学龄儿童膳食指南:①认识食物,学习烹饪,提高营养科学素养;②三餐合理,规律进餐,培养健康饮食行为;③合理选择零食,足量饮水,不喝含糖饮料;④不偏食节食,不暴饮暴食,保持适宜体重增长;⑤保证每天至少活动 60 分钟,增加户外活动时间。

(8)中国老年人膳食指南:①少量多餐细软,预防营养缺乏;②主动足量饮水,积极户外活动;③延缓肌肉衰减,维持适宜体重;④摄入充足食物,鼓励陪伴进餐。

(9)素食人群膳食指南:①谷类为主,食物多样,适量增加全谷物;②增加大豆及其制品的摄入,经常食用发酵豆制品;③常吃坚果、海藻和菌菇;④蔬菜、水果应充足;⑤合理选择烹调油。

知识链接

其他国家膳食指南

美国的膳食指南:①始终保持健康的饮食模式;②选择食物应该重视食物多样性、营养素密度和食物总量;③限制添加糖、饱和脂肪酸的摄入,减少食盐摄入;④食物选择要向健康转变;⑤鼓励全民参与健康饮食行动。

芬兰的膳食指南:①每天保持能量及营养素的平衡摄入;②多吃富含膳食纤维的碳水化合物类食物;③少吃含糖、脂肪、油等高能量的食物;④限制盐的摄入;⑤如果饮酒,保持中等量。

日本的膳食指南:①食物多样化,每天食物种类目标 30 种;②加强运动,达到能量平衡;③讲究脂肪质和量,少吃动物性脂肪,适当进食植物油和鱼油,保持三种油脂平衡;④少用食盐;⑤愉快进食。

(二)中国居民平衡膳食宝塔

《中国居民平衡膳食宝塔》是根据我国居民膳食指南结合我国居民膳食结构特点设计,并以中国特色的宝塔图形表示,把膳食指南形象化、具体化,直观地告诉居民食物分类的概念及每日各类食物的合理摄入范围，便于人们在日常生活中实行。在具体应用时注意根据个人年龄、性别、劳动性质、季节等情况适当进行调整。中国居民平衡膳食宝塔见图 3-1。

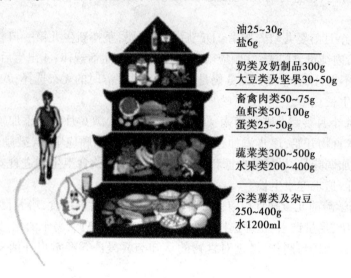

图 3-1 中国居民平衡膳食宝塔（2016）

平衡膳食宝塔应用说明如下：

1. 平衡膳食宝塔的分层　平衡膳食宝塔共分五层，包含我们每天应吃的主要食物种类。具体食物的种类和数量见平衡膳食宝塔。图中所示的摄入量一般指的是食物的生重，每一类食物的重量是该类食物的总重量，如谷类是面粉、大米、玉米粉、小麦、高粱等的总和。

2. 确定个人的食物需要量　宝塔建议的每人每日各类食物的适宜摄入量范围所对应的能量水平范围为 6697~10046kJ（1600~2400kcal），应用时要根据个人的情况适当调整，例如城市成年女性，所需能量为 7535kJ（1800kcal），可大致按接近摄入量范围的下限水平安排饮食；城市成年男性，所需能量为 9209kJ（2200kcal），可大致按接近摄入量范围的上限水平安排饮食。各类食物的摄入量是一个平均值和比例，日常生活无需每天都样样照着“宝塔”推荐量吃，但要经常遵循宝塔各层各类食物的大体比例，使一周的各类食物的摄入量水平的均值达到宝塔的建议量。

3. 同类互换，食谱多样　同类互换就是以粮换粮、以豆换豆、以肉换肉，以便能选用品种丰富的食物，烹出美味佳肴，把营养与膳食有机结合起来。

4. 因地制宜，充分利用当地资源　各地的膳食习惯及物产不尽相同，只有因地制宜充分利用当地资源才能有效地应用平衡膳食宝塔。

5. 养成习惯，长期坚持　膳食对健康的影响是长期的结果，只有自幼养成习惯，并坚持不懈，才能充分体现其对健康的重大促进作用。

6. 力争达到模式要求　平衡膳食宝塔提出的是一个营养上比较理想的膳食模式，可能与大多数人当前的膳食情况有一定距离，应当把它当作是一个奋斗目标，努力争取，逐步达到。

知识链接

地中海膳食模式

营养学家们发现生活在欧洲地中海沿岸的意大利、西班牙、希腊、摩洛哥等国居民心脏病发病率很低，普遍寿命长，且很少患有糖尿病、高胆固醇血症等现代病。经过大量调查分析，谜底逐渐被揭开，发现这与该地区的膳食结构——地中海饮食有关。地中海膳食模式以意大利南部、希腊的大部分地区，尤其是克利特岛的居民膳食结构为基础，并附以规律的体育锻炼。该膳食结构的优点颇多，最引人注目的是饱和脂肪酸的摄入量很低，而单不饱和脂肪酸和膳食纤维的摄入量则很高。诸多研究显示地中海膳食模式可帮助降低患心脏病、预防糖尿病，还可以延年益寿，并保护大脑免受血管损伤，降低发生中风、认知障碍（如阿尔茨海默病）的风险。早在1990年，世界卫生组织（WHO）就开始大力提倡地中海膳食模式。这种特殊的饮食结构强调多吃蔬菜、水果、鱼、海鲜、豆类、坚果类食物，并且烹饪时要用植物油（含不饱和脂肪酸）来代替动物油（含饱和脂肪酸），尤其提倡用橄榄油。

第三节　食品安全与食品污染

一、食品安全与食源性疾病

获取足量的安全和有营养的食物是维持生命和促进健康的关键。含有有害细菌、病毒、寄生虫或化学物质的食品可导致从腹泻到癌症等200多种疾病，因此食品安全是实现可持续发展目标的一个关键，各国政府都将食品安全作为一项公共卫生重点。

（一）食品安全

食品安全的概念　2015年修订的《中华人民共和国食品安全法》对食品安全（food safety）的定义是："指食品无毒、无害，符合应当有的营养要求，对人体健康不造成任何急性、亚急性或慢性危害"。WHO在《加强国家级食品安全性计划指南》中指出，食品安全是："对食品按其原定用途进行制作和食用时不会使消费者健康受到损害的一种担保"。

近几十年来食品安全的内涵有了很大的发展。首先食品安全不仅包括了食品卫生、食品质量、食品营养等相关方面的内容，还包括食品（食物）种植、养殖、加工、包装、贮藏、运输、销售、消费等环节。其次食品安全具有社会属性，不同国家、不同地域以及不同历史时期，食品安全所面临的突出问题和治理要求均有所不同。发达国家食品安全所关注的主要是因科学技术发展所引发的问题，如转基因食品对人类健康的影响，而发展中国家食品安全所侧重的则是市场经济发育不成熟所引发的问题，如假冒伪劣、有毒有害食品的非法生产经营等。第三，食品安全彰显法律效应。许多国家以及有关国际组织从社会系统工程建设的角度出发，逐步以食品安全的综合立法替代卫生、质量、营养等要素立法。值得注意的是随着食品新原料与新工艺的使用、环境变化、新的微生物出现和旅行和贸易的增加，都将带来新的食品安全问题，威胁人类的健康。

（二）食源性疾病

1. 食源性疾病的概念　WHO将食源性疾病（foodborne diseases）定义为"凡是通

过摄食而进入人体的致病因子(病原体)所造成的人体患感染性或中毒性的疾病”。

2. 食源性疾病的特征　食源性疾病的发生发展有3个基本特征:①在食源性疾病发生过程中,食物只是起携带和传播病原物质的媒介作用,其本身并不致病;②导致人体患食源性疾病的病原物质是食物中所含有的各种致病因子;③人体摄入食物中所含的致病因子可引起以中毒或感染两种病理变化为主要发病特点的各类临床综合征。

食品安全问题带来的后果主要是食源性疾病。WHO 指出,食源性疾病的全球发病率难以估计,发达国家每年约有1/3的人发生食源性疾病,而发展中国家更为严重。穷人对疾病的危害更为敏感,如食源性和水源性腹泻在不发达国家仍是发病和死亡的主要原因,每年约有200多万人为之丧生,其中绝大多数为儿童。随着人们对食源性疾病认识的不断加深,有学者将营养不平衡所造成的某些慢性非传染性疾病,如心脑血管疾病、代谢性疾病、肿瘤、食物过敏、暴饮暴食等也归于食源性疾病。

二、食品污染

食品污染(food pollution)是指在各种条件下,致使有毒有害物质进入到食物,造成食品安全性、营养性和(或)感官性状发生改变的过程。食物从种植或养殖、生产、加工、储存、运输、销售到食用前的整个过程,都可能受到外来各种有毒、有害物质的污染。

(一)食品污染的分类

1. 生物性污染　主要包括细菌及其毒素、霉菌与霉菌毒素、寄生虫、昆虫、病毒等污染,其中以微生物污染最为严重。

2. 化学性污染　涉及范围广,情况较复杂。主要包括工业“三废”污染、食品加工过程污染、食品容器、包装材料、运输工具等接触食品时有害物质迁移到食品的污染、滥用食品添加剂或向食品中添加非法添加剂等。

3. 放射性污染　食品可吸附或吸收外来放射性核素,特别是半衰期较长的放射性核素,在食品卫生上更有重要意义。

食品污染的危害食品污染对人体健康的不良影响是多方面的,除可致食源性疾病,急、慢性中毒外,其致癌、致畸、致突变等远期效应更为重要。

(二)几种常见的食品污染物

1. 黄曲霉毒素　黄曲霉毒素是黄曲霉菌和寄生曲霉菌代谢产生的一组化学结构类似的真菌霉素。主要有黄曲霉毒素 B_1、B_2、G_1、G_2、M_1、M_2 等,其中以 B_1 的污染最为常见。黄曲霉毒素耐热性强,一般的烹调加工难以将其清除,加热至280℃时,才能完全破坏黄曲霉毒素。黄曲霉菌产毒菌株在湿热、潮湿、多雨的环境中易繁殖并产生毒素,多见于南方亚热带地区。其主要污染食物为粮油及其制品,其中以花生、玉米及其制品较严重,其次为大米、麦子、高粱、豆类、芝麻等。

黄曲霉毒素有很强的急性毒性以及明显的慢性毒性与致癌性,被世界卫生组织认定为ⅠA级危险物。人类摄入该毒素后可诱导原发性肝癌、胃癌、肺癌等,致癌所需时间最短仅为24周;乙肝病毒携带者接触后,引发肝癌的概率是一般人的60倍。黄曲霉毒素对不同种类动物的毒性有很大的差异,其中以鸭雏等最为敏感,可诱发动物肝癌、肾癌、结肠癌、乳腺癌及卵巢癌等。人的急性中毒症状主要为发热、食欲不振、呕吐,继而出现黄疸、腹水,部分病例有肝肿大及压痛。在发展中国家,大约有45亿人面临黄曲霉毒素的暴露危害。黄曲霉毒素主要预防措施如下:

(1)防霉:防止霉变是预防黄曲霉毒素污染食品的最根本措施。

(2)去毒:通过挑选霉粒、碾轧加工、加碱、加水搓洗或高压等方法去除食物中已染的毒素。

(3)制定标准并加强检测:我国食品中黄曲霉毒素 B_1 允许量标准(GB2761—2017)为:玉米、花生及其制品,不得超过 20μg/kg;大米、其他食用油,不得超过 10μg/kg;其他粮食、豆类、发酵食品,不得超过 5μg/kg;特殊膳食用食品不得超过 0.5μg/kg。

2. N-亚硝基化合物　N-亚硝基化合物,包括亚硝胺和亚硝酰胺两大类。鱼、肉等动物性食品在腌制、烘烤等加工处理过程中,尤其是在油煎、油炸等烹调过程中可产生较多的胺类化合物;腐败变质的鱼、肉类也含有大量的胺类,这些胺类化合物能与亚硝酸盐反应生成亚硝胺;某些乳制品(如干奶酪、奶粉、奶酒等)含有微量的挥发性亚硝胺;蔬菜水果在长期储藏和加工处理过程中会产生微量的亚硝胺;啤酒中大多能检出微量的二甲基亚硝胺。

目前缺乏 N-亚硝基化合物对人类直接致癌的资料,但流行病学调查表明人类的某些癌症(如胃癌、食管癌、肝癌等)的发生可能与长期摄入 N-亚硝基化合物有关。N-亚硝基化合物主要预防措施如下:

(1)防止食物霉变或被其他微生物污染:由于某些细菌或霉菌等微生物可还原硝酸盐为亚硝酸盐,因此防止食物霉变或被细菌污染对降低食物中 N-亚硝基化合物含量至关重要。

(2)控制食品加工中硝酸盐或亚硝酸盐用量:此可减少亚硝基化前体物质的量,在加工工艺可行的情况下,尽可能不用或少用亚硝酸盐。

(3)增加亚硝基化阻断剂的摄入量:维生素 C、大蒜和大蒜素、茶叶和茶多酚、猕猴桃、沙棘果汁等对亚硝基有较强的阻断作用。

(4)制定标准并加强监测:目前我国已制定部分食品的限量标准,通过监测严禁 N-亚硝基化合物含量超标的食品流入市场或被食用。

3. 多环芳烃化合物　多环芳烃化合物(PAH)是一类具有较强致癌作用的食物化学污染物,目前已鉴定出数百种,其中苯并(a)芘的毒性和致癌性最强,对环境和食品的污染较重,因而人们常以苯并(a)芘作为 PAH 的代表。

苯并(a)芘在自然界广泛存在。工业"三废"以及汽车排放的尾气中,含有大量的苯并(a)芘污染环境;食品包装材料和加工设备的污染;食物在加工过程中如烘烤、熏制等可直接受到烟雾中苯并(a)芘的污染。多环芳烃化合物的主要预防措施如下:

(1)防止污染,改进食品加工烹调方法,应当做到:①加强环境治理,减少环境对食品的污染;②烘干粮食、熏制食品时,应改进燃烧过程和改良烟熏剂,不使食品直接接触炭火;③粮食、油料种子不要在沥青路面晾晒,以防沥青污染;④机械化生产食品时,要防止机油污染食品。

(2)去毒:食品一旦被苯并(a)芘污染,应采取去毒措施,例如,油脂类可采用活性炭吸附法,粮谷类可采用碾磨加工办法等。此外日光或紫外线照射也有一定去毒效果。

(3)食品制订中允许有 PAH 含量的标准,并加强食品卫生监测。

4. 食品添加剂　食品添加剂是指为改善食品品质和色、香、味以及防腐和加工工艺的需要而加入食品中的化学合成或者天然物质。食品添加剂按其来源可分为天然和化学合成两大类。按其主要的功能分类,目前我国食品添加剂(GB2760—2014)有

22个类别,2000多个品种。类别代码与名称如下:01酸度调节剂、02抗结剂、03消泡剂、04抗氧化剂、05漂白剂、06膨松剂、07胶姆糖基础剂、08着色剂、09护色剂、10乳化剂、11酶制剂、12增味剂、13面粉处理剂、14被膜剂、15水分保持剂、16防腐剂、17稳定和凝固剂、18甜味剂、19增稠剂、20食用香料、21加工助剂、22其他。

(1)食品添加剂的危害:①食品添加剂本身的问题:食品添加剂多为人工合成物质,具有一定的毒性,少数还可引起变态反应和蓄积毒性甚至有"三致"危害;②滥用食品添加剂给食品造成新的污染:超范围使用食品添加剂、使用未经批准或禁用的添加剂、以掺假、掺杂、伪造为目的的使用添加剂等,均可给食品造成新的污染;③食品添加剂的杂质及联合作用:某些添加剂在生产和储存中可产生有害杂质,且杂质往往超标;有些添加剂可与食物成分反应而生成致癌物。

(2)食品添加剂使用的基本要求:①不应对人体产生任何危害;②不应掩盖食品腐败变质;③不应掩盖食品本身或食品加工过程中的质量缺陷或以掺杂、掺假、伪造为目的而使用食品添加剂;④不应降低食品本身的营养价值;⑤在达到预期的效果下尽量降低在食品中的用量。

第四节　食物中毒

一、食物中毒的分类和特点

食物中毒(food-poisoning)是指食用了被生物性、化学性有毒有害物质污染的食物或食品而出现的非传染性的急性、亚急性食源性疾病,是食源性疾病中最常见的一种。食物中毒不包括因暴饮暴食而导致的急性胃肠炎、食源性肠道传染病和寄生虫病,也不包括因一次大量或长期少量摄入有毒有害物质而引起的以慢性毒性为主要特征的慢性疾病,如致畸、致癌、致突变等。

(一)食物中毒的分类

1. 细菌性食物中毒　因摄入被致病菌或其毒素污染的食物而引起的食物中毒。常见的有沙门氏菌属、副溶血性弧菌、变形杆菌、致病性大肠埃希菌、李斯特菌、志贺菌属、金黄色葡萄球菌、肉毒梭菌等引起的食物中毒。

2. 真菌毒素和霉变食品食物中毒　指摄入了被产毒真菌及其毒素污染的食物而引起的食物中毒。常见的有赤霉病麦、霉变甘薯、霉变甘蔗等引起的食物中毒。

3. 有毒动植物食物中毒　指误食有毒动植物或摄入因加工、烹调不当未除去有毒成分的动植物而引起中毒。常见的有河鲀中毒、鱼类组胺、毒贝、毒蕈、木薯、四季豆、发芽马铃薯等引起的食物中毒。

4. 化学性食物中毒　指误食有毒化学物质或食用被有毒化学物质污染的食物而引起的食物中毒。常见于金属类及其化合物、亚硝酸盐、农药等有害化学化质引起的食物中毒。

(二)食物中毒的特点

1. 潜伏期短,来势急剧,突然暴发,短时间内可能会出现大量患者。

2. 临床表现相似,以恶心、呕吐、腹痛和腹泻等胃肠道症状多见。

3. 易集体发病,但人与人之间无传染性。

4. 发病者均与某种食物有明确的联系，停止食用供应该食物后，流行即停止。

二、食物中毒的调查与处理

（一）食物中毒调查处理前的经常性准备

1. 建立制度，明确职责

（1）明确卫生监督、疾病预防与控制与医疗机构的职责，充分发挥各自职能，建立协调机制，提高食物中毒的调查和处理的应急能力。

（2）开展食物中毒处理的监测和技术培训，加强对食物中毒危险因素的检测，提高抢救效率，降低中毒的损害程度。

（3）做好食物中毒后的组织协调工作。

2. 经费和各类救援物资的保障　要做好食物中毒事故调查与处理所需要的人员、仪器设备、材料以及交通工具的经常性准备工作，以确保应急需要。

（二）落实食物中毒的报告制度

应立即向当地的卫生监督、疾病预防以及相应的有关部门报告。报告的内容主要包括：食物中毒时间、地点、人数、发病经过、临床表现、流行趋势、引起中毒的食品以及已经采取的措施和需要解决的问题。

（三）食物中毒的处理

到达现场首先迅速抢救患者，对可疑食物应禁止继续食用或出售。采集可疑食品、患者排泄物及洗胃水等送检。同时，对中毒事件进行调查，确定为食物中毒时，发生单位应根据《餐饮服务食品安全监督管理办法》，及时向所在地人民政府卫生部门和食品、药品监督部门报告，并组织抢救。具体步骤如下：

1. 了解中毒发生时间及经过情况，中毒大致人数及严重程度，听取对中毒原因的初步反映和意见，查封可疑食物。

2. 查明患者的发病时间及主要临床特征，积极抢救和治疗病人。根据其临床特征及已经明确的中毒原因，分别采取对症及特效治疗，并详细记载病历及处理经过。

3. 初步确定引起中毒的可疑食物，详细询问中毒患者在发病当天与前两天每餐所吃食物品种，询问在同一地点进餐的健康者在该时间内所吃食物品种，筛选出全部患者均吃过而健康者未吃过的食物，即为可疑食物。

4. 对可疑食物的剩余部分及原料，中毒患者的粪便及洗胃水，其他可疑物品均应采样送验。采样是否正确，对检验结果有直接影响，故采样要有代表性。提出检验项目或重点，记录描述现场情况，采样数量应满足各项检验所需要的数量，采样后应避免发生变质和再污染，并迅速送验。细菌检验样品应在低温保存下运送，怀疑有挥发性的样品，应密封包装，防止挥发逸失。

5. 进一步调查可疑中毒食品的来源、运输、贮存、加工、烹调等情况，包括食品和原料的质量、运输工具和包装有无污染食品的可能、贮存条件（如温度、时间等）、加工烹调方法（如加热温度、时间）及加工烹调后有无再污染的可能、食品与原料、生与熟有无交叉污染、剩余食物处理和保存情况，结合检验结果分析，明确中毒食品以及污染环节和原因。

6. 对细菌性食物中毒的剩余食品及患者排泄物进行消毒。引起中毒的残余食品可煮沸 20 分钟后弃之；液体食品可加漂白粉液消毒；患者排泄物可用石灰乳或漂白粉液消毒;饮食器具、炊具、容器等均应彻底消毒;加工食品的厨房内桌面、家具、地面、墙壁均应洗擦消毒。

7. 根据本次食物中毒发生的原因,总结经验教训,制定严格的卫生制度,提出今后预防措施。

8. 调查结束后,应将调查经过及结论填写食物中毒报告表或总结报告,上报当地食品卫生监督机构。

食物中毒发生后,食品卫生监督机构应根据《中华人民共和国食品安全法》进行处理,必要时追究法律责任。

三、细菌性食物中毒

细菌性食物中毒指食人细菌性中毒食品(被致病菌或其毒素污染的食品)引起的食物中毒,是食物中毒中最常见的一类。我国每年发生的细菌性食物中毒事件占食物中毒事件总数的30%~90%,人数占食物中毒总人数的60%~90%。细菌性食物中毒全年皆可发生,但在夏秋季节发生较多,一般病程短,预后良好。

(一)几种常见的细菌性食物中毒

1. 沙门菌属食物中毒

(1)病原:沙门菌是一群寄生于人和动物肠道的革兰阴性杆菌,鼠伤寒沙门菌、猪霍乱沙门菌、肠炎沙门菌等引起的食物中毒最为常见。沙门菌属不耐热,55℃、1小时或60℃、15~30分钟可被杀灭,100℃则立即死亡。

(2)引起中毒的食品:主要为畜肉类,其次为家禽、鱼虾、蛋奶等。中毒原因多为加工和储存食品的用具(容器)生熟不分、交叉感染以及食用时加热不充分、未烧熟煮透所致。

(3)中毒机制:大量沙门菌进入机体后,可在肠道内繁殖,并通过淋巴系统进入血液,引起菌血症。沙门菌也可在肠系膜淋巴结和网状内皮系统中被破坏而释放出内毒素,大量沙门菌及其毒素作用于胃肠道,可使胃肠道黏膜发炎、充血、水肿和出血,并引起全身发热。

(4)临床表现:潜伏期一般为12~24小时,短者6~8小时,长者48~72小时。主要症状为恶心、呕吐、腹痛、腹泻,排黄绿色水样便,有时伴黏液和脓血,可有里急后重。多数病人体温可达38~40℃,重症病人出现寒战、惊厥、抽搐和昏迷等。病程为3~5天,一般预后良好。

2. 副溶血性弧菌食物中毒

一起因食用腌渍生海鲜引起的食物中毒

(1)病原:副溶血性弧菌是一种嗜盐菌,在37℃、pH 7.5~8.5、含盐3%~4%的食物和培养基中生长最好,在含盐10%以下的咸菜中可存活30天,在干盐粒上也能存活数天,在冰箱中能存活75天以上。该菌不耐高温,80℃、1分钟,56℃、5分钟即可杀灭。对酸敏感,在2%醋酸中或50%的食醋中即可杀死。

(2)引起中毒的食品:主要为海产品,如鱼、虾、蟹、贝类等(带菌率可达45%~90%),尤其是夏秋季节生食或盐腌海产品危险性更大,其次为被该菌污染的肉类及咸菜。

(3)中毒机制:细菌在胃肠道繁殖,侵入肠上皮细胞,引起细胞及黏膜下组织病变,还可产生肠毒素及耐热性溶血素。该菌培养液中还可分离出一种非耐热因子,可致水样腹泻。

(4)临床表现:潜伏期2~40小时,多为14~20小时。发病初期有恶心、呕吐、上腹部阵发性绞痛,继而出现频繁腹泻,每天5~6次,大便呈洗肉水样,后可转为脓血、黏液样便,里急后重不明显。重症病人可出现发冷、发热、脱水、血压下降、循环障碍等。

3. 致病性大肠埃希菌食物中毒

(1)病原:大肠埃希菌为肠道正常细菌,一般不致病,但其中有少数菌株(常见的有O_{26}、O_{55}、O_{86}、O_{111}等型的大肠埃希菌)具有致病性,污染食物后能引起食物中毒。此菌在室温下能生存数周,土壤或水中能生存数月,加温60℃、15~20分钟可杀灭大多数菌株。

(2)引起中毒的食品:各类食品均可受到该菌污染,由于食品加热不彻底或生熟交叉污染,而引起食物中毒。

(3)中毒机制该菌:随食物进入机体后,侵入肠黏膜上皮细胞并大量繁殖,产生肠毒素,致回肠及结肠有明显的炎症病变,引起急性菌痢样症状,或米泔样腹泻。

(4)临床表现:潜伏期4~48小时,呈急性菌痢样症状,特点为腹痛、腹泻、里急后重、体温升高。因肠毒素引起中毒者以急性肠胃炎症状为主,腹泻每日达5~10次,粪便呈米泔水样,并有剧烈腹痛和呕吐。病程7~10天,预后良好。

4. 葡萄球菌肠毒素中毒

(1)病原:葡萄球菌为革兰阳性菌,其中金黄色葡萄球菌致病力最强,约有50%可产生肠毒素。该菌在31~37℃、pH 6~7、水分较多、基质中蛋白质和淀粉较丰富时繁殖极快,并产生大量肠毒素。肠毒素耐热性强,煮沸30分钟不破坏,甚至2小时仍能保持其毒性。

(2)引起中毒的食品:主要为肉制品、剩米饭、糯米糕、熏鱼、奶及奶制品等。

(3)中毒机制:肠毒素作用于迷走神经的内脏分支而致反射性呕吐;作用于肠道使水分的分泌和吸收失去平衡而致腹泻。肠壁产生炎症变化可见斑点状黏膜充血、水肿、糜烂,并可致伪膜性小肠结肠炎。

(4)临床表现:潜伏期短,为1~6小时,多为2~4小时。主要症状为恶心、剧烈反复呕吐、上腹部疼痛及水样腹泻,体温一般正常或稍高。病程1~2天。儿童对肠毒素更敏感,故发病率高,病情重。

知识链接

一起因食用自制茄子酱致肉毒毒素中毒的报告

患者,男性,47岁,主因"晨起突发双睑下垂、视物不清,四肢乏力明显"入院。病情进展迅速,次日累及呼吸肌,行气管插管辅助呼吸。主管医师按照重症肌无力治疗,未见明显效果。详细追问病史,患者曾食用自制茄子酱,考虑肉毒毒素中毒可能。联系专科医院,紧急送检患者血液标本及患者所食茄子酱标本。经检测,剩余茄子酱标本及男性患者血液标本的肉毒毒素检测结果阳性,诊断明确后,给予患者A型肉毒毒素抗毒素治疗,痊愈。传播肉毒毒素的食物主要包括罐头、香肠、发酵的豆制品及酱料,它们均是在厌氧条件下生产和贮存的,如本文所述患者食用了自制的茄子酱中毒,其茄子酱的制作工艺有肉类参与,而后密封发酵,此过程给肉毒毒素的产生创造了厌氧条件。

5. 肉毒毒素中毒

（1）病原：肉毒梭状芽孢杆菌为厌氧性革兰阳性杆菌，有芽孢，对热的抵抗力很强，于热 180℃、5～15 分钟或湿热 100℃、6 小时才能灭活。该菌广泛分布于土壤、淤泥、尘土、鱼贝类和动物粪便中。

（2）引起中毒的食品：以家庭自制的发酵食品最多，其次为罐头食品、腊肉：熟肉等，酱菜、蜂蜜、鱼制品、马铃薯等也有引起中毒的报道。

（3）中毒机制：肉毒毒素经消化道进入血液后，主要作用于中枢神经的颅神经核、神经肌肉接头处以及自主神经末梢，阻抑神经末梢释放乙酰胆碱，引起肌肉麻痹和神经功能不全。

（4）临床表现：潜伏期 6 小时至半个月，一般为 1～5 天，典型症状为视力模糊、眼睑下垂、复视、眼球震颤、逐渐咽喉肌麻痹、呼吸肌麻痹，常因此而死亡。患者一般意识清楚、体温不高，抗毒血清治疗对血液中游离外毒素有效，经积极的综合措施抢救，4～10 天可逐渐恢复，一般无后遗症。

（二）细菌性食物中毒的处理原则和预防

1. 诊断原则

（1）发病特点：中毒者发病急，短时间内同时发病，有季节性和地区性，发病范围局限于食用某种致病食物的人群。

（2）临床特征：符合该食物中毒的临床特征。

（3）食品检查：找到引起中毒的食品，并查明引起中毒的具体原因。

（4）细菌学及血清学检查：对可疑食物、患者呕吐物及粪便进行细菌学培养，分离鉴定菌型，做血清凝集试验，获得实验证据。

（5）动物试验：如疑为葡萄球菌肠毒素中毒时，可取细菌培养液或肠毒素提取液喂猫（或灌胃），观察有无胃肠道症状，特别是呕吐反应等。

2. 处理原则

（1）迅速排除毒物对潜伏期短的中毒者可催吐、洗胃和灌肠导泻以促使毒物排出。对肉毒毒素中毒的早期病例，用清水或 1∶4000 的高锰酸钾溶液洗胃。

（2）对症治疗治疗腹痛、腹泻，纠正酸中毒及补液，抢救循环衰竭及呼吸衰竭。

（3）特殊治疗细菌性食物中毒可用抗生素治疗，但葡萄球菌肠毒素中毒一般不需用抗菌药物，应以保暖、饮食调节为主。肉毒毒素中毒患者应尽早使用多价（A、B 与 E 型）。或单价抗毒血清，注射前要做过敏试验，并可用盐酸胍以促使神经末梢释放乙酰胆碱。

3. 预防措施

（1）防止食品污染：对污染源进行严格管理，做好牲畜宰杀前后的卫生检疫，防止病死畜肉混入市场出售。对海鲜食品应加强管理，防止污染其他食品。严防食品在加工、储存、运输、销售过程中被病原体污染。食品容器、砧板、刀具等生熟食严格分开使用，做好消毒工作，防止交叉污染。生产场所、厨房、食堂要有防蝇、防鼠设备。严格执行饮食行业和炊事人员的个人卫生制度，化脓性疾患和上呼吸道感染的病人，在治愈前不应接触食品。

（2）控制病原体繁殖及毒素形成：食品应低温保存或放于阴凉通风处，以防止病原体繁殖和形成外毒素。食品中加盐量达到 10%，则可控制细菌繁殖及产生毒素。

(3)彻底加热，杀灭病原体及破坏毒素：加热是防止食物中毒的重要措施。如为彻底杀灭肉中可能存在的病原体，肉块不宜太大，并应使肉块深部温度达 80℃，并持续 12 分钟。蛋类要煮沸 8~10 分钟。发酵食品用的原料应先经高温灭菌，食用前还应加热。对可能形成葡萄球菌肠毒素的食品，应在 100℃ 持续加热 2 小时以上方可食用。

(4)严格执行卫生法规及管理条例：食品企业、饮食行业、集体食堂均应严格遵守《中华人民共和国食品安全法》及《餐饮服务食品安全监督管理办法》。

四、非细菌性食品中毒

(一)河鲀中毒

河鲀主要产于沿海及长江下游地区，是一种味道鲜美但含有剧毒的鱼类。

1. 毒性　有毒物质是河鲀毒素，为一种毒性极强的神经毒。河鲀的卵巢和肝脏有剧毒，肾、血液、眼睛、鳃和皮肤等次之。河鲀毒素对热稳定，需 220℃ 以上方可分解，盐腌或日晒均不能破坏。

2. 中毒机制　河鲀毒素可阻断神经肌肉间的传导，使随意肌进行性麻痹，对骨骼肌纤维和感觉神经有阻断作用，对心血管系统，可导致外周血管扩张及动脉压急剧降低。毒素还可出现中枢神经系统兴奋性障碍，对呼吸中枢有特殊的抑制作用。

3. 临床表现　潜伏期为 0.5~3 小时，早期出现手指、口唇和舌刺痛感，以及恶心、呕吐、腹痛、腹泻等胃肠道症状，然后出现以麻痹为特征的症状如口唇、手指、四肢麻木，严重者全身麻痹瘫痪、语言障碍、呼吸困难、血压下降、昏迷，最后呼吸衰竭而死亡。

4. 防治措施　目前对此尚无特效解毒剂，对患者的处理主要是尽快催吐、洗胃和导泻，使毒物及早排出，并予以对症治疗。

知识链接

一起毒蕈类中毒的报告

湖南省某自然村共有 167 户，706 人，常住人口 546 人，大部分村民有采食野生蘑菇的习俗。2007 年 9 月 6~13 日，该地出现阴雨燥热天气，周边山岭各类野生蘑菇生长较多，该村村民陆续上山采摘各种野生蘑菇，经烹饪后食用。9 月 13~14 日，该村 4 名村民食用采摘的野生蘑菇后，无明显症状，先后突然死亡。经调查，至 9 月 14 日，全村共有 400 余人食用过野生蘑菇，除 4 名死者外，有 28 名村民被列为中毒患者收治入院。经调查，确定为一起村民误食以假褐云斑伞(鹅膏菌属)为主的野生毒蘑菇引起的中毒事件。

(二)毒蕈中毒

蕈类又称蘑菇，属大型真菌类，种类繁多。我国已知食用蕈有 300 多种，毒蕈有 80 余种。常因误食而中毒，多散在发生于高温多雨季节。

1. 毒素及中毒特征　毒蕈毒素成分复杂，一种毒蕈可含多种毒素，有时多种毒蕈含同一种毒素。中毒程度与毒蕈种类、进食量、加工方法及个体差异有关。根据毒素成分及中毒症状，可分为下列四种类型：

(1)胃肠炎型毒素：可能为类树脂物质、胍啶或毒蕈酸等。潜伏期为 10 分钟至 6

小时。主要症状为剧烈恶心、呕吐、腹痛、腹泻等。病程短,预后良好。

(2)神经精神型毒素:为毒蝇碱、蟾蜍素、幻觉原等。潜伏期为6~12小时。中毒特征为胃肠炎症状和神经兴奋、精神错乱、精神抑制,亦可引起多汗、流涎、脉缓、瞳孔缩小等。病程短,1~2天可恢复,无后遗症。

(3)溶血型毒素:为鹿花蕈素、毒伞十肽。潜伏期为6~12小时。除胃肠炎症状外,可有贫血、黄疸、血尿、肝脾肿大等。严重者可致死亡。病程2~6天,死亡率不高。

(4)肝肾损伤型毒素:为毒伞肽、毒肽类。潜伏期为6小时至数天,随后出现胃肠炎症状,称为胃肠炎期;以后转为假愈期,无明显临床症状,仅有乏力、食欲减退等。轻度中毒者由此进入恢复期;重度中毒者则进入肝肾损伤期,出现黄疸、肝功能异常、肝萎缩、肝性脑病,肾肿大、坏死等。此期症状严重、病死率高。经积极治疗,患者于2~3周后可进入恢复期。

2. 防治措施　毒蕈中毒后立即催吐、洗胃、导泻,以尽快排出毒素,根据中毒症状,合理使用药物对症处理,如肝肾损伤型可选用巯基丁二酸钠或二巯基丙磺酸钠,溶血型可给予肾上腺皮质激素及输血等。

(三)砷化物中毒

砷的化合物种类很多,常见的砷化物为三氧化二砷(俗称砒霜),为白色、无臭、无味粉末。砷化物中毒的类型有急、慢性之分,这里讲的主要是因误食而引起的急性中毒。

1. 中毒机制　砷是巯基酶的毒物,与酶的巯基有很强的亲和力,特别是易与丙酮酸氧化酶的巯基结合,使酶失去活性而影响细胞正常代谢,导致神经细胞、血管舒缩中枢和毛细血管等产生病变。砷对胃肠道有强烈的腐蚀作用,对肝、肾等实质性器官亦有损害。

2. 临床表现　急性中毒的潜伏期为数分钟至数小时。患者口腔、咽喉及上腹部呈烧灼感,口中有金属味、恶心、呕吐、剧烈腹痛、呈米泔样便或血便,严重者易引起兴奋、谵妄、昏迷、惊厥,可因呼吸、循环衰竭而死亡。

3. 防治措施　用催吐、洗胃、导泻等方法排除毒物,洗胃后服用氢氧化铁,即将20%硫酸亚铁与20%氧化镁临用前等量混合,每5分钟给一匙,直到呕吐停止,再导泻;给予特效解毒剂,如二巯基丙醇或二巯基丙磺酸钠等;合理使用和保管含砷农药;严禁将砷化物放入食堂或食品一起存放,以防误食。

第五节　中医饮食与健康

中医认为正常饮食是构成人体形质,以及维持人体生命活力的气、血、精、津等生命必须物质的本源,又把饮食失宜视为导致疾病的重要病因。《周礼》一书记载先秦时期已设置“食医”的官职,专门负责饮食保健防病。中医饮食保健以人为本,以脾胃为饮食保健之本,注重饮食保健的个体针对性,强调无病强身、既病首重食疗,具有独特的东方色彩和民族风格,是我国优秀传统文化的重要组成部分,也是具有中国特色的营养学科。

一、中医饮食原则

中医学对饮食与疾病的关系有深刻的认识,饮食失宜,则可导致疾病。由于饮食物的万味属性不同,其进入人体后,对人体的脏腑经络就有选择性,因而饮食五味在充养脏腑之气时，就有一个分配的规律性，如酸味入肝，苦味入心，甘味入脾，辛味入肺，咸味入肾。若五味和调，则各脏腑功能正常。

1. 根据体质施食　由于体质不同，脏腑气血强弱有异，易患疾病种类也不同。根据体质施食，利用食物性味归经的不同，扶弱抑强，平衡阴阳，就可以达到防治疾病的目的。如阴虚体质之人，消瘦而多火，食宜清补，少进辛辣；而肥胖之人，应节制饮食，少进肥甘，增加运动等。

2. 根据疾病施食　疾病不同，对饮食禁忌的要求就不同。对于一些有慢性疾病的人，饮食得当，可以减轻疾病；饮食失宜，就会加重疾病。如"脾为生痰之源，肺为贮痰之器"，所以咳喘有痰之人，宜饮食清淡，易于消化，防止痰湿内生，加重疾病。

3. 根据季节施食　中医认为：人与自然是一个有机的整体，季节不同，脏腑阴阳强弱有不同的变化。所以，饮食就应该顺应自然气候变化的规律，以维持阴阳平衡。如春季气候变暖，万物复苏，食宜甘温，以助生发之气；夏季气候炎热潮湿，脾胃功能相对较弱，饮食宜清凉甘润，以解暑生津；秋季干燥，食宜甘润，应多食水果等，以养阴润燥；冬季寒冷，食必温热，适量饮酒等，以驱寒保暖。

4. 根据年龄施食　年龄不同，体质不同，脏腑阴阳气血不同，对饮食要求就不完全相同，如孩童生机旺盛，应适当增加饮食的数量和品种，保证足够的营养和热量。但是，由于小儿脏腑娇嫩，脾弱肝强，易寒易热，易虚易实，又要防止积食。更年期前后开始，脾肾渐亏，肝阳偏旺，饮食宜清淡平和，忌辛辣助火。老人饮食更应平和，易于消化，适当进补，防止不节、不洁、偏食等。

5. 根据性别施食　男女体质不同，生理功能有别，饮食应该有所区别。尤其是妇女经、胎、产期间，饮食尤为重要，如月经期间，慎食生冷；孕产期间，适当增加饮食供给，保证母子需要等。

6. 根据地域施食　我国幅员辽阔，地域不同，有着不同的水土、气候、物产、文化、宗教、习俗、饮食习惯等。地域性饮食习惯，很多是各民族的人民群众，在长期同自然的适应过程中形成的，有其合理性，如西北地区气候寒冷，肉、奶、酒等饮食较多，保证了相对充足的热量；东南地区炎热潮湿，水果、饮料、汤粥等饮食较多，甘淡清补为主。值得一提的是，许多地方病通过改善饮食结构和成分，是完全可以预防的。

7. 根据职业施食　由于职业不同，劳动量不同，对热量的要求就不同，所以饮食应该有所不同，如体力劳动者，根据劳动强度的大小，应适当地增加饮食量；而活动少的人，应适当地控制饮食量，减少热量的供给，防止肥胖。对一些特殊的职业，也可采取一些特殊的饮食供给。

二、饮食配伍

各种食物都有其各自的性能，它们在配合食用时，会产生各种变化。食物与食物之间的配伍关系主要有相须、相使、相畏（相杀）、相恶、相反等。

1. 相须　是指性能作用相类似的两种食物配合应用，可以起到协同作用，增强其效用，如人参与母鸡配伍食用，能明显地增强其补益强壮的作用。

2. 相使　是指两种食物配合使用，而以一种食物为主，另一种食物为辅，以提高主要食物的保健作用。配伍的两种食物之间的性能可以不同，如姜糖饮，温中和胃的红糖，增强了生姜温中散寒的功效。

3. 相畏（相杀）　是指两种食物配伍使用时，一种食物能减轻或消除另一种食物的副作用，如食用螃蟹常配用生姜，主要是以生姜减轻螃蟹的寒性，并解蟹毒。

4. 相恶　是指两种食物配伍使用时，一种食物能降低另一种食物的作用，甚至相生抵消，如人参恶萝卜，因萝卜耗气，会降低人参补气的作用。

5. 相反　是指两种食物配伍使用时，能产生副作用或毒性反应，属配伍禁忌，如虾不可与富含维生素 C 的食物同食，易中毒；豆腐与蜂蜜同食易腹泻。

三、饮食禁忌

1. 配伍禁忌　配伍禁忌是指两种食物在配伍使用时，可降低食物的养生或食疗效果，甚至对人体产生有害的影响，也即俗称的食物相克。食物的配伍禁忌主要有相恶和相反两种情况。

有关食物配伍禁忌的内容在历代有关文献中有较多的论述。如猪肉反乌梅、桔梗（《本草纲目》）；狗肉恶葱（《本草备要》）；羊肉忌南瓜（《随息居饮食谱》）；鳖肉忌苋菜、鸡蛋（《本草备要》）；螃蟹忌柿、荆芥（《本草纲目》）；葱忌蜂蜜（《备急千金要方·食治》）；人参恶黑豆（《药对》）、忌山楂（《得配本草》）、忌萝卜、忌茶。以上配伍禁忌在膳食配方时应避免或禁止使用。

2. 发物禁忌　所谓发物，是指特别容易诱发某些疾病，尤其是旧病宿疾或加重已发疾病的食物。发物禁忌在饮食养生和饮食治疗中都具有重要意义。在通常情况下，发物也是食物，适量食用对大多数人不会产生副作用或引起不适，只是对具有特殊体质以及与其相关的某些疾病才会诱使发病。发物的范围很广，在我们的日常生活中，属于发物类的食物按其来源可分为以下几类：

（1）海腥类：主要有带鱼、黄鱼、鲳鱼、蚌肉、虾、螃蟹等水产品。这类食品大多咸寒而腥，对于体质过敏者，易诱导过敏性疾病发作，如哮喘、荨麻疹等。同时，也易催发疮疡肿毒等皮肤疾病。

（2）食用菌类：主要有蘑菇、香菇等。这类食物多为高蛋白食品，过食易致动风升阳，触发肝阳头痛、肝风眩晕等宿疾。此外，有皮肤宿疾者，食之也多易复发。

（3）蔬菜类：主要有竹笋、芥菜、南瓜、菠菜等，这类食物易诱发皮肤疮疡肿毒。

（4）禽畜类：主要有公鸡、鸡头、猪头肉、鹅肉、鸡翅、鸡爪等，这类食物主动而性升浮，食之易动风升阳，触发肝阳头痛、肝风眩晕等宿疾。

（5）果品类：主要有桃子、杏等。前人曾指出，桃多食生热，发痈、疮、疟、痢；杏多食生痈疖、伤筋骨。

此外，属于发物类的还有獐肉、腐乳、酒及葱、椒、蒜等。现代临床研究证实，忌食发物在外科手术后减少创口感染和促进创口愈合方面具有重要意义。

发物能诱发或加重某些疾病，但另一方面，由于发物具有的催发或透发作用，食疗上还用于治疗某些疾病，如麻疹初期，疹透不畅，食用蘑菇、竹笋等发物，可起到助其透发，缩短病程的作用；又如多食海腥发物以催发牛痘等，都是利用了发物具有的透发作用。

（张金沙）

复习思考题

1. 平衡膳食的基本要求是什么？
2. 简述食物中毒的调查的方法。
3. 把近年来发生的食品安全事件列5种以上，如何避免这类事件的发生？

扫一扫
测一测

PPT 课件

扫一扫
知重点

健康社会
决定因素

第四章

社会心理行为因素与健康

学习要点

社会因素的概念；社会因素与健康；心理因素与健康；行为因素与健康。

第一节　社会因素与健康

一、基本概念

WHO 对健康的社会决定因素(social factor)定义是指除了那些直接导致疾病的因素外，还包括那些由人们居住和工作环境中的社会分层的基本结构和社会条件产生的影响健康的因素，它们是导致疾病的“原因的原因”，是全球大部分疾病和健康问题的根源。美国疾病预防控制中心指出健康社会决定因素包括社会经济地位、交通、住房、可得到服务、不同社会群组(如种族、性别或阶层)歧视和社会或环境压力。因此，研究健康的社会决定因素是采取针对影响健康的原因以及采取相应社会政策的基础。

二、社会因素对健康影响的特点

社会因素本身的广泛性和复杂性，决定了它对健康影响具有因果联系的多元性特点(图 4-1)，主要体现在以下四个方面：

1. 作用的非特异性　疾病作为一种社会现象是由多种因素综合决定的，很难用某一特定的社会因素完全解释其病因。同时由于遗传及后天发育的差异，每个人对同类型、同强度刺激的耐受性也不同。因此，社会因素对健康的影响具有明显的重叠性和非特异性。

2. 持久性与累积性　社会因素广泛存在于人们的现实生活中，对人类产生的作用是持久性的。同时，是以一定的时间顺序影响健康，形成反应的累加、功能损害的累加和健康效应的累加作用。

3. 交互性　社会因素对人类健康的作用通常是以交互作用的方式产生效应，主要是由于其因果关系的多元性决定的。教育、经济、生育和营养可以分别直接影响人群健康，也可以作为其他社会因素的中介，或以其他社会因素为中介作用于健康。

4. 双向性　社会因素对人群健康发挥着双重作用：既可能起积极的促进作用，也可能起消极的阻碍作用；而人群健康水平的高低也在对社会经济、文化发展起着双重作用：人群健康水平提高推动社会文明程度的发展，而人群健康水平低下则导致社会文明程度的滑坡。

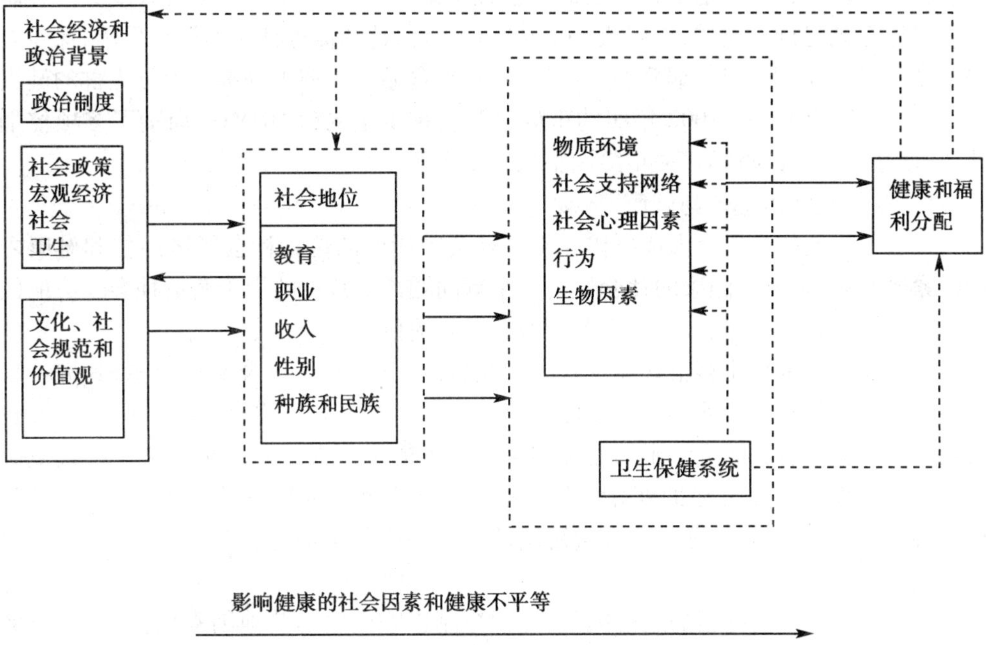

图 4-1　影响健康的社会因素和健康不平等

知识链接

关注健康不公平

健康不公平已经成为影响全球健康的核心问题，国际社会把健康公平和健康社会决定因素作为一个直接而重要的政策关注点，许多国家采取行动并形成了一些共性经验。

英国：成立跨部门的专门委员会，发展多部门合作，关注健康公平。

巴西：把健康公平写入宪法。

CSDH 合作伙伴国家：成立健康社会决定因素专家委员会。

泰国：通过社会政策关注起点公平。

瑞典、澳大利亚：建立性别平等的广泛社会共识。

印度：在城市发展和城市建设中强调以健康为中心。

三、社会因素对健康的影响

（一）社会制度与健康

社会制度是指在一定历史条件下所形成的社会关系和社会活动的规范体系，是社会经济、政治、法律、文化制度的总和。社会制度主要通过分配制度、卫生政策、行为规范来影响健康。分配制度决定了社会财富分配的合理性。威尔金森（Wilkinson）关于期望寿命与社会分配制度之间关系的研究发现,分配制度平等程度高、贫富差距小的国家期望寿命最高。目前各国贫富差别悬殊,卫生资源分配不合理已是全球普遍存在的问题,2008年世界卫生组织发表《健康问题的社会决定因素报告:用一代人时间弥合差距》,旨在提高全体人民的健康水平,消除不公平现象。此外,各国制定的各种方针、政策、法律、法令,决定了各阶层的社会经济地位和卫生服务资源的分配。社会制度还可通过规定行为模式,提倡或禁止某些行为,保持和促进社会的协调发展,保障人民健康,如禁止吸毒、控制烟草的生产销售、规范食品生产加工等都对促进人群的健康水平有巨大的作用,如2002年纽约市健康和精神卫生局(DOHMH)启动了多项控烟法律,使纽约市居民吸烟相关年龄调整死亡率下降17%。

(二)社会经济地位与健康

社会经济地位是指个人或群体在阶级社会中所处的位置社会经济地位和健康之间的紧密联系,带来了健康的社会经济不平等问题。最常见的用于衡量社会经济地位的指标是受教育程度、收入水平以及职业等级和地位。

最高受教育水平能够很好地反映个人获得的技能、知识以及文化资源,其进一步还很可能带来更好的生活和工作条件以及健康的生活方式。更高的收入则使得人们接触和消费那些能够促进健康的资源和服务的可能性更大。职业阶层是一个人生命过程当中积累优势和劣势的变量,被认为是反映社会经济地位的最为关键性指标。WHO认为居民的健康状况随着社会阶层从顶部到底部由最好变为最差,呈现出一种梯度变化趋势。

经济是决定影响健康的近端因素,即使控制影响健康的其他因素保持不变,几乎在所有疾病以及个体的各个生命阶段,该因素与健康之间的相关关系仍然存在。人口学家萨缪尔·普勒斯顿通过对全世界各个国家研究发现,经济收入和人均预期寿命之间存在着强相关关系,这一发现被称为经典的“普勒斯顿曲线”。世界银行的相关数据也显示人均GDP差异对国家间预期寿命差异高低的影响率超过70%。

(三)文化因素与健康

1. 宗教与健康　各个民族都有自己独特的宗教信仰,并以其特有的方式对人们的知与行产生广泛而深远的影响。有学者对撒哈拉以南的非洲妇女的健康保健问题进行研究,发现信仰基督教的加纳妇女更多地使用当地提供的预防保健设施,从而拥有更好的健康水平。在预防艾滋病方面,信仰宗教的妇女艾滋病的患病率比一般妇女要低许多。行为模式假说认为宗教并不直接影响我们的健康,而是宗教提倡的规律的生活习惯和健康的行为模式影响了我们的健康,如佛教的不杀生、不奸淫、不饮酒等戒条,旨在教化教徒弃恶从善、修身养性。许多教规对人们的健康是有益的,但是教徒的盲目信仰也会带来灾难性的影响,如1977年美国圣殿教914名教徒在教主吉米琼斯的带领下集体自杀。我国学者也开始研究儒家思想、道家思想、佛家思想等对健康的影响。

2. 风俗习惯与健康　风俗习惯是社会长期以来逐渐形成的社会风尚、礼节等。良好的风俗有利于促进健康,比如回民不食猪肉对于预防某些食物引起的疾病起到积极作用;犹太教为新生儿洗礼时,对男婴要行包皮环切术,因此犹太人中阴茎癌几乎绝迹,妇女宫颈癌的发生率也极低。但是有些习俗可对健康产生有害的影响,如在赤道新几内亚东部高原地带的Fore土著居民有分食死者尸体及脑髓的葬俗,造成该区居民中 kuru 病发病率升高；在我国广西、湖南等部分地区有嚼槟榔的习惯，使该地区人群舌癌患病率高；缅甸克扬族以长颈为美，在颈上戴上铜环，结果造成颈部肌肉萎缩、锁骨和胸骨下压，影响呼吸。

（四）家庭与健康

家庭为家庭成员提供的经济、照料、心理和情感支持，是家庭成员健康的重要保障。因此，家庭的居住环境、收入水平、婚姻状况、家庭关系、家庭功能等方面的因素都会影响家庭成员的心理和生理健康状况。家庭主要通过遗传、父母行为、家庭生活周期来影响健康。

胎儿在母亲怀孕期间就已受到家庭的影响，研究表明，怀孕期间严重焦虑的母亲所生的婴儿有神经活动不稳定的倾向；由先天性因素（如宫内感染、孕期用药或射线照射）所致的婴儿残疾，将会给儿童的身心健康造成直接的影响。家庭异常与儿童躯体、行为方面的疾病有着密切的联系，如长期缺乏父母照顾与自杀、抑郁和社会病态人格有关。同时，家庭成员的防病意识、就医和遵医行为、生活和卫生习惯直接影响疾病在家庭中的发生、发展及传播。

家庭生活周期是指家庭遵循社会与自然的规律所经历的产生、发展与消亡的过程，不同时期有不同的保健重点（表 4-1）。

表 4-1　家庭生活周期中重要家庭问题及保健重点表

阶段	平均长度	定义	家庭问题	保健重点
新婚期	2 年左右	男女结合、适应新的生活方式，学习共同生活	1. 性生活协调 2. 生育计划 3. 沟通问题 4. 适应新亲戚关系	1. 婚前健康检查 2. 计划生育 3. 性生活指导
成员增加期	7 年	孩子出生，家庭人口增多，孩子尚在幼年	1. 父母角色的适应 2. 经济问题 3. 生活节奏 4. 照顾幼儿的压力 5. 母亲产后的恢复	1. 新生儿筛查 2. 计划免疫 3. 婴幼儿营养与发育 4. 基本习惯的养成
成员扩散期	18 年	孩子介于 6～24 岁，孩子入学，家庭要适应孩子渐渐独立的过程	1. 儿童的身心发展 2. 上学问题 3. 性教育问题 4. 青春期卫生 5. 注意与子女的沟通问题	1. 安全防护（防范意外事故） 2. 健康生活方法指导 3. 青春期教育
空巢期	15 年	孩子成家立业，家长学会独处	1. 给孩子精神和实际的支持 2. 使“家”仍是孩子的后盾 3. 重新适应婚姻关系 4. 照顾高龄父母	1. 防治药物成瘾 2. 婚前性行为指导 3. 意外事故防范 4. 家长定期体检 5. 不健康生活方式的改变

续表

阶段	平均长度	定义	家庭问题	保健重点
退休死亡期	10~15 年	家长退休,因丧偶而人员减少,又称收缩期	1. 适应退休的角色和生活 2. 健康状况衰退 3. 收入减少,可能有经济问题 4. 适应丧偶的悲伤	1. 慢性病防治 2. 孤独心理照顾 3. 老人赡养 4. 临终关怀

知识链接

医疗卫生保障制度分类

世界各国的主要医疗保障制度有四种类型:

国民卫生服务体系,代表国家是英国;

社会医疗保险制度,代表国家是德国;

商业健康保险,代表国家是美国;

个人储蓄型医疗保险,代表国家是新加坡。

（五）医疗保障制度与健康

医疗保障是为使国民保持身心健康,由国家介入给予保障的制度。许多国家根据本国政治、经济、文化和民俗等因素,建立了各具特色的医疗保障制度。

医疗保障制度之前,面对同样的疾病风险,高收入阶层与低收入阶层的应对能力是不同的。医疗保障制度出现之后,高收入阶层的医疗服务需求变化不大,但低收入阶层的有效需求会增加,因为这项制度使他们应对疾病风险的能力增强,因而可以去接受部分原先无力接受的医药服务。因此,从全社会看,医疗保障制度可以增加医药服务的有效需求,提高医药服务水平,进而促进健康。

我国的基本医疗保障体系由城镇职工基本医疗保险、城镇居民基本医疗保险和新型农村合作医疗三大社会医疗保险组成,基本医疗保险覆盖率超过95%。但是由于我国农村和城市地区在医疗资源投入和分配、不同保险类型在共付比例、报销水平等方面的差异,从而使得城乡医疗机构、设施、人员等方面存在不平衡,从而限制了医疗资源使用的可及性。新时期我国国家行政机构职责的重新划分,将有助于卫生保障制度朝着更为科学的方向深化改革,使每一个社会成员能够享受同等的基本医疗保障,推动“医疗保障”向“健康保障”转型。

各社会因素之间相互协同,互相融合,共同影响健康(见图 4-1)。联合国开发计划署(UNDP)创立了人文发展指数(HDI),即以:“预期寿命、教育水准和生活质量”来衡量各个国家人类发展状况。由表 4-2 也可以看出,经济、文化、医疗卫生服务共同决定了该国的健康水平。

表 4-2　人类发展指数(HDI)及其构成(2013 年)

人类发展水平组别和区域	人类发展指数(HDI 值)	出生时预期寿命(岁)	预期受教育年限(年)	人均国民收入(美元)	医疗开支(自付费用占医疗总开支的百分比)(%)
极高人类发展水平	0.89	80.2	16.3	40,046	13.7
高人类发展水平	0.74	74.5	13.4	13,231	33.8
中等人类发展水平	0.61	67.9	11.7	5,960	44.7
低人类发展水平	0.49	59.4	9.0	2,904	52.7

第二节　心理因素与健康

心理因素(psychological factor)是指在特定的社会环境中,导致人们在行为乃至身体器官功能状态方面产生变化的因素。心理因素的致病机制目前认为主要通过中枢神经、内分泌和免疫系统对机体产生作用,进而影响健康。

一、情绪与健康

情绪是人对客观事物是否符合自己的需要而产生的态度体验,是客观事物同主观需要关系的反映,它有喜、怒、哀、惧等不同表现形式,有积极和消极之分。大量研究成果表明,情绪不仅对人的心理健康有影响,且对人的身体健康也有直接的影响。积极乐观情绪能激活免疫系统功能,抑制有害微生物和癌细胞生长,还能调节内分泌,排除生理障碍,从而使人体细胞活性增强,抗病能力提高。而愤怒、悲伤、忧虑、思念和恐惧等消极情绪过度或长期压抑心中,可导致各种功能紊乱,引起疾病,如高血压、冠心病、慢性胃炎、胃十二指肠溃疡、经前期综合征、神经症、精神分裂症、癌症等。我国古代医学书中也有许多明确指出情志与五脏相关的理论。《素问》曾提到"百病生于气也""怒则气上""喜则气缓""悲则气消""恐则气下""惊则气乱""思则气结"。《内经》还指出:"喜怒不节则伤脏,脏伤则病起于阴也"。因此,为了避免情绪不良造成疾病,应尽量保持乐观情绪,做到心胸开阔、豁达,对不良精神刺激要冷静对待,善于解脱,节制过分思虑,学会自我安慰,尽早从不良情绪的阴影中走出来。

二、性格与健康

性格是指人类在生活过程中形成的稳定的定型化,即一贯性的态度和行为方式。性格类型不同,所表现出的疾病状态、情况也不同。目前,公认性格特征可分为 A、B、C 三型。

A 型性格的人表现为脾气火爆、遇事容易急躁、不善克制、喜欢竞争、好斗、爱显示自己才华,有闯劲、常有时间紧迫等。国际心肺及血液病学会已确认 A 型行为模式(也称 A 型性格)是引起冠心病的一个重要的危险因素。A 型性格的人患心脏冠状动脉硬化的概率要比 B 型性格的人高 5 倍。其原因可能是 A 型性格能激起特殊的神经内分泌机制,使血液中的血脂蛋白成分改变,血清胆固醇和甘油三酯平均浓度增加，而导致冠状动脉硬化。与A型性格对应的是B型性格，B型性格的人温和、安静、不争强好胜、遇事情绪比较稳定、能克制、少敌意、无时间紧迫感、有耐心。

C型性格指情绪受压抑的抑郁性格，表现为害怕竞争、不善交往、逆来顺受、有气往肚子里咽、过分焦虑、对不幸之事内心体验深刻、过分忍耐、爱生闷气等。C就是取cancer（癌）的第一个字母，预示具有这种性格特征的人易患癌症。C型性格的人，负性情绪不能及时宣泄，感到绝望和孤立无援，没有信心，抑郁寡欢，使免疫系统功能下降，诱发各种癌变。中国古代医书《外科正宗》也提到，乳腺癌是由“忧郁伤肝，思虑伤脾，积想在心，所愿不得志者，致经络痞塞，聚结成核”。

三、气质与健康

气质是人的典型的、稳定的心理特征，主要表现为个人心理活动过程的速度和稳定性、心理过程的强度以及心理活动的指向性。它是高级神经活动类型在后天行为活动中的表现，主要由遗传因素决定。通常将气质分为胆汁质、多血质、黏液质和抑郁质四种类型。胆汁质的人以情感和动作发生的迅速、强烈、持久为特征；多血质是以情感和动作发生的迅速、微弱、易变为特征；黏液质的人是以情感和动作缓慢、平稳、善于抑制为特征；而抑郁质的人则是以情感体验深而持久、动作迟缓为特征。气质主要表现为心理活动的动力和方式，并无好坏之分。研究表明，不同的气质类型对人的心身健康有不同影响，许多疾病有明显的气质分布。例如，对确诊为精神分裂病人的前期心理特征的研究表明，抑郁型气质者占被调查者的40%。

四、生活事件与健康

生活事件存在于各种社会文化因素之中，诸如人们的生活和工作环境、社会人际关系、家庭状况、角色适应和变换、社会制度、经济条件、风俗习惯、社会地位、职业、文化传统、宗教信仰、种族观念、恋爱婚姻等，当这些因素发生改变时，即可能成为生活事件。重大创伤性的生活事件造成人的心情紧张，或精神压力增大，成为应激源，如果应激状态强烈而持久，超过机体的调节能力就会影响健康，甚至导致精神和躯体疾病。

美国华盛顿大学医学院精神医学专家霍尔姆斯把人们在社会生活中所遭受的事件依据身体的承受力归纳并划分等级，以生活变化单位为指标评分，并编制了生活事件心理应激评分表。他在研究中发现，生活变化单位与10年内重大健康变化有关。若一年内生活变化为150单位，则未来一年基本健康；生活变化为150~300单位，则未来一年患病概率为50%；若生活变化超过300单位以上，来年生病的可能性达70%。我国学者在国内原有研究基础上，参照霍尔姆斯的评定量表及调查方法，编制了正常中国人生活事件心理应激评定表，表中列出了65种中国人在日常生活中可能遭到的生活事件。研究还发现我国正常人群中丧偶和家庭主要人员死亡是最严重的刺激因素；最轻微的刺激是生活琐事与人争吵、违章罚款或扣发奖金等。该表与霍尔姆斯的生活事件心理刺激应激评定表呈高度正相关，并且更适合我国国情，可用于评估社会心理刺激的质和量（表4-3）。

表 4-3　生活事件心理应激评分表

变化事件	LCU	变化事件	LCU
配偶死亡	100	子女离家	29
离婚	73	姻亲纠纷	29
夫妻分居	65	个人取得显著成就	28
坐牢	63	配偶参加或停止工作	26
亲密家庭成员丧亡	63	入学或毕业	26
个人受伤或患病	53	居住环境变化	25
结婚	50	个人习惯的改变(衣着习俗交际等)	24
被解雇	47	与上级矛盾	23
复婚	45	工作时间或条件的变化	20
退休	45	迁居	20
家庭成员健康变化	44	转学	20
妊娠	40	消遣娱乐的变化	19
性功能障碍	39	宗教活动的变化	19
增加新的家庭成员	39	社交活动的变化	18
业务上的疏于管理	39	少量负债	17
经济状况的变化	38	睡眠习惯的变化	16
好友丧亡	37	家人相聚次数改变	15
职业改变	36	饮食习惯变化	15
夫妻多次吵架	35	休假	13
中等负债	31	圣诞节	12
丧失抵押物赎取权	30	轻度违法(如:交通违规)	11
工作职位的改变	29	—	

第三节　行为因素与健康

行为(behavior)是指具有认识、思维能力的人对环境刺激所做出的能动反应，是人在主客观因素影响下产生的外部活动。世界知名的医学和社会专家诺斯勒指出:“99%的人生下来都是健康的，但是由于种种社会环境条件和个人的不良行为使之患疾。”

生活方式(behavior life-style)是指人们长期受一定的民族文化、经济、社会习惯、规范以及家庭影响所形成的一系列生活意识、生活习惯和生活制度的总和。个体的行为和生活方式的选择明显地受到人们教育、认知水平、所处的社会和经济状况的影响。常见的对健康危害较大的有烟草流行、有害使用酒精、缺乏身体活动、吸毒，以及不洁性行为等。

一、烟草流行与健康

烟草流行是这个世界迄今所面临的最大公共卫生威胁之一，每年导致700多万人死亡，超过艾滋病、结核病和疟疾导致的死亡人数总和。在世界逾10亿的吸烟者中，几乎有80%生活在烟草相关疾病和死亡负担最沉重的低收入和中等收入国家。烟草引起的死亡中，慢性肺病约占45%，肺癌占15%，食管癌、胃癌、肝癌、脑卒中、缺血性心脏病和肺结核者各占5%~8%。吸烟不仅危害吸烟者本人的健康，而且还可通过"二手烟"的污染而危害不吸烟人群健康，孕妇吸烟还可能影响胎儿的发育。世界卫生组织于1987年创建了世界无烟日，以便引起全球对烟草流行及其致命影响的重视。

二、有害使用酒精与健康

有害使用酒精是造成健康不良的第三大风险因素，也是主要非传染性疾病四种最常见的可改变且可预防的危险因素之一。有害使用酒精不但会加重结核病和艾滋病等传染病造成的健康负担，还可导致糖尿病、酒精性肝硬化、心脑血管疾患、性功能减退及多种癌症的发生，如口腔癌、乳腺癌和结肠癌等。妊娠期滥用酒精会伤害婴儿，还可能导致流产、早产和死产。此外，有害饮酒造成的疾病负担很大一部分还源自无意和有意伤害，包括道路交通碰撞和暴力造成的伤害，以及自杀。

三、身体活动不足与健康

身体活动不足和静坐是造成人类死亡的第四位危险因素，占全球死亡归因的6%，仅次于高血压、糖尿病、吸烟和高血糖，高于超重和肥胖。全球每年约有320万人因缺乏身体活动而死亡。美国加勒特博士在《缺乏身体活动：健康计划的直接成本》的研究中发现近12%的抑郁与焦虑和31%的结肠癌、心脏病、骨质疏松、中风是由于不运动引起的。在许多国家，缺乏身体活动呈上升趋势，这加剧了各国的疾病负担，并影响全球总体健康。

四、吸毒与健康

狭义的吸毒又称药瘾，是指长期反复使用某种易成瘾的非法毒品的不良行为。目前，吸毒已成为全球性严重的社会问题。吸毒者共用被污染的注射器，易感肝炎与艾滋病。男性吸毒可影响生殖功能，女性会出现闭经和不排卵，孕妇吸毒会使胎儿发育迟缓和出现新生儿戒断综合征。另外吸毒还往往引发一系列社会问题。染上吸毒恶癖，往往难以自拔，吸毒者为获得毒品而不择手段，沦为卖淫、盗窃、凶杀等各种罪犯，严重影响社会安定，败坏社会风气。

五、不洁性行为与健康

不洁性行为及生育方式与生殖系统肿瘤的发生发展有密切关系。美国对一个妇女监狱的调查统计发现：妓女罪犯和性生活正常的其他女犯人相比，其子宫颈癌发病率要高出5倍以上；性生活开始过早（18岁以前）的妇女患宫颈癌的可能性较性生活开始较迟的妇女多3倍。新近还发现，有些性活跃的男性可能成为宫颈癌细胞的寄生和传播者，配偶患过宫颈癌的男性如果再婚或与其他女性发生性行为，这些妇女较易患宫颈癌。

（吴　娟　张立祥）

复习思考题

1. 社会因素对健康影响的特点。
2. 不良行为方式主要有哪些？

扫一扫
测一测

中篇

人群健康研究方法

PPT 课件

05章PPT

第五章

人群健康研究的统计学方法

扫一扫
知重点

学习要点

统计学的几个基本概念；计量和计数资料集中与离散趋势求法和适用条件；常用统计图表的制作方法；计量和计数资料的假设检验。

医学统计学(Medical Statistics)是运用概率论与数理统计的原理及方法，研究数据搜集、整理、分析与推断的一门学科。生物现象的一个重要特点就是普遍存在着变异，引起客观现象差异的原因归纳起来，一类原因是普遍的、共同起作用的主要因素，另一类原因则是偶然的、随机起作用的次要因素，这两类原因总是错综复杂地交织在一起，并以某种偶然性的形式表现出来。医学统计学的任务就在于，要从看起来是错综复杂的偶然性中揭露出潜在的必然性，即事物的客观规律性。

知识链接

医学统计学的发展

1948年，英国发表了评价链霉素治疗肺结核疗效的随机对照的临床试验报告，第一次采用生物统计方法进行临床干预试验。该研究有力地说明了链霉素治疗肺结核的效果，开启了统计学在临床研究的应用。随着循证医学的兴起，无论是疾病的诊断、治疗、预防，都越来越强调证据，而不是专家们的意见或经验。提供证据、收集证据和对证据进行科学的解释，已经成为医学研究的主流。统计学作为现代科学研究方法之一，就显得越来越重要。高性能计算机技术的迅速发展，也为医学统计学的发展提供了有力的支撑。统计软件良好的人机交互功能，也使得一般的科研工作者也可以借助这些工具来处理研究数据，从而推动了统计学的普及，扩展了统计学的应用范围。医学统计学的发展也呈现出与医学各领域融合、交叉的趋势，表现在：①分子生物学与统计学的结合；②药物研发与统计学的结合；③流行病学与统计学的结合；④统计学与其他医学领域的结合。

第一节　医学统计学的基本概念

一、同质与变异

同质(homogeneity)是指观察个体间被研究指标的影响因素相同。但在实际工作中有些影响因素,如遗传、营养、心理等是难以控制、甚至是未知的,因此没有绝对的同质,影响被研究指标的主要的可控因素达到相同或基本相同就可以认为是同质,如研究儿童的生长发育,规定的同性别、年龄、地区、民族、健康的儿童即为同质的儿童。

变异(variation)是同质基础上的个体之间的差异。不同的个体在相同的条件下,对外界的影响因素可以发生不同的反应,例如,在临床中用同样的药物治疗病情相同的病人,疗效会有不同;即使在动物实验中,动物与动物之间对外界刺激的反应也不相同。

二、总体与样本

总体(population)是根据研究目的而确定的同质的个体所构成的全体,例如研究某单位 2017 年男职工的血压值,则该单位 2017 年全部男职工的血压值构成一个总体。该总体包括有限个观察单位,称为有限总体。有时总体是假设的,例如研究用某中药复方治疗高血压患者的疗效,总体的同质基础是同用该复方治疗的高血压患者,而总体为设想用该复方治疗的所有高血压患者的治疗结果,这里没有固定的时间和空间范围的限制,因而观察单位数是不确定的,称为无限总体。

总体包含的观察单位通常是大量的甚至是无限的,在实际工作中,由于人力、物力、财力、时间等各种因素的限制,不可能或不必要对每个观察单位逐一进行研究。我们通常从总体中随机抽取一定数量的个体,作为样本(sample),用样本观察到的情况来推断总体特征。从总体中抽取部分个体的过程称为抽样。抽样必须遵循随机化原则,既要使每一个个体被抽取的机会相等,又要保证足够的样本含量,这样的样本对总体有较好的代表性,能根据其统计量推断总体特征。

三、误差

误差(error)是指实际观察值与客观真实值之差、样本统计量与总体参数之差。误差可分为系统误差和随机误差。

在收集资料过程中,由于仪器未校准、标准试剂未校正、测量者感官的某种障碍、医生掌握疗效标准偏高或偏低等原因,使观察值不是分散在真值两侧,而是有倾向性的偏大或偏小,这类误差称为系统误差(system error)。它影响资料的准确性,可以通过优化实验设计和改良技术措施来消除或减弱。

排除了系统误差后仍然存在的误差称为随机误差(random error),也称偶然误差。它受操作人员操作技术的不稳定、不同操作人员之间的操作差异、环境温度差异等多种因素的影响,使观察值不按方向性和系统性而随机地变化。这种误差可以通过技术培训、指定固定实验操作员、控制外界温度等措施控制在一定的允许范围内。

在随机误差中,最重要的是抽样误差。我们从同一总体中随机抽取若干个大小相同的样本,由于总体中存在个体变异,各样本平均数之间、样本均数与总体均数之间会有所不同,这种由抽样引起的差异称为抽样误差(sampling error)。抽样误差越小,用样本推断总体的精确度越高;反之,精确度越低。抽样误差在医学实验中最主要的来源是个体的变异,是一种难以控制的、不可避免的误差。一般说来,样本含量越大,抽样误差越小,样本统计量与总体参数越接近,越能说明总体的规律。

四、概率

概率(probability)又称几率,是反映某一事件发生的可能性大小的量,常用符号 P 表示。在一定条件下,肯定发生的事件称为必然事件,$P=1$;肯定不发生的事件称为不可能事件,$P=0$;可能发生也可能不发生的事件称为随机事件,$0<P<1$。医学统计学中,习惯上把 $P\leqslant 0.05$ 或 $P\leqslant 0.01$ 的事件称为小概率事件,表示某事件发生的可能性很小。

五、医学统计学资料的类型

在医学研究工作中为了资料处理的方便,需要将资料进行分类。本书按的资料性质将其分为计数资料、等级资料和计量资料三大类。不同类型的统计资料应采用不同的统计分析方法。

(一)计数资料

计数资料(enumeration data)是先将观察单位按某种属性分成若干组,再清点各组个数所得到的资料。二分类资料是计数资料中最常见的一种,例如,性别(男、女)、疾病(有、无)、结局(生、死)及某些检验结果(阴性、阳性)等。为了录入方便,二分类资料通常用 0 和 1 来表示。相对于二分类资料,有些资料例如职业、民族、血型等观察结果较多,属于无序多分类资料,为便于输入计算机也可采用 1、2、3、4、5 等表示,这些数字仅仅是代码,起标示作用,没有数量大小关系,不能进行计算。计数资料实验效率较低,要求的例数较多,统计检验主要为 χ^2 检验、秩和检验等。

(二)等级资料

有一些资料,如病理改变的程度-、+、++、+++、++++("-"为正常,"++++"为病变最严重);药物的疗效-(无效)、+(显效)、++(有效)、+++(治愈)等也是将观察单位按某种属性分组,然后清点各组观察单位个数得来的,但各组之间既有等级顺序,又有程序与量的差别。这些资料既具有计数资料的特点,又兼有半定量的性质,称为等级资料(ranked data)或半定量资料(semi quantitative data)。等级资料的统计方法与计数资料相同。

(三)计量资料

计量资料(measurement data)是对每个观察单位的某项指标进行测量,并把测量结果用数值大小表示出来的资料,一般用度量衡单位来表示,如身长(cm)、体重(kg)、血压(mmHg)、脉搏(次/分)、红细胞(万/mm^3)、血红蛋白(g/L)、浓度(mg/mL)、转氨酶(u/L)等,都属于计量资料。计量资料比计数资料精确,多次重复测量所得结果误差较小,用较少样本数量和观察次数,即可得出较精确可靠的结论,其统计量主要为均数和标准差,常用 t 检验或 F 检验等。

有时为了数据分析的方便,计数资料与计量资料可以互相转化。例如血压值本是计量资料,但如果将一组 25~35 岁成年人的血压值分为正常与异常两组,清点各组人数,于是这组血压计量资料就转化成为计数资料了。若将这组血压值按低血压(<80/60mmHg)、正常血压(80~130/60~89mmHg)、高血压(>130/90mmHg)的等级顺序分组,清点各组人数,这时这组资料又转化为等级资料了。但资料只能由"高级"向"低级"转化:定量→有序→分类→二值,不能做相反方向的转化。由于计量资料可以得到较多的信息,所以凡能计量的,尽量采用计量资料。

六、医学统计工作的基本步骤

医学统计工作一般分为研究设计、收集资料、整理资料和分析资料四个步骤。

（一）研究设计

研究设计包括专业设计和统计设计。专业设计指研究者根据所学的专业知识确定研究对象、拟采取的处理因素及所观察的指标，影响着研究的深度和水平，统计设计指研究者根据统计学的要求确定研究对象的数量、实验分组、制定原始记录表、采用的统计学方法等，影响着研究的质量。一个好的设计可以用较少的人力、物力和时间取得更多的较可靠的资料。

（二）收集资料

根据研究目的，实验设计要求，收集准确的含有丰富信息的原始资料，主要包括进行流行病调查获取的调查资料，试验过程中获得的实验数据，以及医疗卫生工作记录，报表和报告卡等。在资料的收集过程中，必须对资料的统一性、确切性、可重复性进行质量控制。

（三）整理资料

收集到的原始资料进行审核，有目的的加工，是资料变的系统化、条理化，以便进行统计分析。

（四）分析资料

依据资料性质和所需解决的问题，采用适当的检验方法对资料进行统计描述和统计推断，阐明事物的规律性。

知识链接

统计推断

天藤降压汤是一种传统中药方。某中医师拟探讨其治疗原发性高血压的临床疗效，显然不可能对所有高血压患者用该药一一治疗，只能从患者中抽取一部分个体进行调查，并设立用常规西药治疗组作为对照，进而根据该部分高血压患者治疗有效的比例来推断该药对全体高血压患者治疗的有效率。在临床研究中，当个体数很多，或者总体的范围难以确定时，或者对于破坏性实验，只能从中抽取一部分个体进行调查，以此来推断所研究总体的状况和规律，即进行统计推断。统计推断是统计研究的基本内容，包括抽样分布、假设检验等。

医学统计学的出现

七、医学统计学与临床研究的关系

（一）医学统计学是临床研究中的重要工具

在临床医学实践中，总是面临着各种的不确定性，如某患者接受治疗后的结局、某种新疗法的风险大小、某癌症患者治疗后三年内的生存概率等。统计学是研究随机事件不确定性的科学，借助统计学方法可帮助临床研究者发现隐藏在随机事件背后的规律性，从而评估和把握不确定性的水平，处理和权衡不确定性带来的误差或影响。

（二）统计学的思维推动了临床医学的迅速发展

长期的临床实践可以使临床医生获得直接经验，但由于临床医生只面对单个患者进行个体诊疗，这些直接经验可能源于特殊个案的偶然现象，也可能是某类人群的必然规律。医学发展史已经雄辩地证明，将统计学思维应用于临床医学，有针对性地设计试验，通过纳入适量的研究对象，随机化分组，合理设置对照，充分评估干扰因素和误差的影响，最后得出客观、公允的结论。这样可以确证真实有效的诊疗方法及其潜在风险，排除主观因素所造成的影响，体现出了医学作为自然科学的本色。

（三）医学统计学提高了临床医生的专业素养

现代医学飞速发展，研究领域和研究水平日益深化，也给临床医生提出了更高的专业要求。循证医学强调医生对患者的诊疗必须基于当前所能获得的最佳临床研究证据，并结合个人经验和患者的实际情况，尊重患者的意愿和选择权，确保患者获得最佳的治疗。全球高度的信息化可以使医生很方便地获得各种临床研究证据，而临床医生必须具备医学统计学的基本思维和知识储备，才能对这些证据甄别筛选，对文献的真实性、方法学和阴性结果做出系统评价，找到高质量的研究证据。

（四）医学统计学成为临床医学科研过程中的“通用语言”

临床医学科研过程中的研究设计、搜集资料、整理资料、分析资料和结果报告等各环节都需要运用统计学的原理和方法。贯穿于临床科研全过程的统计学方法，可以使研究设计科学合理，有效控制或减少系统误差和偏倚，资料完整可靠，论据充分，结论准确可信。最终撰写临床科研报告和科研论文时，仍需运用统计学术语、统计指标和统计分析方法合理论证和解释结果，为临床学术交流和信息共享提供重要的依据。

第二节　统计表与统计图

在医学临床、科研实践中搜集到的资料含有大量信息，要直观地揭示或表达样本信息特征，不仅需要相关专业知识，还需借助适当的统计学方法。统计表与统计图是描述性统计分析的重要工具。统计表把有关的数字列在一起，既便于计算比较，又易于发现错误和遗漏。统计图可使数字资料形象化、通俗易懂，并能明确的呈现资料的变化趋势和各种现象间的关联性。

一、统计表

统计表（statistical table）是用表格的形式表达统计资料和结果，具有中心内容明确、数据表达简单明了、层次分明和清晰易懂的优点。

（一）统计表的结构和要求

表 5-1　某地区 2017 年新生儿疾病筛查检出疾病情况

疾病	病例数	百分比（%）
先天性甲状腺功能减低症	21	2.76
苯丙酮尿症	56	7.37
先天性肾上腺皮质增生症	6	0.79
葡萄糖-6-磷酸脱氢酶缺乏症	297	39.08
听力缺失	381	50.00
合计	761	100.00

1. 标题　位于统计表的正上方，简明扼要的说明表的主要内容，必要时注明资料产生的时间、地点和来源。标题是统计表必不可少的内容，应当简练，用词确切，既能完整的表达中心内容，又不能过于繁琐。一般情况下，标题左侧应包含表的编号，以便在文字说明时使用方便。以表 5-1 为例，其标题“某地区 2017 年新生儿疾病筛查检出疾病情况”简明扼要的指出表中数据收集的时间（2017 年）、地点（某地区）以及表格的主要内容（新生儿疾病筛查检出疾病情况）。

2. 标目　用以说明表格内的项目，分为横标目、纵标目和总标目。横标目位于表的左侧，相当于“主语”，用来说明右边各横行数字的涵义，如表 5-1 中“先天性甲状腺功能减低症”、“苯丙酮尿症”等。纵标目位于表的上方说明各纵列数字的涵义，相当于“谓语”，表示被研究事物的各项指标，指标要注明单位（如%，cm，kg 等），如表 5-1 中的“病例数”、百分比（%）等。横标目和纵标目连接起来为一完整句子，如表 5-1 中第一行可读为“先天性甲状腺功能减低症有 21 例，占总例数的 2.76%。”必要时，可在横标目和纵标目上加总标目，如表 5-1 中的“疾病”作为横标目的总标目。但在表 5-2 中，“甲地区”、“乙地区”分别是其对应纵标目的总标目。

表 5-2　A、B 两种中药复方在两个地区的治疗效果比较

药物	甲地区			乙地区			合计		
	例数	治愈数	治愈率（%）	例数	治愈数	治愈率（%）	例数	治愈数	治愈率（%）
A	110	20	18.18	100	25	25.00	210	45	21.43
B	90	15	16.67	100	18	18.00	190	33	17.37
合计	200	35	17.50	200	43	21.50	400	78	19.50

3. 线条　一般为三线表，即顶线、底线、纵标目分割线。顶线和底线可以使用较粗的横线把表的主要内容与标题分开，表内有一条隔开纵标目的的细横线。如果有总标目，在总标目和纵标目之间常用短横线隔开，如表 5-2 中，地区和治疗效果之间用短横线隔开。表的左右两侧不应有边线，表的左上角不用对角线，表内没有竖线。

4. 数字　表内的数字用阿拉伯数字表示，必须准确无误。同一指标的小数位数要一致，上下对齐，表内不应有空项，无数字用“—”表示，数字暂缺或无记录用“…”表示，数字若是“0”，则要填写“0”。

5. 备注　表中数据区一般不插入文字或其他说明，如需对某个数字或指标加以说明，可用“ * ”之类的符号标注，将说明文字写在表格的下方。

（二）统计表的种类

1. 简单表　只按单一特征或标志分组，由一组横标目和一组纵标目组成，如表 5-1只按疾病种类分组。

2. 复合表　将两个或两个以上的变量结合起来分组，即由一组横标目和两组及以上的纵标目结合起来分组，如表 5-2。

（三）编制统计表的注意事项

1. 内容明确，简单明了　每张表最好只表现一个中心内容，一般不同类型的数据，不同的统计分析方法所得到的结果不要混合的列在一个表中。如篇幅限制，使用

复合表时，需要按照变量的内容及相互关系合理设计表格，使得内容明确，层次分明。

2. 合理设计主语和谓语的位置　一般情况下横标目代表主语指被研究的事物，纵标目代表谓语说明主语的各项指标。但当主语比较简单，谓语内容较多时，也可以用纵标目表示主语，横标目表示谓语。如表5-3。

表5-3　小柴胡汤对肝炎患者治疗前后症状和体征计分比较

症状	治疗组			对照组		
	治疗前	治疗后	差值	治疗前	治疗后	差值
倦怠乏力	4.53	0.71	3.82	4.37	2.45	1.92
腹胀	3.67	0.12	3.55	3.59	0.62	2.97
脘闷	3.68	0.84	2.84	3.75	0.86	2.89
胁肋疼痛	3.12	1.22	1.90	3.16	1.15	2.01
大便稀溏	4.18	1.51	2.67	4.09	2.57	1.52
纳差	3.07	0.51	2.56	3.11	1.73	1.38
嗳气	2.68	0.26	2.42	2.61	0.65	1.96
恶心呕吐	3.51	0.73	2.78	3.58	1.03	2.55
口苦	2.62	0.37	2.25	2.57	0.59	1.98
口干	2.89	0.34	2.55	2.92	0.43	2.49
烦躁易怒	3.16	1.23	1.93	3.09	1.19	1.90
黄疸	2.27	0.53	1.74	2.31	0.50	1.81

二、统计图

统计图（statistical diagram）根据统计表的资料，用点的位置、线段的升降、直条的长短、面积的大小或立体图像表达研究对象的内部构成、分布特点及相互关系的特征。医学统计常用的有线图、直方图、长条图、散点图、圆形图和统计地图等。

（一）制图通则

1. 根据资料性质和分析目选用合适的图形。

2. 要有确切的标题和编号，简明扼要的说明图形要表达的内容，必要时注明资料收集的时间和地点，其位置通常安排在图的下方。

3. 同一图内比较几种不同的事物时，须用不同的线条或颜色表示，并附图例说明。

4. 有纵轴和横轴为坐标的图形，纵、横轴都应有标目，并注明尺度的数量单位，纵轴尺度自小而上，横轴尺度从左到右。数字一律由小到大，并等距标明（对数图、点图除外）。

5. 纵横轴的长款比例一般为5∶7。

（二）常用统计图的绘制方法及注意事项

1. 直条图　又称条图，用等宽直条的长短来表示相互独立的指标数值的大小。指标既可以是相对数，也可以是绝对数。条图分为单式条图和复式条图两种，只有一个统计指标，一个分组因素的条图为单式条图，如图 5-1 所示，统计指标是细菌性脑膜炎发病率，因素指的是某省的 5 个地区；具有一个统计指标，两个分组因素的条图为复式条图，如图 5-2。

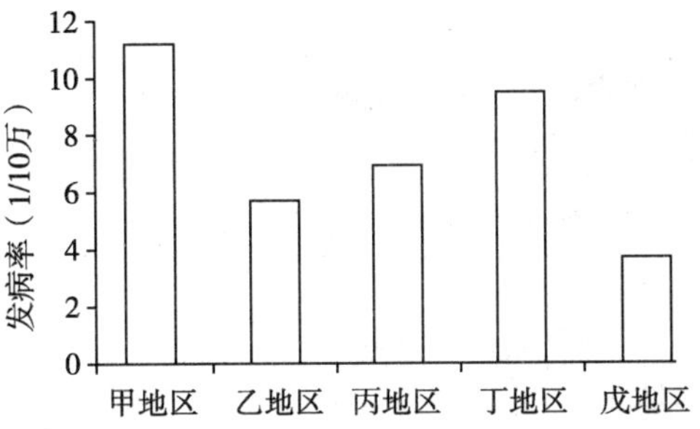

图 5-1　某省 2017 年 5 个地区细菌性脑膜炎发病率

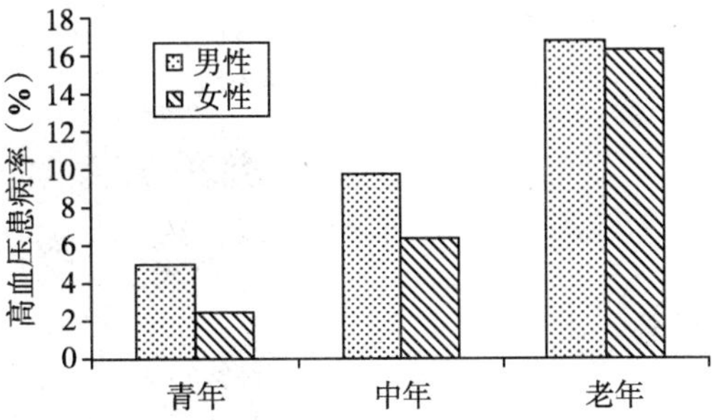

图 5-2　某市 2017 年部分年龄段不同性别的高血压患病率

绘制条图时要注意：一般以横轴为基线，表示被研究的事物或特征，纵轴表示被研究事物相应指标的数值；纵轴尺度必须从 0 开始，一般要等间距；直条的宽度相等，间隙宽度也应一致，间隙宽度通常等于或略小于直条宽度。

2. 百分条图　用于比较一个或多个计数资料内部各部分的比重或所占比例。如图 5-3 所示。

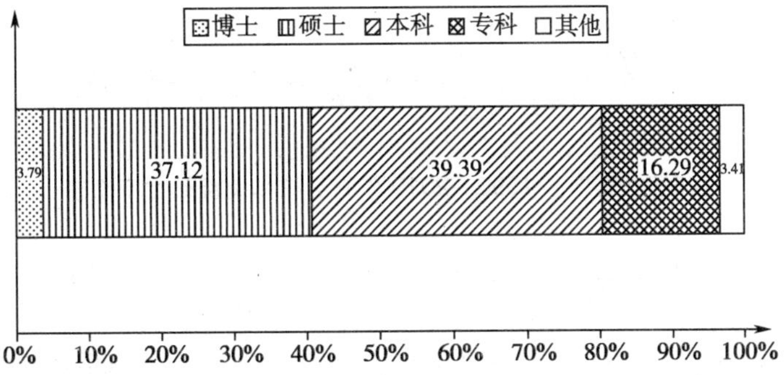

图 5-3　2017 年某学校在职人员学历构成情况（%）

绘制要点：绘制一个标尺，总长度为 100%，分成 10 格，标尺可绘在图的上方或下方；绘一直条，尺度与标尺一直，以直条的长度表示数量的百分比；直条各部分用线分开，标出所占百分比，各段用不同颜色或图形表示，必要时加图例；若有两个或两个以上性质相同的资料，可在同一标尺绘制两个或两个以上直条，各部分的排列次需要一致。

3. 圆图　用途同百分条图，是以圆内扇形面积的大小来表达不同组成部分所占的比例，如图 5-4 所示。

绘制要点：绘制一圆形，每 1% 相当于 3.6°，百分比乘以 3.6 即得各构成部分所占的圆周角度数；一般从 9 点钟或 12 点钟位置作起始点，各部分按自然顺序或大小顺序依次排列；各部分要注明简要文字和百分比，也可用不同颜色或图形表示，必要时加图例说明。

4. 线图　适用于连续型变量,用线段的升降表示统计指标的变化趋势,或某现象随另一现象的变化趋势,如图5-5所示。

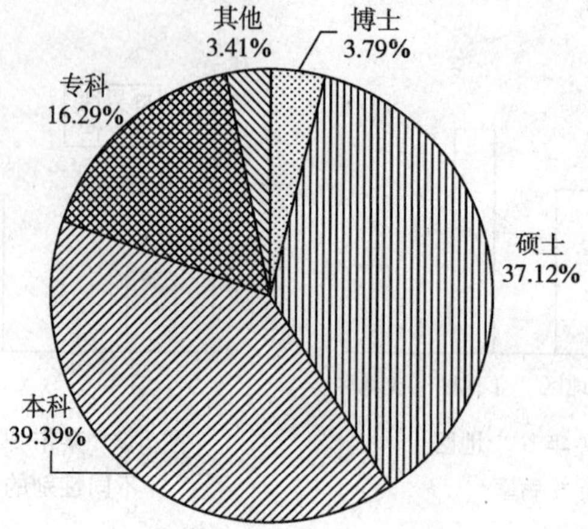

图5-4　2017年某学校在职人员学历构成情况(%)

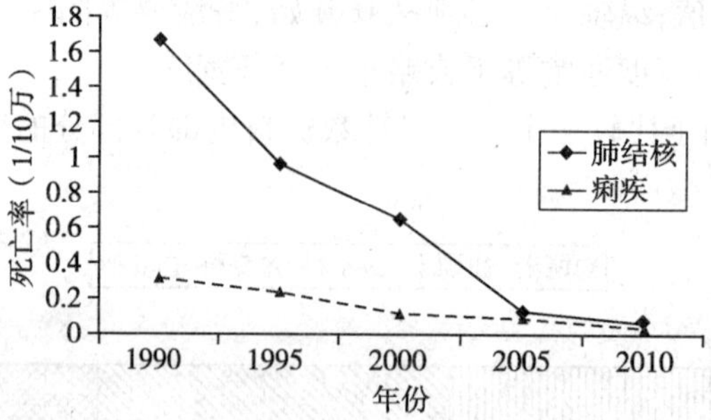

图5-5　某地区1990—2010年肺结核和痢疾死亡率比较

绘制要点:两个变量的观察值必须是一一对应;普通线图的纵横轴都是算数尺度,横轴表示时间或组段,纵轴表示相应的指标数值,纵横尺度一般从"0"开始;坐标点内位置要适当,用线段依次连接,不应将折线绘制成平滑的曲线;同一图内折线不宜太多,若有两条或两条以上线条时,用不同颜色或图线表示,并用图例说明。

5. 半对数线图　适用于计量资料,用来比较事物之间相对的变化速度,如图5-6。其绘制方法是将纵坐标变量取对数,横坐标变量不变,做线图。半对数图可以减少数据的离散程度,在比较几组数据的变化速度时,半对数图描述数据结果更加准确。

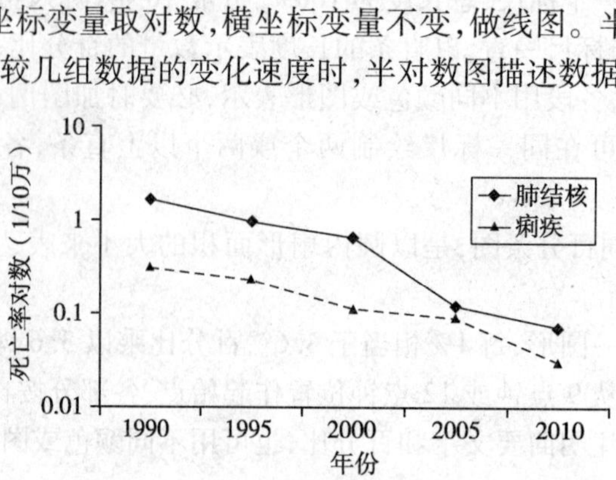

图5-6　某地区1990—2010年肺结核和痢疾死亡率比较

6. 散点图　用点的密集程度和变化趋势来表示两变量间(如身高与体重、血压与年龄、毒物含量与死亡率等)的相关关系。其绘制方法与线图相同,只是点与点之间不用线段连接。利用15名健康成年男子基础代谢与体重的数据绘制散点图(图5-7),横坐标表示成年男子的体重,纵坐标表示基础代谢率,图形中15个点对应于15对数据。从散点的趋势上看,体重与基础代谢之间有关联。

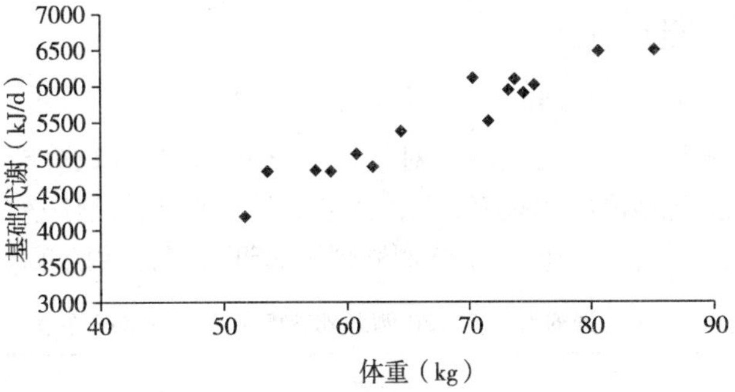

图5-7　15名健康成年男子基础代谢与体重的散点图

7. 直方图　是用矩形面积表示连续型变量的频数或频率分布,如图5-8。横轴表示被观察对象,纵轴表示频数或频率。纵轴尺度应从"0"开始,横轴刻度按观察变量的实际范围确定;普通直方图的各矩形直条的高度代表频数或频率,宽度为组距,各组段的组距要相等;各直条之间不留空隙。

8. 箱图　用于描述连续型变量的分布特征,比较两组或多组资料的集中趋势和离散趋势,箱图的中间横线表示中位数(P_{50}),下四分位数(P_{25})和上四分位数(P_{75})构成箱图的"箱体"部分,P_{25}和最小值(扣除异常值)之间、P_{75}和最大值(扣除异常值)之间的连线构成箱子的上下两条触须。大于1.5倍四分位数间距的数值称作异常值,在图中用"○"表示,图5-9中有三个异常值,编号为21、24、29。箱子越长,说明数据越分散,中间横线在箱子中心位置,表示数据分布对称,离正中心越远,说明数据越偏离中位数。

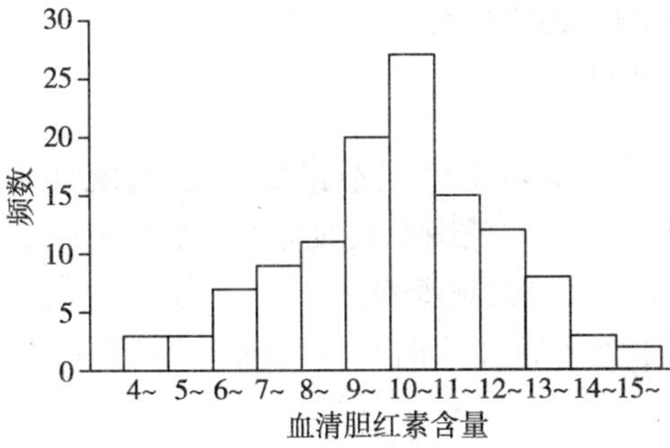

图5-8　120名健康成年男性血清胆红素含量分布图

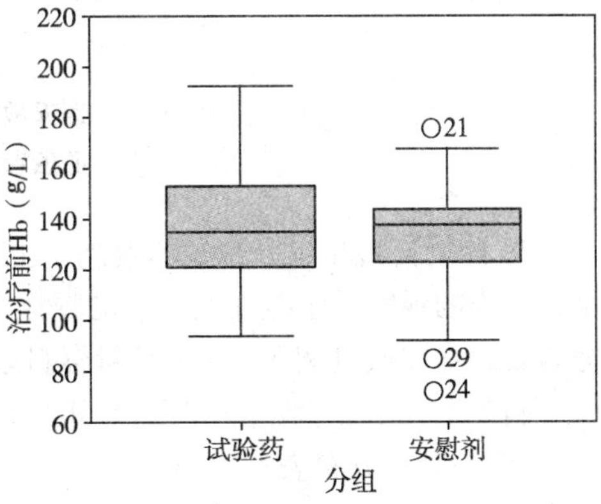

图5-9　不同药物组患者血红蛋白含量

第三节　计量资料的统计描述

在中医药研究工作中收集到的原始资料，经过初步整理后，为了下一步的统计分析，需要我们对资料进行统计描述。

一、频数表（图）

（一）频数表（图）的编制

1. 计数资料频数分布表的编制　对于计数资料，编制频数分布表的方法是直接计算出每一个观察值的频数和频率，然后将它们按照取值的顺序列在一个表中。表5-4给出的是某医院用逍遥散治疗120例肝郁脾虚证患者疗效的频率分布表。

表5-4　逍遥散治疗120例肝郁脾虚证患者疗效分布表

年龄	频数	频率（%）
无效	18	15.00
有效	64	53.33
治愈	38	31.67
合计	120	100

图5-10给出的是这120例患者治疗效果分布图，为条图。

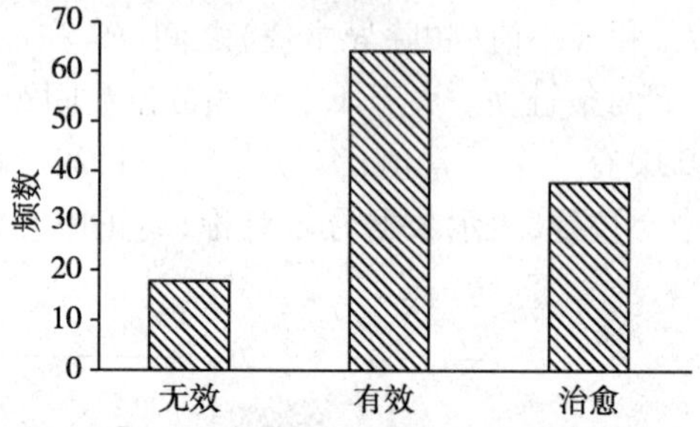

图5-10　逍遥散治疗120例肝郁脾虚证患者疗效分布图

2. 计量资料频数分布表的编制　把资料分割成若干个互不相交的组段，统计每个组段内的观察值个数作为对应的频数，由各个组段的范围及其对应的频数构成频数分布表。本文通过例5-1讲解计量资料频数分布表的编制步骤。

例5-1　某医生收集120名健康成年男性血清胆红素的含量（μmol/L），数据如下，试编制频数分布表。

4.57	11.08	9.99	7.76	8.09	13.33	9.32	8.03	11.82	6.88	11.74	10.38
4.70	4.03	12.61	9.29	10.15	10.49	7.28	7.66	10.60	10.27	12.55	8.37
12.55	9.46	13.15	12.34	10.85	14.24	7.01	13.21	8.26	10.49	13.10	9.57

11.63	15.98	13.37	9.71	9.35	9.73	11.36	6.79	5.92	12.55	12.93	10.49
11.58	10.71	11.68	8.75	9.84	10.27	10.92	9.40	14.51	10.53	8.37	7.72
11.68	11.79	6.03	9.73	14.18	10.05	10.54	10.38	11.79	10.43	10.11	8.97
5.38	12.99	10.27	10.92	6.14	11.36	12.55	9.13	8.86	9.08	10.76	8.59
12.34	9.51	9.95	11.41	7.50	9.51	6.90	9.40	11.30	15.16	9.51	10.09
8.10	10.38	12.66	7.93	5.60	7.12	12.50	10.49	12.01	6.36	9.46	13.91
10.98	9.62	11.14	10.82	8.64	6.36	13.26	10.65	7.17	13.42	11.54	10.60

上述 120 例数据，很难看出资料的分布情况，将这些数据编制成频数分布表，就可清晰显示出这组数据分布的特点。

计量资料频数分布表的编制过程如下：

（1）计算全距（也叫极差）：即一组资料的最大值与最小值之差。本例中，最大值 15.98，最小值为 4.03，极差 = 最大值 - 最小值 = 15.98 - 4.03 = 11.95（μmol/L）；

（2）确定组段数和组距：编制频率分布表时，分组过多或过细都会难以揭示资料的分布特征，因此选择适当的组段数，如果样本量较多，组段数一般取"10"左右。实际工作中常采用等距分组，即"组距 ≈ 极差/预计组段数"来估计。如本例 11.95/10 = 1.195 ≈ 1，故以 1 作为本例的组距。

（3）确定组段的上、下限：每个组段的起点为组段的下限，终点为组段的上限。分组时，第一组段应包括最小值，最后一个组段应包括最大值。如本例中，最小值为 4.03，组距定为 1，则第一组段的下限为 4，上限为 4+1 = 5，通常情况下，各组段要连续但不能重叠，前一组的上限亦为后一组的下限，左闭右开，即包含下限，不包含上限；最后一组包含最大值，且包含该组段的上限，本例中最后一个组段为15～16。

（4）列表：将组段划分结果列在表 5-5 的第（1）列，清点各组段内观察值的个数（频数）列在（2）列，计算各组段的频率（%）列在（3）列，计算累计频数和累计频率（%）列在第（4）、（5）列。

表 5-5　120 名健康成年男性血清胆红素含量（μmol/L）分布

组段(1)	频数(2)	频率(%)(3)	累计频数(4)	累计频率(%)(5)
4～	3	2.50	3	2.50
5～	3	2.50	6	5.00
6～	7	5.83	13	10.83
7～	9	7.50	22	18.33
8～	11	9.17	33	27.50
9～	20	16.67	53	44.17
10～	27	22.50	80	66.67
11～	15	12.50	95	79.17
12～	12	10.00	107	89.17
13～	8	6.67	115	95.83

续表

组段(1)	频数(2)	频率(%)(3)	累计频数(4)	累计频率(%)(5)
14~	3	2.50	118	98.33
15~16	2	1.67	120	100.00
合计	120	100		

从表5-5可以看出,中间的几个组段集中了较多的观察值,两端组段观察值个数较少。

在表5-5的基础上绘制对应的频数分布图,称为直方图,直方图更为直观的描述了数据在各组段的分布情况(图5-8)。

（二）频数分布表（图）的用途

1. 便于作进一步的统计分析。

2. 提供资料的分布特征　从表5-5和图5-8可以看出,血清胆红素含量在4~16(μmol/L)之间。在各组段之间的分布不均,10~的频数最大,距离该组段越远,频数越小,以10~11(μmol/L)为中心,呈现对称分布形态。但有些数据的分布是不对称的,峰向左侧偏移的分布称为正偏峰分布;峰向右侧偏移的称为负偏峰分布。

3. 描述分布的集中趋势和离散趋势　集中趋势和离散趋势是总体分布的两个重要特征。由于总体中的个体具有同质性,因此使得该人群血清胆红素含量趋向于同一数值,如组段10~的频数最大,此为数据的集中趋势。但同一总体中的个体存在着差异,使该人群血清胆红素含量不可能为同一数值,而是或近或远的分散在集中位置的周围,此为离散趋势。

4. 便于发现数据中特大或特小的可疑值　例如,有时在频数分布表的两端连续出现几个频数为0的组段后,又出现个别极端值,使人怀疑这些数据的准确性,需要进一步检查和核实以决定取舍。

二、集中趋势的描述

对于连续型变量,平均数是用于描述一组同质观察值集中趋势应用最广泛的指标。常用的平均数有算数平均数、几何平均数和中位数三种。

（一）算数平均数

算数平均数简称均数,适合于对称分布资料,它等于全部观察值的和除以观察值的个数,描述了全部观察值的平均水平。一般的,总体均数用希腊字母μ表示,样本均数用符号$\overline{X}$表示。

1. 直接法　样本中观察值个数不多时,将所有观察值相加,再除以样本含量。计算公式为:

$$\overline{X}=\frac{X_1+X_2+\cdots+X_n}{n}=\frac{\sum_{i=1}^{n}X_i}{n} \qquad \text{(公式 5-1)}$$

其中,n为样本含量,$X_1,X_2,\cdots,X_n$为观察值。$\sum_{i=1}^{n}X_i$可简写为$\sum X$或者$\sum_i X_i$。

例5-2　某医生调查了8名新生儿的体重(kg)为2.58,3.12,2.13,3.52,2.26,

4.13,3.08,2.49。试求其平均数。

按公式 5-1 计算

$$\bar{X}=\frac{\sum X}{n}=\frac{2.58+3.12+2.13+3.52+2.26+4.13+3.08+2.49}{8}=2.91(\text{kg})$$

2. 加权法　当样本含量较大时,可以把原始数据编制成频数表,再作计算。其计算公式为:

$$\bar{X}=\frac{\sum fX_0}{\sum f}=\frac{\sum fX_0}{n} \quad (公式 5\text{-}2)$$

其中 f 为每组段的频数,X_0 为对应组段的组中值,X_0=(组段上限+组段下限)/2。

例 5-3　根据例 5-1 得到的频数分布表,计算 120 名健康成年男性血清胆红素含量的均数。

首先确定各组段的组中值 X_0,列于表 5-6 的第(3)列,计算(2),(3)两列的乘积,结果列在第(4)列。按公式 5-2,算数平均数为

$$\bar{X}=\frac{\sum fX_0}{\sum f}=\frac{3\times4.5+3\times5.5+\cdots+2\times15.5}{3+3+\cdots+2}=10.13(\mu\text{mol/L})$$

本例按直接法计算的均数为 10.12(μmol/L),显然利用加权法得到的平均数近似等于直接法求得的均数。

表 5-6　加权法计算健康成年男性血清胆红素含量的均数

组段 (1)	频数(f) (2)	组中值(X_0) (3)	fX_0 (4)=(2)×(3)
4~	3	4.5	13.5
5~	3	5.5	16.5
6~	7	6.5	45.5
7~	9	7.5	67.5
8~	11	8.5	93.5
9~	20	9.5	190.0
10~	27	10.5	283.5
11~	15	11.5	172.5
12~	12	12.5	150.0
13~	8	13.5	108.0
14~	3	14.5	43.5
15~16	2	15.5	31.0
合计	120	——	1215.0

(二)几何均数

几何均数适用于观察值间呈倍数关系或变化范围跨越多个数量级的数据,其频率/数图呈偏峰分布,但经对数转换后呈对称分布。医学研究中常见的某些传染病的潜伏期、抗体滴度、细菌计数等可以用几何均数描述其平均水平。其计算公式如下:

$$G=\sqrt[n]{X_1X_2\cdots X_n}=\log^{-1}\left[\frac{1}{n}\sum_{i=1}^{n}\log X_i\right]$$ （公式 5-3）

式中 $\log X_i$ 表示对 X_i 求其对数，一般采用以 10 为底的常用对数进行转换。如果样本含量较大，也可以先列出频数表，用加权法计算几何均数。计算公式为：

$$G=\log^{-1}\left[\frac{\sum f_i\log X_i}{\sum f_i}\right]=\log^{-1}\left[\frac{\sum f_i\log X_i}{n}\right]$$ （公式 5-4）

例 5-4 5 名慢性肝炎患者 HBsAg 抗体滴度为 1∶2，1∶4，1∶8，1∶16，1∶32，求平均滴度。

本例先求平均滴度的倒数，根据资料分布，用几何均数为宜。

$$G=\sqrt[n]{X_1X_2\cdots X_n}=\sqrt[5]{2\times4\times8\times16\times32}=8$$

或者 $G=\log^{-1}\left[\frac{1}{n}\sum_{i=1}^{n}\log X_i\right]=\log^{-1}\left[\frac{\lg2+\lg4+\lg8+\lg16+\lg32}{5}\right]=\log^{-1}0.903=8$

据此，平均滴度为 1∶8。

（三）中位数

中位数指的是将原始观察值从小到大或从大到小排序后，位于正中间的那个数值或位于正中间的两个数值的平均数，记为 M。

1. 直接法 n 为奇数时，$M=X_{\frac{n+1}{2}}$ （公式 5-5）

n 为偶数时，$M=\frac{1}{2}(X_{\frac{n}{2}}+X_{\frac{n}{2}+1})$ （公式 5-6）

例 5-5 根据例 5-2 给出的数据，试求其中位数。

现将数据从小到大排列，即：2.13，2.26，2.49，2.58，3.08，3.12，3.52，4.13

$n=8$ 为偶数，$M=\frac{1}{2}(X_{\frac{8}{2}}+X_{\frac{8}{2}+1})=\frac{1}{2}(X_4+X_5)=\frac{1}{2}(2.58+3.08)=2.83(\text{kg})$

2. 频率表法 当观察例数较多时，需要先将观察值列成频数表，计算出累计频数和累计频率，按照公式 5-7 计算中位数：

$$M=P_{50}=L+\frac{i}{f_X}(n\cdot X\%-\sum f_L)$$ （公式 5-7）

其中 L 为百分位数数所在组段的下限，i 为组距，f_X 为所在组段的频数，$\sum f_L$ 为小于 L 所在组段的累积频数，n 为总频数。

例 5-6 根据表 5-6 120 名健康成年男性血清胆红素含量（μmol/L）分布给出的数据，求其中位数。

$$M=P_{50}=L+\frac{i}{f_X}(n\cdot X\%-\sum f_L)=10+\frac{1}{27}(120\times50\%-53)=10.26(\mu\text{mol/L})$$

中位数反映居中位置数值的大小，不受极端值的影响，当数据中有极端值，数据呈偏态分布或分布类型未知时，易采用中位数来描述集中趋势；当数据呈正态分布时，均数和中位数接近，右偏态分布的数据，均数大于中位数，左偏态分布的数据，均数小于中位数。

（四）众数

众数指出现次数最多的变量值。

三、离散趋势的描述

离散趋势值指计量资料的观察值与中心位置的偏离程度，常用的描述离散趋势的统计指标有全距、四分位数间距、方差、标准差和变异系数。

（一）全距

也叫极差，即一组资料的最大值与最小值之差。计量单位相同的变量，全距越大，数据越分散，说明变异度越大。

在例 5-1 中，某医生收集 120 名健康成年男性血清胆红素的数据中，最大值 15.98，最小值为 4.03，极差＝最大值－最小值＝15.98－4.03＝11.95（μmol/L）。一般样本量越大，全距越大，因此样本含量相差悬殊时不宜比较极差。

（二）四分位数间距

定义为为上四分位数 P_{75} 和下四分位数 P_{25} 之差，$Q=P_{75}-P_{25}$。同类资料比较，四分位数间距越大，数据间变异越大。四分位数间距可用于各种分布的资料，当资料呈偏峰分布时，用中位数和四分位数间距结合起来描述资料的集中趋势和离散趋势。与极差相比，四分位数间距较稳定，但未考虑资料中每个观察值的离散程度。

（三）方差

又叫均方差，描述一个变量的所有观察值与总体均数的平均离散程度。总体方差用 σ^2 表示，样本方差用 S^2 表示。

$$\sigma^2=\frac{\sum(X-\mu)^2}{N} \quad \text{（公式 5-8）}$$

其中 μ 为总体均数，N 为总体中个体数目。

在实际工作中，总体均数 μ 往往是未知的，N 可能为无限多个，因此抽样研究中，常用样本均数估计总体均数，样本方差估计总体方差。

$$S^2=\frac{\sum(X-\overline{X})^2}{n-1} \quad \text{（公式 5-9）}$$

其中 $\overline{X}$ 为样本均数，n 样本含量；$n-1$ 为 S^2 的自由度，用 υ 表示。

为了简便计算，可以使用数学上完全等价的形式：

$$S^2=\frac{\sum X^2-(\sum X)^2/n}{n-1} \quad \text{（公式 5-10）}$$

频数表资料可用下列公式

$$S^2=\frac{\sum fX_0{}^2-(\sum fX_0)^2/n}{n-1} \quad \text{（公式 5-11）}$$

X_0 为组中值，f 为各组段的频数，n 为总频数。

例 5-7　根据例 5-2 给出的数据，试求其方差。

据例 5-2 结果 $\overline{X}=2.91$（kg）

由公式 5-9 得

$$\begin{aligned} S^2&=\frac{\sum(X-\overline{X})^2}{n-1}\\ &=\frac{(2.58-2.91)^2+(3.12-2.91)^2+\cdots+(2.49-2.91)^2}{8-1}\\ &=0.464(\text{kg})^2 \end{aligned}$$

由于各离均差经过平方,方差的单位是原单位的平方,使用起来不方便,所以表示数据的离散程度时,常用标准差。

(四)标准差

是方差的算数平方根。总体标准差用 σ 表示,样本标准差用 S 表示:

$$\sigma=\sqrt{\frac{\sum(X-\mu)^2}{N}} \quad \text{(公式 5-12)}$$

$$S=\sqrt{\frac{\sum(X-\bar{X})^2}{n-1}} \quad \text{(公式 5-13)}$$

为了计算方便,可以使用下面公式:

$$S=\sqrt{\frac{\sum X^2-(\sum X)^2/n}{n-1}} \quad \text{(公式 5-14)}$$

对频数表资料

$$S=\sqrt{\frac{\sum fX_0{}^2-(\sum fX_0)^2/n}{n-1}} \quad \text{(公式 5-15)}$$

例 5-8　根据例 5-2 给出的数据,试求其标准差

由例 5-7 得 $S^2=0.464$,$S=0.681$(kg)

方差和标准差适用于正态分布或近似正态分布的资料,通常把均数和标准差结合起来描述资料的集中趋势和离散趋势。

(五)变异系数(CV)

用于量纲不同或均数差别较大的变量间变异程度的比较。

$$CV=\frac{S}{\bar{X}}\times 100\% \quad \text{(公式 5-16)}$$

CV 越大,变异程度越大。

知识链接

P　值

在医学科研领域,P 值是特别神奇的数值,无数人为之欢喜或悲伤,但是我们真的应该只关注是否 $P<0.05$ 吗?P 值有统计学意义等于有临床意义吗?一般来说临床研究的意义大抵可以分为两个水平,临床意义水平和统计学意义水平。临床意义显著性主要关注的是效应大小,而统计学显著性主要关注的是 P 值。真正有临床意义的研究,不仅需要证明统计学角度有意义,更应该明确临床角度的获益程度。当我们在开展临床研究时,得到了 $P<0.05$ 的结果,该从哪些角度考虑和审视这个结果呢?首先,考虑是否由于样本含量过小,统计学检验效能不足导致的阴性结果,可以根据目前研究所得到的数据,重新估算研究实际的检验效能,如果检验效能过低,一般认为可以进一步扩大样本含量进行研究;其次,临床研究结果用于指导实践,需要综合考虑试验设计、数据质量、实际临床获益、外部证据等因素,决不能仅仅依靠 P 值下结论。

第四节　计量资料的假设检验

一、假设检验

假设检验(hypothesis testing)也称显著性检验,其基本原理是先对总体的特征提出某种假设,然后通过样本数据去推断拒绝还是接受这一假设。假设检验的目的在于排除抽样误差的影响,区分差别在统计上是否成立,并了解该事件发生的概率。

(一)如何进行假设检验

进行假设检验时,要先建立检验假设,其中一个假设为零假设或原假设,记为 H_0,另一个假设为对立假设或备择假设,记为 H_1;确立检验水准(当假设检验为真,但被错误地拒绝的概率,记作 α),通常取 $\alpha=0.05$ 或 $\alpha=0.01$;然后由样本数据按相应的公式计算统计量,如 F 值、t 值等;最后确定 P 值,做出推断。若 $P>\alpha$,结论为按 α 所取水准差异不显著,不拒绝 H_0,即认为差别很可能是由于抽样误差造成的,在统计上不成立;如果 $P\leqslant\alpha$,结论为按所取 α 水准差异显著,拒绝 H_0,接受 H_1,则认为此差别不可能仅由抽样误差所致,可能是实验因素不同造成的,故在统计上成立。

(二)两类错误及其概率

统计学中,假设检验不拒绝 H_0 不等于 H_0 成立,拒绝 H_0 也不等于 H_0 肯定不成立,其结论是一种概率性推断,无论是拒绝还是接受 H_0 都有可能发生错误。假阳性错误称为Ⅰ型错误,例如把没病说成有病,阴性结果判为阳性结果等,Ⅰ型错误的概率用 α 表示。假阴性错误称为Ⅱ型错误,例如把有病说成没病,阳性结果判为阴性结果等。Ⅱ型错误的概率为 β,$1-\beta$ 称为检验效能。在样本含量不变的情况下,α 越大,β 越小。两类错误及其概率见表5-7。

表5-7　统计推断的两类错误及其概率

实际情况	统计推断	
	拒绝 H_0	不拒绝 H_0
H_0 成立	Ⅰ型错误(α)	正确概率($1-\alpha$)
H_0 不成立	正确概率($1-\beta$)	Ⅱ型错误(β)

(三)假设检验时应注意的事项

1. 要有严密合理的抽样设计,保证样本从同质总体中随机抽取,以及组间的均衡性和资料的可比性。

2. 在实际应用中,应根据现有的资料的性质、设计类型、样本大小等正确选用合适的检验方法。

3. 对差别有无统计学意义的判断不能绝对化,要根据实际需要权衡两类错误的危害来确定 α 的大小。

4. 统计学上差异显著与否,与实际意义是有区别的。如应用某药物治疗高血压,平均降低舒张压0.6kPa，并得出差异有统计学意义的结论。从统计学角度，说明该药有降压作用，但实际上，降低0.6kPa无临床意义。因此要根据所学专业知识作出正确的结论。

二、两样本均数比较的假设检验

计量资料两个样本均数比较的假设检验中，最常用的是 t 检验和 Z 检验（u 检验）。来自正态分布的随机样本，两总体方差相等，样本含量较小（$n<100$）时用 t 检验。当例数足够多（$n>100$）或 n 虽小但总体标准差已知时，用 Z 检验。

（一）样本均数与已知总体均数的比较

推断样本均数 $\overline{X}$ 所代表的总体均数 μ 与已知总体均数 μ_0 是否有差别，根据样本含量的大小或总体标准差是否已知，选用 t 检验或 Z 检验。

t 检验的计算公式为：

$$t=\frac{\overline{X}-\mu_0}{S/\sqrt{n}}, v=n-1。\qquad（公式 5-17）$$

n 为样本含量，$\overline{X}$ 为样本均数，S 为样本标准差，μ_0 为总体均数。

Z 检验的计算公式为：

$$Z=\frac{\overline{X}-\mu_0}{S/\sqrt{n}}=\frac{\overline{X}-\mu_0}{\sigma/\sqrt{n}}, v=n-1。\qquad（公式 5-18）$$

n 为样本含量，$\overline{X}$ 为样本均数，S 为样本标准差，σ 为总体标准差，μ_0 为总体均数。

例 5-9　通过以往资料得知某地20岁男子平均体重为58kg，今随机测量35名20岁男子，得其体重为62kg，标准差为6kg。问当地男子的体重是否比以往重？

本例中，$n=35$ 为小样本，总体标准差未知，体重服从正态分布，故可用样本均数的 t 检验。

1. 建立检验假设，确定检验水准

H_0：$\mu=\mu_0=58$，即该地20岁男子平均体重与以往20岁男子平均体重相等。

H_1：$\mu>\mu_0=58$，即该地20岁男子平均体重比以往20岁男子平均体重重。

$\alpha=0.05$

2. 计算检验统计量

$n=35$，$\overline{X}=62\text{kg}$，$\text{S}=6\text{kg}$，$\mu_0=58\text{kg}$

$$t=\frac{\overline{X}-\mu_0}{S/\sqrt{n}}=\frac{62-58}{6/\sqrt{35}}=3.94$$

3. 确定 P 值，做出推断

本例自由度 $v=35-1=34$，查 t 界值表，$t_{0.05/2,34}=2.032$。因为 $t<t_{0.05/2,34}$，故 P>0.05，差异无统计学意义，按 $\alpha=0.05$ 水准不拒绝 H_0，即根据现有资料，不能认为该地20岁男子平均体重比以往20岁男子平均体重重。

（二）配对设计资料的 t 检验

配对设计资料的 t 检验又称配对 t 检验，用于配对设计的计量资料两样本均数的比较，目的是检验两样本均数所代表的未知总体均数是否有差别。配对设计分为：①同一受试对象的两个部位分别接受两种处理或者同一受试对象处理前后的比较；②将受试对象按某种重要特征相似的配成对子，每对受试对象随机给予两种处理。在进行配对 t 检验时，应先求出各对数据的差值 d，将差值 d 作为变量计算均数。若两处理因素的效应无差别，理论上＝0。

配对 t 检验的公式：

$$t=\frac{\bar{d}}{S_d/\sqrt{n}},v=n-1。\quad（公式 5-19）$$

n 为对子数，$\bar{d}$ 为差值的均数，S_d 为差值的样本标准差。

（三）两独立样本的t 检验

适应于完全随机设计两独立样本均数的比较，目的是比较两独立样本均数所代表的未知总体均数是否相等。当两样本所属的总体服从正态分布和具有方差齐性时，其计算公式为：

$$t=\frac{\bar{X}_1-\bar{X}_2}{\sqrt{S_c^2\left(\frac{1}{n_1}+\frac{1}{n_2}\right)}},v=n_1+n_2-2。\quad（公式 5-20）$$

$$S_c^2=\frac{(n_1-1)S_1^2+(n_2-1)S_2^2}{n_1+n_2-2}=\frac{\sum(X_1-\bar{X}_1)^2+\sum(X_2-\bar{X}_2)^2}{n_1+n_2-2}\quad（公式 5-21）$$

式中 $\bar{X}_1$和 $\bar{X}_2$为两样本均数，S_c^2为合并方差。

若两总体方差不等，可采用数据变换、近似 t 检验或基于秩次的非参数检验。

第五节　计数资料的假设检验

在中医药研究中，还有一些资料，首先按照研究对象的性质或特征（阴性和阳性、有效和无效、治愈和未愈等）分类，然后对计数每一类的例数。这些资料常用“率”、“构成比”和“相对比”等来表示。

一、几种常见的相对数

1. 率　表示在某一段时间内发生的频率或强度，是一个具有时间概念的指标。描述某事件在某时期内发生频率，也成为累计发生率。

$$率=\frac{某时期某事件发生的观察单位数}{可能发生某事件的观察单位数}\times K（K 可以是 100\%,1000/1000 等）\quad（公式 5-22）$$

常用的有生存率、死亡率等。例如某地 2017 年出生婴儿 7582 例，死亡 8 例，求 2017 年该地婴儿死亡率。

2. 构成比　某事物内部各组成部分的在整体中所占的比例。

$$构成比=\frac{某一组成部分的观察单位数}{同一事物各组成部分的观察单位总数}\times 100\%\quad（公式 5-23）$$

构成比各构成部分的相对数之和为100%，某一部分的增减会影响其他部分相应的增加或减少；而某一部分率的变化不影响其他部分率的变化。

3. 相对比　是指两个有关联的指标A与B之比，简称比。

$$比=\frac{A}{B}\times 100\% \quad （公式5-24）$$

A和B可以性质相同，也可以性质不同。

常见的相对比有人口学中的男女性别比、流行病学中的相对危险度等。

例如某高校在校生5646人，男生2731人，女生2915人，求该校的男女性别之比。

二、率的标准化

率的标准化是为了比较两组不同人群的患病率、发病率、死亡率等资料时，消除性别、年龄、病程长短等内部构成不同造成的影响。

例5-10　某医院用西医和中西医结合两种疗法治疗某种疾病，对象有普通型和重型两类患者，病人数和治愈率如表所示，试比较两种疗法的治愈率

表5-8　某病两种疗法治愈率的比较

病型	西医疗法			中西医结合疗法		
	病人数	治愈数	治愈率(%)	病人数	治愈数	治愈率(%)
普通型	200	130	65.0	100	70	70.0
重型	100	40	40.0	200	90	45.0
合计	300	170	56.7	300	160	53.3

从表5-8可以看出，两种疗法对某病的治愈率，均是普通型高于重型，无论哪种病型，中西医结合的疗法高于西医疗法，但从总治愈率来看，中西医结合的疗法为53.3%反而低于西医疗法的56.7%。这主要是因为这两个治疗组病人的病型结构不同，西医疗法组的普通型多于重型，中西医结合组的普通型少于重型，两个组的总治愈率无可比性。为了正确比较两种疗法的疗效，必须克服两组治疗对象病型不同的困难，统计上常用标准化法。

“标准”的选择有三种：①选取其中一组，将其作为“标准”；②将两组合并，作为“标准”；③在两组之外另选一个群体，作为“标准”。

率的标准化方法有：直接法、间接法和反推法三种，本节仅介绍常用的直接法。标准化直接法的计算公式为：

$$P'=\frac{N_1P_1+N_2P_2+\cdots+N_kP_k}{N}=\frac{\sum N_iP_i}{N} \quad （公式5-25）$$

P'为标准化率，$N_1, N_2, \cdots, N_k$ 为某一因素标准构成的每层例数，$P_1, P_2, \cdots, P_k$ 为原每层的率，N为标准构成的总例数。

将两组合并，即将两组同病型的人数之和作为“标准”，对表5-8进行标准化。其计算如表5-9所示。

表 5-9　消除构成影响后两种疗法治愈率的比较

病型	标准治疗人数	西医疗法		中西医结合疗法	
		原治愈率	预期治愈数	原治愈率	预期治愈数
普通型	300	65.0	195	70.0	210
重型	300	40.0	120	45.0	135
合计	600	—	315	—	335

西医疗法组标准化后总治愈率为 $P'=315/600\times100\%=52.5\%$

中西医结合疗法组标准化后总治愈率为 $P'=335/600\times100\%=55.8\%$

三、χ^2检验

χ^2 检验是以χ^2 分布为理论依据，推断两个或多个率或构成比是否有差别。

（一）独立样本 2×2 列联表资料的χ^2检验

例 5-11　将病情相似的 140 名胃溃疡患者随机分为两组，分别用甲、乙两种药物治疗，疗效见表 5-10，问两种药物治疗胃溃疡的愈合率有无差别。

表 5-10　两种药物治疗胃溃疡[n(%)]

组别	有效	无效	合计	有效率
甲药	40(45.3)	48(42.7)	88	45.45
乙药	32(26.7)	20(25.3)	52	61.54
合计	72	68	140	51.43

如果对上表用符号表示，则变为表 5-11 的形式：

表 5-11　独立样本资料的四格表

组别	属性		合计
	Y_1	Y_2	
甲	$a(T_{11})$	$B(T_{12})$	$n_1=a+b$
乙	$c(T_{21})$	$D(T_{22})$	$n_2=c+d$
合计	$m_1=a+c$	$m_2=b+d$	$n=a+b+c+d$

假设“H_0：两种药物治疗胃溃疡的愈合率相等”成立，相当于表 5-11 中两样本的总体分布相同，我们用两样本联合计算的频率分布法，得每一格相应的理论频数近似为：

$$T_{11}=\frac{n_1m_1}{n},T_{12}=\frac{n_1m_2}{n},T_{21}=\frac{n_2m_1}{n},T_{22}=\frac{n_2m_2}{n}$$

T_{ij}的计算公式为：
$$T_{ij}=\frac{n_im_j}{n}(i=1,2;j=1,2) \qquad \text{（公式 5-26）}$$

如果 H_0 成立，当观察个数足够多时（≥40），样本观察频数与理论频数相接近。用下式来衡量：

$$\chi^2=\sum\frac{(A-T)^2}{T} \qquad \text{（公式 5-27）}$$

A 表示样本观察频数，T 表示理论频数。

自由度 $v=(R-1)C-1$，R 为行数，C 为列数。

χ^2 检验基本步骤

1. 建立假设检验，确定检验水准。

$H_0:\pi_1=\pi_2$，即两种药物治疗胃溃疡的愈合率相等。

$H_1:\pi_1\neq\pi_2$。

$\alpha=0.05$

2. 计算统计量。

$$\chi^2=\sum\frac{(A-T)^2}{T}=\frac{(40-45.3)^2}{45.3}+\frac{(48-42.7)^2}{42.7}+\frac{(32-26.7)^2}{26.7}+\frac{(20-25.3)^2}{25.3}=3.44$$

3. 确定 P 值，做出推断。

自由度 $v=(2-1)=1$，查 χ^2 分布临界值表，$\chi^2_{0.05,1}=3.84$，本例 $\chi^2=3.44<\chi^2_{0.05,1}$，在 $\alpha=0.05$ 时接受 H_0，两样本频率的差异无统计学意义。

2×2 列联表 χ^2 检验的专用公式经代数运算，公式可转化为：

$$\chi^2=\frac{(ad-bc)^2n}{(a+b)(c+d)(a+c)(b+d)} \quad \text{（公式 5-28）}$$

上述两个公式适用的条件是：n 不小于 40，T 不小于 5。当 n≥40，如果某个格子出现 1≤T<5，需进行校正。

$$\chi^2=\sum\frac{(|A-T|-0.5)^2}{T} \quad \text{（公式 5-29）}$$

或者

$$\chi^2=\frac{(|ad-bc|-n/2)^2n}{(a+b)(c+d)(a+c)(b+d)} \quad \text{（公式 5-30）}$$

（二）独立样本 R×C 列联表资料的 χ^2 检验

独立样本 R×C 列联表资料的 χ^2 检验统计量计算公式

$$\chi^2=n\left(\sum_{i=1}^{R}\sum_{j=1}^{C}\frac{A_{ij}^2}{n_i m_j}-1\right) \quad \text{（公式 5-31）}$$

式中 A_{ij} 为每个格子的实际频数，n_i 为第 i 行合计数，m_j 为第 j 列合计数，自由度 $v=(R-1)(C-1)$，R 为行数，C 为列数。

基本步骤同独立样本 2×2 列联表资料的 χ^2 检验。

（三）配对 2×2 列联表资料的 χ^2 检验

配对设计资料的数据可表示为下表（见表 5-12）形式：

表 5-12　配对 2×2 列联表

变量 1	变量 2		合计
	阳性	阴性	
阳性	a	b	$n_1=a+b$
阴性	c	d	$n_2=c+d$
合计	$m_1=a+c$	$m_2=b+d$	$n=a+b+c+d$

其统计量的计算公式为：

$$\chi^2=\frac{(b-c)^2}{b+c},v=1 \tag{公式 5-32}$$

当 $b+c<40$ 时，$\chi^2=\frac{(|b-c|-1)^2}{b+c},v=1$　　（公式 5-33）

基本步骤同独立样本 2×2 列联表资料的 χ^2 检验。

（四）配对 $R\times R$ 列联表资料的 χ^2 检验

在实际工作中，配对设计常出现定性变量有多个的情况，这时就构成了配对 $R\times R$ 列联表。

其检验统计量为　$$T=\frac{k-1}{k}\sum_{i=1}^{k}\frac{(n_i-m_i)}{n_i+m_i-2A_{ii}},v=k-1 \tag{公式 5-34}$$

k 为类别数，n_i 为第 i 行合计数，m_j 为第 j 列合计数。

知识链接

反应停与短肢畸形的关系研究

1960 年前后，在西欧诸国家新生儿患短肢畸形明显增加，其临床特点是四肢多处缺损，故称为“短肢畸形”。在短时间内许多国家出生畸形数量异常增加，意味着人类的生殖细胞或胚胎发育正受到外界环境中某种致畸物的威胁。1961 年澳大利亚医生 W. G. McBrid 提出，孕妇服用反应停可能与短肢畸形有关。在当时，反应停被认为是安全的止吐剂，可以防止妊娠呕吐，曾广泛应用。随后，Lenz W 等通过收集不同国家反应停销售量与短肢畸形的资料做相关分析后发现，反应停销售量与短肢畸形有统计学意义的关联（$P=0.004$）。1962 年 Weicker H 等也报告了关于反应停暴露与短肢畸形风险关系的病例对照研究结果：畸形儿的母亲有服用反应停史的为 68.0%，而对照组只有 2.2%，两者之间的关联强度比值比（OR）达到了 93.5，有高度统计学意义（$P<0.0001$）。至此，研究人员通过大量的数据收集和统计分析证实，反应停是短肢畸形的罪魁祸首。

第六节　医学统计学在中医药研究中的应用

纵观医学研究的历史，统计学思维始终贯穿其中。西方医学研究遵循由结构到功能的实验科学的思维方式，通过研究个别现象的内在机制而发现规律，再加以检验并推而广之。中医研究则采用“司外揣内，司内揣外”、“由此及彼，由表及里”的黑箱方法，以对人体的生理病理现象的观察和推理为主要手段，来探究人体内部肉眼不可见的生理病理规律，进而寻找治疗疾病和保持健康的方法。由于中医理论的高度抽象和错综复杂，临床研究结果往往会受到许多随机因素的影响，制约了中医药临床的科学研究。因此有必要利用统计分析方法来探究其规律性，并用容易理解的方式将研究结果表达出来，为最终决策提供科学依据。医学统计学在中医药研究中的应用主要体现在以下几个方面：

1. 医学统计学为中医药研究和探索提供了数量方法，可以帮助中医药工作者周密地进行试验设计，以正确的方式收集可靠的数据，去粗取精，描述资料的统计特征，去伪存真，推断事物内在的联系和规律，对分析的结果合理解释，作出科学的专业结论。在医药研究过程中，保证分组具有可比性，样本含量合适，研究结果适用于观察样本以外的同类对象。

2. 阅读中医药文献时，能分析中医药文献的科学价值，正确理解文献中统计处理的意义，推断文献的科学性和可信性；阅读国内外医药学术书刊时，能判断别人研究结果可信程度和局限性，吸收和借鉴其经验。

3. 我国《药品注册管理办法》规定，新药临床试验必须自始至终有统计学人员参与；生物医药实验室研究、临床研究、流行病学探索和医药公共事业管理都要寻求统计学家的帮助；许多医药杂志都邀请统计学家审稿等，都说明统计学思维和方法已经渗透到中医药研究和管理决策之中。医学统计学是现代医药科研定量分析的重要工具，是认识医药数量规律的必备知识。

综上所述，医学统计学作为从数量方面入手，评价与研究中医学现象的现状及发展规律的重要手段，将其引入中医理论和临床的研究，是顺应中医学自身规律、符合中医学思维特点的，必将极大地促进中医理论的发展和临床施治水平的提高。

（王业秋）

扫一扫
测一测

复习思考题

1. 医学统计的基本步骤是什么？
2. 假设检验的基本依据是什么？
3. 使用χ^2检验的注意事项。

第六章

人群健康研究的流行病学方法

PPT 课件

06章PPT

扫一扫
知重点

学习要点

流行病学的定义及研究方法；疾病分布的概念及三间分布；现况调查的目的、用途和常用方法；病例对照研究的概念与实施；队列研究的概念与实施；实验性研究的概念、分类及优缺点；流行病学在中医研究中的应用。

第一节　流行病学概论

一、流行病学的定义

流行病学(epidemiology)是人们在不断地同危害人类健康严重的疾病作斗争中发展起来的。由于不同时期人们面临的主要疾病和健康问题不同，流行病学的定义也具有鲜明的时代特点。在传染病肆虐时期，流行病是关于传染病的科学—研究它们的原因、传播蔓延以及预防。随着疾病谱的改变，流行病也同时关注慢性非传染性疾病，主要研究人群中疾病的分布、生态学及防治措施。20 世纪后期，流行病学的定义有了新的变化，成为研究人群中与健康有关状态和事件的分布及决定因素，以及应用这些研究以维持和促进健康的学问。

近年来比较公认的流行病学定义是：流行病学是研究人群中疾病与健康状况的分布及其影响因素，并研究防治疾病及促进健康的策略和措施的科学。概括起来有以下四层含义：①研究的对象是人群，并且是具有某特征的人群；②研究和关注的事件包括疾病与健康状态；③主要研究内容包括揭示现象、找出原因、提供措施、评价效果，研究重点是疾病和健康状况的分布及其影响因素；④目的是为控制和消灭疾病、促进健康提供科学的依据。

知识链接

流行病学的发展

1854 年，伦敦暴发霍乱，麻醉医师 Snow 把霍乱人群的居住点在区域地图上标识出来，发现霍乱患者的共同点是都有饮用宽街水井水的历史，在政府处理了宽街水井后，霍乱的暴发也停止了。

Snow 也因此被认为是流行病学之父。19 世纪中后期，流行病学方法开始应用于疾病发生的调查。二战后，应用流行病学方法研究疾病的两个典型例子是：Doll-Hill 的吸烟与肺癌关系的研究和马萨诸塞州居民心血管疾病的研究。20 世纪 60~70 年代，在全球范围内消灭了自然发生的天花是流行病学应用方面史无前例的成功。20 世纪 80 年代，流行病学的研究范围扩大到对伤害和暴力的研究。9·11 恐怖袭击事件发生后，流行病学家不得不考虑传染性微生物除了会自然传播，还可以通过生物战争和生物恐怖造成人为传播。今天，全世界的公共卫生工作者已经习惯于使用流行病学描述人群健康特征并解决日常发生的大大小小的健康相关问题。

二、流行病学的用途

（一）描述疾病与健康状况的分布

描述疾病与健康状况的分布是流行病学研究的起点，以此为基础可提供某些病因或流行因素的线索，为制定卫生决策提供依据。如我国自 1983 年以来，每年发布卫生统计年鉴，通过流行病学研究，能了解人群中某疾病的自然史、疾病控制与公共卫生情况、居民病伤死亡原因、人民健康水平等。

（二）探讨病因和影响健康的因素

许多疾病的病因至今尚不完全明了，流行病学与基础医学、临床医学相结合可用来探讨疾病的病因和流行因素，如 20 世纪 60 年代对海豹样畸形与母亲孕期服用反应停关系的研究；20 世纪 80 年代美国疾病控制中心对月经棉条对中毒性休克综合征关系的研究；以及众所周知的 HBV 感染与肝癌、高脂血症与心脑血管疾病、职业暴露与恶性肿瘤的关系研究等。

（三）研究疾病的自然史

疾病在人群中自然发生发展的规律称为疾病的自然史。认识疾病的自然史，就可以对疾病做到早期发现、早期诊断、早期制定预防措施等，如对慢性肝炎或迁延性肝炎病人进行定期随访，研究其转归状况和规律，有助于采取有效措施以促进其恢复健康。

（四）疾病的预防控制及其效果评价

对疾病的病因、分布和流行因素进行深入调查是预防控制疾病的前提。在应用某项预防措施后，发病率是否下降或健康状况是否改善，可通过疾病监测以判断疾病的发展趋势，评价预防措施的效果。

三、流行病学研究方法

流行病学研究方法分为观察法、实验法和理论法三大类（图 6-1）。

（一）观察法

也称观察研究，就是在自然状态下对研究对象进行观察，如实地记录研究对象的情况并描述出来。观察法分为描述性研究和分析性研究两种类型。

1. 描述性研究　又称描述流行病学（descriptive study），它是利用常规记录或通过特殊设计的调查收集资料，描述疾病在地区、时间和人群中的分布特征，是流行病学研究的起点。其目的可为病因研究提供线索、为疾病防制工作提供依据及评价防制策略和措施的效果。常用的描述性研究方法有现况研究、个案调查、暴发调查等。

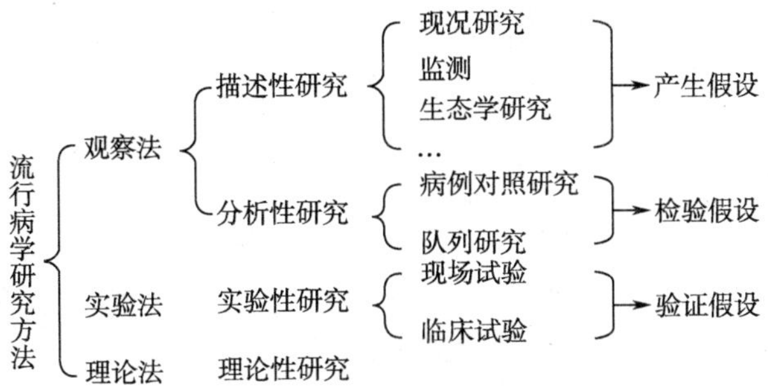

图 6-1　流行病学研究方法分类

2. 分析性研究　又称分析流行病学(analytical study),它是对描述性研究提出的病因线索或假设在有选择的人群中做进一步观察和验证的方法。其目的是检验病因假设,估计危险因素的作用程度。常用的研究方法有病例对照研究和队列研究两种方法。

(二)实验法

也称实验性研究(experimental study),是将来自同一总体的研究对象随机分为实验组和对照组,实验组给予实验因素,对照组不给予该因素,然后随访各组的结局并比较其差别的程度,从而判断实验因素的效果。它主要是研究并评价疾病防治和健康促进中的预防干预措施及其效果,用于证实或确证假设。实验流行病学按研究场所分为现场试验和临床试验两类。

(三)理论法

也称理论性研究(theoretical study),是在观察性研究和实验性研究的基础上,通过对疾病或健康状况的分布与影响因素之间内在关系的深入研究,根据所获得的资料建立相关的数学模型或计算机仿真模型,模拟健康或疾病在人群中的分布规律,定量表达各种危险因素与疾病和健康之间的关系,以此来分析和预测疾病流行规律和流行趋势、检验疾病防治效果、指导制定疾病预防和控制的措施。

知识链接

吸烟与肺癌的调查

现在众所周知,吸烟与肺癌的关系非常密切,那你知道人们是如何发现吸烟与肺癌的关系的吗?英国医生 Doll 和 Hill 于 1948 年至 1952 年间,用回顾性配对调查方法研究了吸烟与肺癌的关系,其结果说明肺癌患者比对照者吸烟多、吸烟量大、开始吸烟年龄早、吸烟时间长。他们又于 1951 年至 1976 年间,用前瞻性调查方法研究了吸烟与肺癌的关系达 20 余年,其结果亦说明吸烟者比不吸烟者患肺癌的危险性大。他们还证明吸纸烟又比吸烟斗或雪茄患肺癌更危险,戒烟后可以减少患肺癌的危险性。Doll 和 Hill 应用流行病学方法阐明了吸烟和肺癌的关系,为研究多种癌症的病因和原因未明的疾病提供了一个典范,同时也充分显示了流行病学在病因研究方面的巨大功效,为流行病学的病因研究开创了新局面,在流行病学史上具有里程碑的意义。

四、流行病学研究设计的基本内容

流行病学研究是一项涉及面广泛,且需要较长时间观察的细致工作。其基本内容包括:

1. 查阅有关文献提出研究目的　调查研究目的为本次调查研究的目标，是制定调查研究计划的核心和关键。因此，要求研究者在调查之前必须查阅大量的文献资料，同时结合社区的实际情况，本着研究的实用性、科学性和可行性原则确定调查研究目的。

2. 根据研究目的确定研究内容　研究内容即调查项目，应根据调查目的而定，尽量做到目的明确、定义准确、简单明了、易于回答、无与本次研究无关的项目。

3. 结合具体条件选择研究方法　流行病学调查研究方法很多，采用何种研究方法与调查目的密切相关，同时还应考虑调查工作所需人力、物力等资源供给情况和时间因素等具体条件。

4. 按照研究方法确定研究对象　调查对象除根据调查研究的目的确定外，还涉及是普查还是抽样调查，以及如何分组等问题，通常取决于欲了解的健康问题性质、调查目的和所用研究方法。

5. 根据研究内容设计调查表格　调查表是根据研究内容设计，把调查项目按照一定的顺序加以排列而形成的表格，它是调查设计的核心内容。有效性和可靠性高的调查表是收集到可靠、有效、完整资料的基础。

6. 控制研究过程　调查准备阶段严格做好调查设计，进行调查员培训，做到事前统一认识、统一方法、统一标准等。随后按照随机化原则抽取有代表性的样本确定调查对象，同时建立检查、监督机制，保证信息的同质性。调查实施阶段要设法提高应答率，做好初审、复审，及时发现错、漏项，予以改正、补充。在调查中如有“无应答”或失访情况发生，应查明原因，根据具体情况酌情安排补访。整理资料阶段包括检查原始资料的完整性和准确性，查漏补缺，对于确实无法补查或纠正的资料要剔除。

7. 理顺分析思路得出正确结论　理清分析思路，依据统计学、逻辑学和医学三方面知识的完美结合，得出正确结论。

第二节　描述疾病分布的常用指标

用于描述疾病分布（发生频率）的常用指标有发病指标（如发病率、患病率等）和死亡指标（如死亡率等）。

一、发病指标

1. 发病率（incidence rate）　发病率是指在一定期间内（一般为 1 年）特定人群某病发生新病例的频率，其计算公式为：

$$发病率=\frac{一定期间内某人群某病新病例数}{同期该人群暴露人口数}\times k \qquad (公式\ 6\text{-}1)$$

K＝100%，1000‰，或 10000/万 ……

计算发病率时，那些发病时间明确的疾病（如脑卒中、心肌梗死等），容易判定是否为新病例。但是，对于恶性肿瘤或精神类疾病，其发病时间很难确定，一般以初次诊断时间作为发病时间。

发病率也可按疾病种类、年龄、性别、职业、地区及不同人群面分别统计计算。由于疾病的发生与居民的年龄、性别构成有关，因此，为了对不同年龄、性别、地区、年份、职业等人群某病发病或死亡情况进行比较，必须对他们的发病率、死亡率和患病率进行年龄、性别的标准化，即标准化（调整）发病（或死亡、患病等）率，否则会造成偏倚。

2. 罹患率（attack rate）　罹患率与发病率一样，也是测量新发病例的指标，多用于较小范围人群在短期间内新发病例的频率，观察时间以日、周、月为单位，也可以一个流行期为阶段，使用比较灵活。其计算公式为：

$$罹患率=\frac{某人群观察期内新病例数}{同期暴露人口数}\times k \quad （公式 6-2）$$

$K=100\%,1000‰$，或 10000/万 ……

在探讨疾病暴发或流行时经常用到罹患率，计算时应注意暴露人口的准确性。

3. 患病率（prevalence rate）　患病率又称现患率，是指某人群在某特定时间内某病现患（新、旧）病例所占的比例。其计算公式：

$$患病率=\frac{某人群某特定时间内新旧病例数}{同期观察人口数}\times K \quad （公式 6-3）$$

$K=100\%,1000‰$，或 10000/万……

患病率常用于现况调查，调查时间不宜太长，应在一至数月内完成，一般不得超过一年。按某一时刻计算的患病率称为时点患病率，按一段时间计算的患病率称为期间患病率。

患病率对于病程短的疾病（如急性传染病）几乎无特殊意义，但对于病程长的慢性疾病（如心血管病、血吸虫病及癌症等）就能反映有价值信息，可为制订医疗设施规划、医疗质量评价和医疗经费的投入提供科学依据。

如果某病的发病率和病程在相当长的期间内是稳定的，即在两个不同时间内的患病率相等，则患病率、发病率和病程三者的关系如下：

$$患病率=发病率\times病程$$

4. 感染率（infection rate）　感染率是指在某个时间内检查的人群中，某病现有感染者所占的比例。其计算公式为：

$$感染率=\frac{某病感染人数}{接受检查人数}\times 100\% \quad （公式 6-4）$$

某些传染病感染后不一定发病，可以通过微生物学、血清学及皮肤试验等方法测定其是否感染。

感染率的性质与患病率相似，用途广泛，常用于估计疾病的流行态势，为制订预防计划及措施提供依据。特别是对隐性感染率高的疾病调查，如乙型病毒性肝炎、脊髓灰质炎、流行性乙型脑炎等，常用本指标。

5. 续发率（secondary attack rate，SAR）　续发率是指在某传染病最短潜伏期到最长潜伏期之间，易感染接触者中发病人数占的比例。其计算公式为

$$续发率=\frac{易感染接触者的发病例数}{易感染接触者总人数}\times 100\% \quad （公式 6-5）$$

在一个家庭、病房、集体宿舍、幼儿园和托儿所内发生首例传染病后，受其感染在该病最短潜伏期与最长潜伏期之间出现的患者称为续发病例，也叫二代病例。

续发率是用来比较不同传染病传染力的强弱，分析传染病流行因素以及评价防疫措施效果的重要指标。

二、死亡指标

1. 死亡率(mortality rate)　死亡率是指某人群在一定时间内的总死亡人数与该人群同期平均人口数之比。其计算公式为

$$死亡率=\frac{某人群某年死亡总人数}{该人群同期平均人口数}\times k \qquad (公式 6-6)$$

$k=100\%$,$1000‰$,或 10000/万……

式中,分母一般使用年中人口数,可采用该年 6 月 30 日 24 时(或 7 月 1 日 0 时)人口数,或年初人口数加年终人口数除以 2。

死亡率是反映一个人群总死亡水平,衡量人群因病伤死亡危险大小的指标,也是一个国家或地区文化、卫生水平的综合反映,一般以年为时间计算单位。该指标不仅在医学上受到重视,在政治、经济研究中也受到关注。死亡率在人口学研究中常用千分率,便于与出生率相比较;在疾病研究中,多采用 10 万分率,便于地区与国家间对比。

上述方法计算的死亡率是死于各种原因的死亡率,称为普通死亡率或粗死亡率。由于不同国家(或地区)、不同年代的人口的年龄、性别等构成不同,粗死亡率不能直接比较,必须进行年龄或性别等的调整,计算调整(或标准化)死亡率,以排除因年龄或性别构成不同造成的假象。

若死亡率按照疾病的种类、年龄、性别、职业、种族等分类计算,则称为死亡专率。死亡专率计算中的分母必须是与分子相对应的人口,如计算宫颈癌死亡率,分母应为女性人口数;计算 40 岁以上心肌梗死死亡率,分母应为 40 岁以上的人口数,分子应为 40 岁以上死于心肌梗死的人数。

2. 婴儿死亡率(baby mortality rate)　婴儿死亡率是指某年周岁内婴儿的死亡数与该年活产婴儿数的比值,一般以千分率表示。其计算公式为

$$婴儿死亡率=\frac{某年周岁内婴儿死亡数}{该年活产婴儿数}\times k \qquad (公式 6-7)$$

婴儿死亡率是反映社会经济及卫生状况的一项敏感指标,也是妇幼卫生保健工作的常用指标。婴儿死亡率就是一种死亡专率,与粗死亡率相比,不受人口构成影响,各国之间可以直接比较。

3. 病死率(fatality rate)　病死率是指表示一定时间内因某种疾病死亡者占该病患者的比例。其计算式为

$$病死率=\frac{某时间内因某病死亡人数}{同时期患该病人数}\times 100\% \qquad (公式 6-8)$$

病死率可以反映疾病的严重程度,也可以用来评价医院的医疗水平。病死率受疾病的严重程度、早期诊断水平和医院治疗水平的影响。

4. 生存率(survival rate)　生存率又称存活率,是常用于评价某些慢性疾病(如癌症、心血管病等)远期疗效的指标。其计算公式为:

$$n\,年存活率=\frac{随访满\,n\,年存活的病例数}{随访满\,n\,年的病例数}\times 100\% \qquad (公式 6-9)$$

研究存活率必须有随访制度,首先确定起始时间及终止时间,一般以确诊日期、手

术日期或住院日期为起始时间，终止时间通常以5年计算，即5年存活率，或以10年计算时称为10年存活率。

第三节　疾病的分布

疾病的分布是指疾病在不同地区、不同时间和不同人群中的频率及其分布规律，又称疾病的三间分布。疾病的分布是流行病学研究的起点和基础，通过研究疾病的三间分布，可以为疾病的研究提供病因线索，为临床诊断提供重要的、有价值的信息，为合理地制定疾病的防制、保健策略和措施提供科学依据。

知识链接

一起腹泻的三间分布调查

2009年6月22日起，西藏自治区萨迦县某学校陆续有腹痛、腹泻病例在校医处就诊。本起暴发疫情首例病例发生在6月27日下午，发病高峰在6月30日。县疾病控制中心（CDC）向上级主管部门汇报，鉴于疫情的特殊性和暴发性，自治区CDC赶赴疫点进行流行病学调查。病例中除2例为厨工外，其余均为学生，且均在学校食堂用餐，食堂用水为学校旁的溪水。采集的食物样品未检出致病菌。病例大致呈散在分布，无明显的宿舍和班级聚集性。经过调查发现，溪水上游有村庄存在，河道两旁均分布有农田，并于近期施过农家肥。该县25日、26日降过暴雨，暴雨将农田中带致病菌的人畜粪便冲至溪水，污染了学校旁的溪水。27日和28日学校组织学生开展卫生大扫除活动，学生个人卫生习惯差，普遍存在饮用生水的习惯。至此，判定这是一起因饮用被污染的溪水而引起的细菌性痢疾为主的腹泻暴发疫情。

一、疾病流行强度

疾病的流行强度是指某种疾病在某地区一定时期内、某人群中发病数量的变化及其病例间的联系程度，提示疾病的社会效应，常用散发、暴发、流行、大流行等表示。

1. 散发　是指某病在某地区人群中发病率呈历年的一般水平，各病例之间在发病时间和地点方面无明显联系和相互传播关系，表现为散在发生。确定散发时多与此前3年该病的发病率进行比较。散发常用于描述较大范围地区（如国家、省、市、县以上）的某病的流行强度。

2. 流行　是指某病在某地区的发病率显著超过该病历年（散发）的发病率水平，流行与散发是相对的概念。

3. 大流行　是指疾病迅速蔓延，涉及地域广，短时间内可跨越省界、国界或洲界，发病率超过该地一定历史条件下的流行水平，称为大流行，如2003年SARS流行，几个月的时间就波及32个国家和地区。另外，流行性感冒和霍乱也曾多次形成世界性大流行。

4. 暴发　是指在一个局部地区或集体单位的人群中，短时间内突然发生许多临床症状相似的病人，如食物中毒、托幼机构的麻疹、流行性脑脊髓膜炎等的暴发。

二、疾病三间分布的特征

（一）疾病的人群分布

疾病的发病率、死亡率、患病率常随人群的不同特征如年龄、性别、职业、种族、民族、婚姻状况等不同而有差异，也与人群的不同行为及环境有关。研究疾病的人群分布有助于确定危险人群和探索致病因素。

1. 年龄　年龄是人群分布中最重要的因素。几乎所有疾病的发病率或死亡率均与年龄有关。造成年龄分布差异的原因主要是不同年龄人群有不同的免疫水平、不同的生活方式和行为方式，以及对致病因子暴露的机会不同。

2. 性别　性别不同其疾病的发病率、患病率或死亡率也存在差异。疾病分布出现性别差异的原因主要在于：①暴露或接触致病因素的机会不同；②解剖、生理结构及内分泌等生物性因素的差异；③行为生活方式不同等。

3. 职业　许多疾病的发生与职业有密切的关系，其原因主要是不同职业接触职业环境中的某种有害因素机会不同。另外，劳动者的职业也决定了劳动者所处的社会经济地位和享受的卫生服务水平不同，无疑对某些疾病的发生造成影响。

4. 种族和民族　不同种族和民族的人群在遗传因素、宗教信仰、风俗习惯、地理环境、经济文化及卫生水平等方面存在差异，导致发生疾病的种类和频率也不同。

5. 婚姻状况与家庭　家庭成员共同生活，密切接触，致使一些传染病如结核、病毒性肝炎、细菌性痢疾等易在家庭中传播，而呈现家庭聚集性。另外，家庭成员的数量、年龄、性别、免疫状况、文化卫生水平、风俗习惯等均影响疾病的发病率。

6. 行为　人的许多不良行为及不健康的生活方式与疾病有关。常见的不良行为有吸烟、酗酒、吸毒、不正当性行为等。

7. 社会阶层　社会阶层不同也影响疾病的分布，如脑栓塞较多发生在富裕的上层社会人群中；经济文化层次较高地区人群脑卒中的死亡率高于工人居住地区；重体力劳动者、夜间工作者脑卒中的发病率较高。

（二）疾病的时间分布

疾病的时间分布变化形式包括短期波动、季节性、周期性、长期趋势四种类型。

1. 短期波动　指在某一较大人群中，接触或暴露同一致病因素后，短时间内某病的发病数明显增多的现象。容易发生短期波动的疾病主要是急性传染病或急性中毒性疾病，其含义与暴发相似。暴发常用于较小范围，而短期波动常用于较大范围。

2. 季节性　即疾病每年在一定的季节内出现发病率升高的现象。传染病季节性变化较明显，一些营养缺乏病，过敏性疾病也呈现季节性升高的现象，慢性病的季节变化不明显。疾病季节性变化的原因复杂，受到气象条件、昆虫媒介、风俗习惯及生产、生活活动等因素的影响。

3. 周期性　是指疾病有规律地在一定的时间间隔后发生流行的现象，称为疾病的周期性，如我国麻疹疫苗普及应用前，城市中每隔一年流行一次。疾病呈周期性的原因主要有疾病传播机制容易实现、易感者数量增加、失去免疫力等。

4. 长期趋势　又称长期变异，是指经过一个相当长的时期（通常为几年或几十年），疾病的分布状态、感染类型、临床表现等逐渐发生显著的趋势性变化，这种现象称为长期变异。疾病长期变异的原因可能是由于致病因素的变化、社会生活条件的改变、医疗技术的进步、自然条件的变化、生产生活习惯的改变及环境污染等因素，导致致病因子和宿主发生了变化。

（三）疾病的地区分布

疾病的发生往往受人们居住地区的自然环境和社会生活条件影响。多数疾病的发生或多或少地存在着地区差异，因此研究疾病的地区分布一般可根据资料的性质按照国家间、国家内不同地区以及城乡等地理区域分布特征来分析，探索疾病的病因及流行因素，以便有效地控制与消灭疾病。

1. 疾病在国家间的分布　有些疾病虽然遍布全世界，但在不同国家之间分布不均衡，如乳腺癌在北美、北欧发病率较高，亚洲和非洲各国发病率较低；糖尿病在发达国家的患病率高于发展中国家。还有些疾病只局限在一定的国家和地区发生，例如黄热病只流行于非洲和南美洲，其分布与埃及伊蚊的分布一致。

2. 疾病在国家内的分布　疾病在一个国家内的分布也有差异，如我国高血压的患病率是北方高于南方，食管癌多见于太行山两侧；有些疾病只局限于一定的地区，例如血吸虫病的发生只限于有钉螺孳生的长江流域及其以南 13 个省、市、自治区。

3. 疾病的城乡分布　许多疾病在地区分布上表现出明显的城乡差别。城市由于人口流动性大、居住拥挤、人口密度高等，因此呼吸道传染病在城市易于传播和流行；又由于城市以工业生产为主，空气、水等环境污染严重及人们生活节奏的加快，一些慢性病和肿瘤的发病率和死亡率明显高于农村。

农村的特点与城市相反，人口稀少、居住分散、交通不便，呼吸道传染病往往不易发生流行，故慢性病发病率低，但农村存在供水和其他卫生设施不完善、卫生条件相对较差，因此肠道传染病如痢疾、伤寒较城市高发，钩虫病、钩端螺旋体病以及虫媒传染病的发病率均明显高于城市。随着我国改革开放和城乡一体化建设进程的发展农村与城市人口流动日益频繁，造成传染病的互相传播，因此疾病的城乡分布差异有减少的趋势。

4. 疾病的地方性　由于自然因素或社会因素的影响，使一些疾病在某一地区的发病率经常较高或只在某一地区发生，不需自外地输入，这种状况称为疾病的地方性。

三、疾病三间分布的综合描述

在实际工作中疾病的描述往往是三间综合进行的，只有这样，才能全面获取有关病因线索和流行因素的信息，有利于提出病因假设。

移民流行病学是利用移民人群综合描述疾病的三间分布，从而找出病因的一种研究方法，是进行疾病分布综合描述的一个典范。它是通过观察某种疾病在移民人群、移居地当地人群及移民原居住地人群中疾病的发病率或死亡率差别，区分遗传因素与环境因素在疾病发生中的作用，从而发现病因线索。例如，对日本胃癌进行移民流行病学调查研究，发现胃癌在日本高，在美国低发，在美国出生的第二代日本移民胃癌的死亡率高于美国人，但低于日本国内的日本人，说明环境因素与胃癌的发生有密切关系。

移民流行病学常用于肿瘤、慢性病及某些遗传病的研究及其病因和流行因素的探讨。

第四节　现况研究

当某种疾病或人群健康状况的原因不明时，应该从描述性研究开始，通过对该病或健康状况的基本分布特征进行对比分析，从而获得有关病因假设的线索，逐步建立病因假设。现况研究方法是描述性研究中的一种。

一、现况研究的概念

现况研究又称现况调查，是研究特定时点或时期、特定范围人群中的某疾病或健康状况的分布，探索有关变量（或因素）与疾病或健康状况关系的一种调查方法。因现况研究收集的资料既不是过去的暴露史，也不是追踪将来的发展结果，只反映现实客观情况，故称现况研究。因所用的指标主要是患病率，故又称为患病率研究。由于它能客观地反映同一时间断面上人群健康或疾病的分布与某些因素的关系，故也称横断面研究。

二、现况研究的特点

1. 属于观察法　研究者只是客观地记录研究对象的情况，不设立对照，没有人为干预。

2. 观察方向是“果”“因”并存的研究　在研究疾病与因素的关系时，是既观察已知对象患某病或未患某病的结果，同时又寻找其可能与疾病有关的原因。

3. 所用的指标主要是患病率　主要适用于慢性病或慢性损害的调查，不适用于患病率很低的疾病。

4. 不能确实证明暴露与疾病的因果关系　本方法不能观察到由“因”到“果”的发展过程，不能分析暴露与疾病或健康之间的因果联系，故只能提供病因线索和假设。

三、现况研究的目的和用途

1. 描述疾病或健康状态的分布　描述疾病或健康状况于特定时间内在某社区人群中分布的情况以及影响分布的因素，揭示该疾病的特征，为防制疾病提供依据。

2. 提供病因线索　通过描述疾病的分布特征及其与某因素的关系，可发现高危人群，确定其影响因素，提供病因线索供进一步开展分析性研究，例如，在对冠心病的现况研究中，发现冠心病患者中有高血压、高血脂、肥胖等因素的比例明显高于非冠心病人群，从而提出冠心病的某些病因假设。

3. 了解人群的健康水平　通过现况研究掌握人群健康水平及相关危险因素等，揭示人群中现存的主要卫生问题和卫生保健需求，为制定卫生保健计划和卫生决策提供依据。

4. 早期发现病人　通过普查、筛查等手段能及时发现病人，达到早期诊断和早期治疗的二级预防目的，例如，用现况研究方法在社区内适龄妇女中开展宫颈刮片检查，可以早期发现宫颈癌病人，使其得到早期治疗。

5. 疾病监测　对疾病开展连续的现况研究可以描述疾病的动态变化，揭示疾病发生发展的规律，为预测疾病发展和预防控制疾病提供依据。

6. 评价疾病的防制效果　定期在某一人群中进行横断面研究，收集有关暴露与疾病的资料，对防制措施实施前后调查结果进行比较分析，评价防制措施的效果。

四、现况研究的种类

（一）普查

1. 概念　普查是指在特定时间内对特定范围人群中每一位成员所进行的调查或检查。特定时间应尽可能短，一般为1~2天或1~2周，大规模调查亦应在数周或2~3个月内完成；特定范围人群可指某地区或具有某特征的人群。普查的目的是为了了解特定人群中某病的患病率或健康状况的分布规律、早期发现和治疗病人等。

2. 普查的优缺点

（1）优点：普查能发现被调查人群的全部病例，使其能得到及时治疗；普查获得的资料能较全面地描述疾病的分布特征，有时还可揭示一定的规律，为病因分析提供线索；通过普查能普及医学知识，使社区人群对某病及其防治知识有所了解。

（2）缺点：普查由于工作量大难以做得细致，难免漏查；普查不适用于患病率很低的疾病，也不适用于无简易且诊断准确方法的疾病；对于诊断后无法治疗的疾病及在人力、物力不足的情况下，不宜开展普查；普查时人力物力消耗大，成本高，只能获得阳性率或现患率而得不到发病率资料。

3. 普查的注意事项

（1）普查前应统一培训调查人员，统一思想、统一方法、统一标准、统一时间。

（2）普查前应先在小范围内试点，取得经验。

（3）患病率低的疾病不宜用普查的方法。

（4）一般认为普查的应答率不得低于85%。

（二）抽样调查

1. 概念　抽样调查是指从研究对象的总体中随机抽取具有代表性的样本进行调查，用样本的信息来推断总体的特征。

2. 抽样调查的优缺点

（1）优点：与普查相比，抽样调查省时、省力、省材料和省经费。由于调查样本相对较小，因而较易集中人力、物力和器材设备，调查结果也易做到细致、准确，适用于调查患病率较高的疾病。

（2）缺点：抽样调查不适用于患病率低的疾病及变异过大的资料，并且抽样调查的设计、组织实施以及资料分析等方面比较复杂，且重复和遗漏不易发现。

3. 抽样调查的注意事项　从某人群中抽取一个有代表性的样本，必须遵循随机化原则和样本量适当的原则。随机化原则即总体中的每一个观察单位被抽取到样本中的概率相等。样本量适当的原则是指样本应达到一定数量，样本过小代表性不够，样本过大浪费人力、物力，而且工作量过大。抽样调查时要注意测量、调查方法要可靠，所获得的信息要真实。

4. 抽样方法　在流行病学调查中常用的随机抽样方法有单纯随机抽样、系统抽样、分层抽样、整群抽样等。

（1）单纯随机抽样：是最简单、最基本的抽样方法。即先将研究对象按照与研究特征无关的特征编号，然后利用随机数字表、抽签或抓阄等方法进行抽样。此法应用于抽样范围不大、分布均匀的抽样。其优点是简单易行，缺点是不适合于总体较大的研究。

（2）系统抽样：是按一定顺序，机械地每隔一定间隔抽取一个调查单位的方法，也称为机械抽样或等距抽样。其优点是样本在总体中分布均匀，代表性好；缺点是不适于观察单位在排列上有周期性变化或单调增（减）趋势的总体中抽样。

（3）分层抽样：即先把总体按某些标志或特征分成若干层，然后再在每层中进行随机抽样组成样本的方法。分层可以减少由各层特征不同而引起的抽样误差，代表性较好。当层间差异大，层内差异小时最适合应用分层抽样的方法。

（4）整群抽样：即以群体（如县、乡、村、家庭、班级、街道等）作为抽样单位，从其中随机抽取部分群体为样本，对群内所有观察单位都进行调查，称整群抽样。整群抽样要求群间的变异越小越好，其优点是便于组织实施，适合大规模调查；缺点是抽样误差较大，工作量也较大。

抽样调查不可避免地会产生抽样误差，抽样误差的大小因抽样方法不同而异，一般情况下，抽样误差从小到大的顺序为分层抽样、系统抽样、单纯随机抽样、整群抽样。

（5）多级抽样：是进行大规模调查时常用的一种抽样方法，实质上是上述抽样方法的综合运用。在进行大规模调查时可按行政区域逐级进行抽样，我国进行的慢性病大规模现况调查大多采用此方法。

5. 样本量的估计　样本量适当是指将样本的随机误差控制在允许范围之内时所需的最小样本含量。样本量适当是抽样调查的基本原则。样本过大或过小都不恰当，过大不仅浪费人力、物力，而且工作量过大，容易因调查不够仔细造成偏性；样本过小，抽样误差大，使样本的代表性差。样本大小主要取决于3个因素：

（1）对调查结果精确度和把握度的要求：容许误差越小，样本量越大。

（2）预期患病率：如某病的患病率低，则样本量大。

（3）总体内各变量变异大小：变异越大，样本量越大。

若抽样调查的分析指标为计数资料，其样本含量可用下式估计。

$$N=\frac{t^2\times PQ}{d^2} \qquad \text{（公式 6-10）}$$

式中 N 为样本含量；P 为估计现患率；$Q=1-P$；d 为允许误差，即样本率与总体率之差；t 为显著性经验的统计量。也可采用查表法直接得到所需样本量（参考有关书籍）。

若抽样调查的分析指标为计量资料，则应按计量资料的样本估计公式来计算，公式如下：

$$N=\frac{4s^2}{d^2} \qquad \text{（公式 6-11）}$$

式中 N 为样本含量；d 为允许误差，即样本均数与总体均数之差；s 为总体标准差的估计值。

第五节　病例对照研究

一、病例对照研究的概念

病例对照研究是将研究对象分为患有某病的病例组和未患该病的对照组，分别调查其既往暴露于某个(或某些)危险因素的情况及程度,通过比较病例组与对照组之间暴露比例或水平的差异,以判断暴露因素与某病有无关联及其关联程度大小的一种观察性研究方法。这种研究方法在时间顺序上是逆向的,故通常称为回顾性研究。研究开始时已有确定的结果,进而追溯研究对象过去的暴露情况,即由果(所研究疾病)推因(过去的暴露因素),以探索病因。它是分析流行病学中最基本的方法之一,其基本原理见图 6-2。

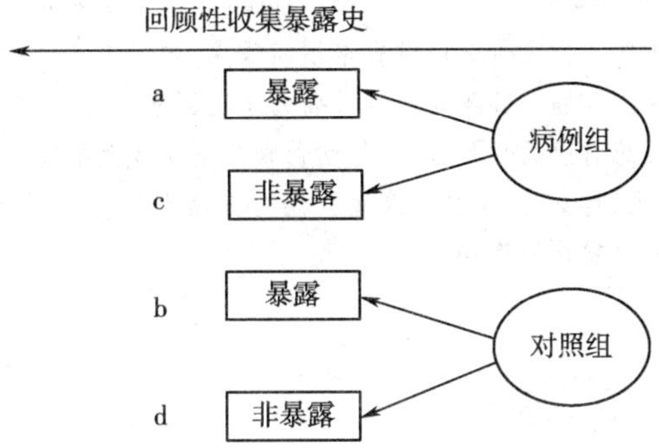

图 6-2　病例对照研究基本原理示意图

二、病例对照研究的特点

1. 属于观察法　研究者只是客观地收集研究对象的既往暴露情况,而不给予任何干预措施。

2. 设立对照组　对照组由未患所研究疾病的人群组成,供病例组作比较基础。对照组的选择关系到研究的成败。

3. 观察方向　由"果"究"因",在研究疾病与暴露因素的先后关系时,是先有结果,即已知研究对象患某病或未患某病,再追溯其既往是否暴露于某可疑危险因素。

4. 难以证实暴露与疾病的因果关系　本方法不能观察到由"因"到"果"的发展过程并证实其因果关系,故只能推测暴露与疾病是否有关联,而且只限于统计学上的关联。

5. 判断关联强度指标是比值比(*OR* 值),而不能计算相对危险度(*RR* 值)。

三、病例对照研究的用途

1. 广泛地探索疾病的可疑因素　疾病病因未明时,可广泛地筛选机体内外环境因素中的可疑危险因素,如在一次食物中毒的暴发中,可以从食谱中逐一探索哪一种食物可能是导致中毒的因素。

2. 初步检验病因假说　对于现况研究提出的病因假说,可以利用精心设计的病例对照研究加以深入检验,比如已发现吸烟与肺癌的发生关系密切,可以进一步调查吸烟量、吸烟方式、吸烟年限、吸烟种类等有关吸烟的详细情况与肺癌有关的假说。

3. 提供进一步研究的线索　利用病例对照研究获得的明确病因线索,供进一步进行队列研究以证实病因假设。

4. 评价防制策略和措施的效果。

知识链接

饮食与胃癌的病例对照调查

某市疾病控制中心进行了居民饮食因素与胃癌病例对照研究。病例为该市市区常住户口居民，选择某时间段确诊的、年龄在30~74岁之间的原发性胃癌新病例，采用随机抽样的原则抽取同性别、上下年龄不超过5岁的人群对照。采用统一的健康调查表，由经专门培训的调查员上门询问病例和对照获取资料，内容包括：调查对象的一般情况、疾病及家族史、饮食摄入情况、生活居住环境以及饮酒和吸烟史等。饮食部分的调查采用频数法，内容包括食物的使用频率和每次食用的量。研究发现腌制食品尤其腌制蔬菜是女性胃癌的危险因素；油炸鱼肉类、油炸面食、油煎蛋及油炸花生米均可增加女性患胃癌的危险性；重盐饮食和热烫饮食及早餐不规律增加胃癌发生的危险；新鲜蔬菜、水果、豆制品、鲜豆类、干豆类及植物油对胃癌有保护作用；未发现主食大米、面食、红肉家禽及鱼类与该市胃癌发生有密切关系。

四、病例对照研究的实施

（一）选择研究对象

在病例对照研究中，选择研究对象包括病例和对照。选择的基本原则是所调查的病例足以代表该病总体中的病例，对照足以代表产生病例的总体。

1. 病例的选择　病例指患有所研究疾病者，其选择主要是确定患病的标准和怎样获得这些符合判断标准的病人。

对所研究的疾病应有十分明确而具体的诊断标准。应尽量采用国际通用或国内统一的诊断标准，便于与他人的工作进行比较。

病例的来源：一是以医院为基础，收集一个医院或多个医院在一定时期内诊断的所有病例或从中随机抽取一部分作为研究对象；另一种是以社区为基础，在一定时期内通过常规登记或普查获得全部病例并从中随机抽取一部分或全部作为研究对象。

病例分为新发病例、现患病例与死亡病例。不同病例对调查给出的应答可能很不相同。新发病例由于刚刚发病，对疾病危险因素的回忆可能比较认真而新鲜，提供的信息较为可靠准确；现患病例易于掺入疾病迁延及存活的因素在内，影响信息的准确性；死亡病例的信息主要由家属提供，可靠性更差。

2. 对照的选择　对照指未患所研究疾病者。在病例对照研究中，对照选择是否恰当是病例对照研究的成败关键之一，对照可以是健康人，也可以是患有与所研究疾病病因无关的其他病人。对照组最好从发生病例的人群中选择。通常选择方法有：①同一或多个医疗机构中诊断的其他病例；②与病例居住在同一街区或同一住宅区中的健康人或非该病病例；③同一人群中的健康人或非该病病例。④病例的配偶、同胞、亲戚、同班同学或同事等。

3. 病例和对照的匹配　匹配又称为配比，即要求对照在某些因素或特征上与病例保持一致，目的是对两组进行比较时排除匹配因素的干扰，如以年龄做匹配因素，在分析比较两组资料时，可免除由于两组年龄构成的差别对于疾病和因素关系的影响，从而更正确地说明所研究因素与疾病的关系。匹配分为频数匹配与个体匹配。

频数匹配，也称成组匹配，即对照组与病例组在配比因素的比例上相同，如病例组男女各半，对照组也如此。

个体匹配，即病例组与对照组以个体为单位进行匹配。进行 1∶1 匹配时称为配对，是最常用的匹配方法，1∶2、1∶3……匹配时称为配比。匹配实际可行的数目一般不超过 4 个对照。

（二）估计样本含量

样本含量是研究设计中必须考虑的问题，影响样本含量的因素主要有四个：①研究因素在对照组中的暴露率（P_0）；②预期的该因素引起的相对危险度（RR）或比值比（OR）；③希望达到的检验显著性水平，即第Ⅰ类错误的概率（α）；④希望达到的检验把握度（$1-\beta$），β 为假设检验中犯第Ⅱ类错误的概率。

不同匹配方式的样本大小计算方法不同，除了利用公式计算外，还有现成的表可查（请参阅有关流行病学专著）。

（三）资料的收集、整理与分析

1. 资料的收集　按照研究设计的要求，完整、准确、及时地收集原始资料。病例对照研究主要是在研究现场以询问方式填写调查表而收集信息。有些情况下辅以查阅档案，采集样品进行化验，或实地查看并加以记录等手段来收集资料。

2. 资料的整理　对获得的原始资料，必须经过核查、校对、验收、归纳等步骤，在分析资料之前纠正可能存在的错误，以保证资料的正确性和完整性，然后根据资料的类型，整理设计成符合统计分析要求的形式，以便进行下一步的分析和研究。

3. 资料的分析　病例对照研究资料的分析主要是比较病例组和对照组的暴露比例，从而判断哪种或哪些暴露因素与所研究疾病有联系，及其联系强度的大小。

病例对照研究资料可整理成四格表形式，见表 6-1。

表 6-1　病例对照研究资料整理表

暴露史	病例组	对照组	合计
有	a	b	$a+b$
无	c	d	$c+d$
合计	$a+c$	$b+d$	n

（1）两组资料的 χ^2 检验：比较病例组曾经暴露比（$a/a+c$）与对照组曾经暴露比（$b/b+d$），若 $a/a+c>b/b+d$，并经 χ^2 检验证实差异有统计学意义，则可初步认为暴露与疾病有联系。

Doll 与 Hill 报告的吸烟与肺癌关系的病例对照研究结果，见表 6-2。

表 6-2　吸烟与肺癌的病例对照研究

吸烟史	肺癌患者	对照	合计
有	688	650	1338
无	21	59	80
合计	709	709	1418

将表 6-2 中数据代入公式：

$$\chi^2=\frac{(ad-bc)^2n}{(a+b)(c+d)(a+c)(b+d)}=\frac{(688\times59-650\times21)^2\times1418}{709\times709\times1338\times80}=19.13$$

查χ^2界值表，$P<0.001$。

由表中可见，肺癌组有吸烟史的人数多于对照组，两者经χ^2检验差异有统计学意义，说明曾经的吸烟史与肺癌的发病有联系。

(2)估计联系强度：如某因素与疾病存在联系，应进一步估计其联系强度。表示联系强度的指标是相对危险度(*RR*)，相对危险度又称率比(*RR*)，即暴露人群发病率(I_e)与非暴露人群的发病率(I_o)之比。计算公式为：

$$RR=\frac{I_e}{I_o}$$（公式 6-12）

如果 $RR=1$，表明暴露与疾病无关联；如果 $RR>1$，表明暴露与疾病之间为正关联，即暴露者更易发生该病，该暴露因素为发病危险因素；如果 $RR<1$，为负关联，表明暴露者的发病危险比非暴露者小，该暴露因素为该病的预防因子。无论是正关联还是负关联，都有病因学意义。*RR* 越接近于 1，暴露与疾病的联系强度越小，*RR* 越远离于 1，关联强度越大。具体地说，正关联的情况下，*RR* 越大关联强度越大；负关联的情况下，*RR* 越小关联强度越大。

一般情况下，仅仅依据病例对照研究的资料不能计算出发病率，所以不能计算 *RR*。因此，在病例对照研究中常用比值比来反映联系强度的大小。比值比(*OR*)又称比数比，即病例组的比值(a/c)与对照组的比值(b/d)之比。

$$OR=\frac{a/c}{b/d}=\frac{ad}{bc}$$（公式 6-13）

由上式可见，*OR* 即四格表中两个对角线的数值乘积之比，也称交叉乘积比。本例：

$$OR=\frac{ad}{bc}=\frac{688\times59}{650\times21}=2.97$$

即说明吸烟比不吸烟发生肺癌的几率高 2.97 倍。

OR 是估计或近似估计的相对危险度，*OR* 的意义与 *RR* 相同，且当发病率不太大时，二者数值上也很接近。

五、病例对照研究的优缺点

（一）优点

病例对照研究的突出优点是多、快、少、省。

1. 特别适用于罕见病的研究，有时是罕见病病因研究的唯一选择。
2. 可以较快得到研究结果。
3. 省时，省钱，省人力，并且较易于组织实施。
4. 可以同时研究多个因素与疾病的联系，适宜于探索性病因研究。

（二）缺点

1. 不能计算发病率，故不能直接计算相对危险度。
2. 研究开始时已有研究结果，故不能判断因果联系。
3. 暴露史常通过回忆得到，其可靠程度往往不等，易产生回忆偏倚。

4. 选择研究对象时易发生选择偏倚和混杂偏倚。

第六节　队 列 研 究

心血管病主要危险因素的研究

队列研究也属于分析流行病学研究方法，主要用于检验病因假设。

一、队列研究的概念

队列研究又称定群研究、前瞻性研究，是选定暴露及未暴露于某因素的两种人群，追踪其各自的发病结局，比较两者发病结局的差异，从而判定暴露因子与发病有无因果联系及关联大小的一种分析性研究方法。其基本原理见图6-3。

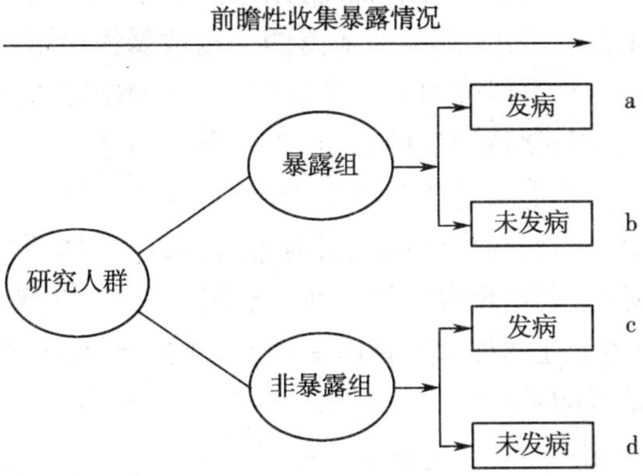

图 6-3　队列研究原理示意图

所谓队列是指具有共同经历、共同暴露某一因素或共同具有某一特征的人群。

二、队列研究的特点

1. 属于观察法　暴露不是人为给予的，而是客观存在。
2. 设立对照组　对照组可与暴露组来自同一人群，也可来自不同的人群。
3. 由“因”及“果”　在探索暴露因素与疾病的先后关系上先确知其因，再纵向前瞻观察其果。
4. 能确证暴露与疾病的因果关系　由于观察能切实知道暴露在先，疾病发生在后，故从时间关系上符合因果联系的一般规律。
5. 可直接计算相对危险度（*RR* 值），以判断暴露与疾病的关联强度。

三、队列研究的用途

1. 检验病因假设　大多数情况下，队列研究的目的是检验某种暴露因素对某种疾病发病率或死亡率的影响，同时也观察暴露因素对人群的多方面影响。
2. 描述疾病的自然史　队列研究从未发病开始进行观察，可以全面了解疾病的自然史。

四、队列研究的实施

（一）选择研究对象

1. 暴露人群的选择　①职业人群常为队列研究的首选对象：在某些职业中常存在特殊暴露因子，它可导致职业人群中某些疾病的发病或死亡率比一般人群高得多，便于证实暴露因素与疾病的关联；②特殊暴露人群：如选择原子弹爆炸的受害者，接受过放射线治疗的人，以研究射线与白血病的关系；③一般人群：即某地区的全体人群；④有组织的人群团体：可看作是一般人群的特殊形式；选择这样的人群主要是利用其组织系统，便于更有效地收集随访资料。

2. 对照人群的选择　设立对照组是为了与暴露组进行比较，所以选择对照组时，核心问题就是它的可比性。选择对照人群常用形式有下列 4 种：①内对照：选择一个研究人群，按暴露因素进行分组，其余非暴露的一组或暴露最低的组便可作为非暴露组或对照组，即在选定的一群研究对象内部既包含了暴露组，又包含了对照组，无需到另外的人群中寻找对照组；②特设对照：也称外对照。当选择职业人群或特殊暴露人群作为暴露人群时，往往不能从这些人群中选出对照，而常需在该人群之外去寻找对照，如以鞋厂工人为研究苯致病作用的暴露对象时，可以选择不接触苯的纱厂工人作为外对照；③总人口对照：利用现有的发病或死亡统计资料，以整个地区的全人口率为对照；④多重对照：即用上述两种或两种以上的形式同时作对照，以减少只用一种对照所带来的偏倚，增强结果的可靠性。

（二）估计样本含量

一般来说，队列研究的样本含量比病例对照研究大，影响样本含量的因素有下列 4 个方面：①一般人群（对照人群）中所研究疾病的发病率；②暴露组与对照组人群发病率之差；③要求的显著性水平，即检验假设时的第 Ⅰ 类错误的概率（α）；④把握度（$1-\beta$），可用公式计算或查表法（可参阅有关专著）。队列研究的失访常常是不可避免的，因此估计样本量时要考虑到失访率，通常按 10%来估计失访率。

（三）资料的收集、整理与分析

1. 资料的收集　队列研究开始时，应对研究对象进行全面调查，剔除其中已患有疑似研究疾病的病人或处于该研究疾病潜伏期的病人，同时确定每个成员的暴露状况，收集与患病危险度有关的其他暴露的数据，以便分析这些暴露对疾病可能产生的影响。

尽可能做到暴露组与对照组全体成员完成追踪观察的全过程，得到各成员的结局。随访的方法有访问、定期医学检查、查阅病历、死亡登记、疾病报告等，可根据结局的性质选用；随访期限的长短，必须根据疾病的自然史、疾病的潜伏（隐）期以及已暴露时间来确定。

2. 资料的整理　研究资料必须完整和准确。随访终止后，应对资料进行核对、纠错、归纳和整理，并按照设计和分析的要求把资料整理成表 6-3 的形式，以便进行下一步分析。

3. 资料的分析　队列研究主要计算暴露组与非暴露组的发病率或死亡率，对其差别进行显著性检验，以确定暴露因素与发病有无联系，并分析其联系强度。

表 6-3　队列研究资料归纳表

	发病数	未发病数	合计	发病率
暴露组	a	b	a+b	a/a+b
非暴露组	c	d	c+d	c/c+d
合计	a+c	b+d	a+b+c+d	-

(1)率的计算

1)累积发病率(CI):当研究人群的数量比较多,人口比较稳定时,可计算累积发病率。

$$累积发病率=\frac{观察期间发病人数}{观察开始时队列人数}\times 10\ 万/10\ 万 \qquad (公式\ 6\text{-}14)$$

2)发病密度(ID):当研究人群的数量比较多,观察的人口由于种种原因(失访、死于其他疾病、中途加入等)而变动较大,每个观察对象随访的时间不同时,可以用观察人时为分母计算发病密度,以测量发病情况。

(2)率的假设检验:可采用χ^2检验或u检验。

(3)关联强度的测量

1)相对危险度(RR):表示暴露组发病或死亡的危险是非暴露组的多少倍。

$$RR=\frac{暴露组发病率(死亡率)}{非暴露组发病率(死亡率)}=\frac{\frac{a}{a+b}}{\frac{c}{c+d}} \qquad (公式\ 6\text{-}15)$$

RR值的意义和OR值的意义一致,即:$RR=1$,说明暴露因素与发病无关联;$RR>1$,表示存在正关联,说明有暴露因素者患病较多;$RR<1$,表示存在负关联,提示有暴露因素者患病较少。

2)归因危险度(AR):又称特异危险度,是暴露组发病率或死亡率($a/a+b$)与非暴露组发病率或死亡率($c/c+d$)之差。表示发病危险特异地归因于暴露因素的程度。

五、队列研究的优缺点

(一)优点

1. 研究对象的暴露状态及研究结局是由研究者亲自观察获得的,受回忆偏倚的影响较小,所获资料较可靠。
2. 由于研究的方向是由因及果,故论证因果关系的能力较强。
3. 可计算暴露组、非暴露组的发病率或死亡率,可直接计算相对危险度,故能直接估计暴露因素与发病的关联强度。
4. 一次调查,可以观察一种暴露与多种疾病结局的关系。
5. 暴露因素可以分等级,便于计算"剂量-反应关系"。

(二)缺点

1. 不适于发病率很低的疾病病因研究。
2. 同病例对照研究相比需要较长的研究时间和较多的人力、物力。

3. 由于观察时间长，易产生失访偏倚。

4. 研究的设计要求高，实施复杂。

5. 在随访过程中，未知变量引入人群，或人群中已知变量的变化等，都可影响结局，使资料收集和分析复杂化。

六、队列研究和病例对照研究的比较

队列研究和病例对照研究都属于观察法，均设立有对照。不同的是病例对照研究的方向是由“果”及“因”，因此不能证实暴露与疾病的因果关系；队列研究的方向是由“因”及“果”，可以证实暴露与疾病的因果关系。队列研究可以计算 *RR* 值，病例对照研究只能计算 *OR* 值来替代 *RR* 值；队列研究可以得出因果联系的结论，病例对照研究只能提供病因线索或验证病因；队列研究不适合于研究发病率很低的疾病病因研究，病例对照研究则是研究这类疾病病因的唯一选择；队列研究观察的时间长，耗费的人力、物力、财力很多，而病例对照研究省时、省人力、物力、财力。

第七节　实验性研究

一、实验性研究的概念

实验性研究又称实验流行病学，是将来自同一总体的研究人群随机分为实验组和对照组，实验组给予实验因素，对照组人群不给予该因素，然后前瞻性地随访两组人群的结局（疾病发生、疾病治愈、健康状况等）并比较其差别程度，以评价实验因素效果的一种研究方法。其原理见图 6-4。

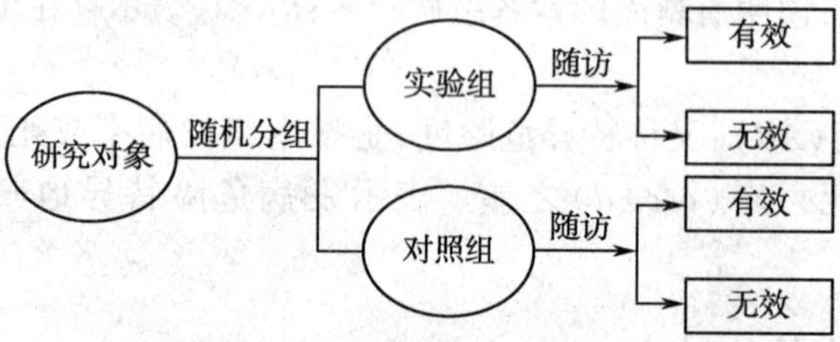

图 6-4　实验性研究原理示意图

二、实验性研究的分类

1. 临床试验　是运用随机分配的原则将试验对象分为实验组和对照组，前者给予干预措施，后者不给予干预措施，经过一段时间观察该干预措施产生的效应。临床试验由研究因素、研究对象和效应指标三部分组成，是在医院或其他医疗照顾环境下进行的实验。其研究对象是患某种疾病的病人，包括住院和未住院的病人。常用于对某种药物或治疗方法的效果进行检验和评价。

2. 现场试验　是以正常人为研究对象，以个体或群体为研究单位，将研究对象随机分为实验组和对照组，将所研究的干预措施给予实验组人群后，随访观察一段时间并比较两组人群的结局，如发病率、死亡率、治愈率、健康状况改变情况等，对

比分析两组之间效应上的差别，从而判断干预措施的效果的一种前瞻性、实验性研究方法。

三、实验性研究的特点

1. 属于前瞻性研究　实验流行病学必须是干预在前，效应在后，直接跟踪研究对象，这些对象虽不一定从同一天开始，但必须从一个确定的起点开始跟踪。

2. 人为施加的干预措施　作为处理因素可以是预防某种疾病的疫苗、治疗某病的药物或干预的方法措施等。

3. 遵循随机分组　研究对象是来自一个总体的抽样人群，并在分组时采取严格的随机分配原则。

4. 设计严格的对照组　即在实验开始时，两组在基本特征、自然暴露等因素应尽量相似。

四、实验性研究的设计原则

实验性研究设计应遵循对照、随机、重复、盲法等 4 项基本原则。

1. 对照原则　所谓对照是用未施加实验因素的组与施加实验因素的组进行对比，设立对照的目的是为了排除非研究因素的干扰。对照的类型有：①空白对照：对照组不加任何处理。如观察某种新疫苗的预防效果，可设立非免疫接种组作为空白对照，对该组不接种任何免疫制剂。②标准对照：用一种公认最佳的疗法或药物作对照，这种方法易为对照所接受。③自身对照：病人自身用药前后资料作对照。④历史对照：与本人或他人过去的研究结果进行对比。

2. 随机化原则　随机化包括随机抽样和随机分组。随机抽样是样本必须保证是从总体中随机抽取的；随机分组是样本中的每个观察单位均有同等的机会被分配到实验组或对照组，从而保证两组的可比性。

3. 重复原则　重复是消除处理因素影响的一个重要手段。一般来说，样本含量越大或实验重复的次数越多，则越能反映客观真实情况。

4. 盲法原则　在临床试验中，若研究者和研究对象知道分组情况，则会由于主观因素的作用而产生信息偏倚，盲法可有效地避免这种偏倚。盲法可分为 3 种：①单盲：是指研究对象不知道所接受措施的具体内容，从而避免他们主观因素对疗效造成的影响；②双盲：是指研究对象和观察者均不知道病人分组情况和接受治疗措施的具体内容；③三盲：是指研究对象、观察者和监督者或资料分析者均不知道分组和治疗情况。

五、实验性研究的优缺点

（一）优点

1. 研究者根据研究目的，预先制定实验设计，能够对选择的研究对象、干预措施和结果分析进行标准化。

2. 按照随机化方法，将研究对象分为实验组和对照组，做到了各组具有相似的基本特征，提高了可比性，减少了混杂偏倚。

3. 实验为前瞻性研究，在整个试验过程中，通过随访将每个研究对象的反应和结局自始至终观察到底，实验组和对照组同步进行比较，最终做出肯定性的结论。

4. 有助于了解疾病的自然史，并且可以获得一种干预与多种结局的关系。

（二）缺点

1. 整个实验设计和实施条件要求高、控制严、难度较大，在实际工作中有时难以做到。

2. 受干预措施适用范围的约束，所选择的研究对象代表性不够，以致会不同程度地影响实验结果推论到总体。

3. 研究人群数量较大，实验计划实施要求严格，随访时间长，因此依从性不易做得很好，影响实验效应的评价。

4. 研究费时间、费人力、花费高。

5. 由于长期的随访，导致因为死亡、退出、搬迁等造成的失访难以避免。

6. 由于实验组接受某种干预措施或对照组不接受某种干预措施，因而有时涉及医德问题。

六、临床实验

（一）概念

临床实验是将临床病人随机分为试验组与对照组，试验组给予某临床干预措施，对照组不给予该措施，通过比较各组效应的差别从而判断临床干预措施效果的一种前瞻性研究。

（二）临床试验类型

可分为随机对照临床试验、同期非随机对照临床试验、历史对照临床试验、交叉设计对照试验。

（三）临床试验设计与实施

1. 研究对象的确定　根据研究目的选择研究对象。研究对象既包括实验组，也包括对照组。选择研究对象时需考虑：①研究对象的诊断标准；②研究对象的代表性；③研究对象的入选和排除条件；④医学伦理学问题；⑤样本含量的估计。选择原则主要包括：①选择对干预措施有效的人群；②选择预期发病率较高的人群；③选择干预对其无害的人群；④选择能将实验坚持到底的人群；⑤选择依从性好的人群。

2. 研究对象的随机分组　随机分组的目的是将研究对象随机分配到试验组和对照组，使比较组间具有相似的临床特征和预后因素，即两组具备充分的可比性。

3. 设立对照　①安慰剂对照：安慰剂通常用乳糖、淀粉、生理盐水等成分制成，不加任何有效成分，但外形、颜色、大小、味道与试验药物或制剂极为相近，在所研究的疾病尚无有效的防治药物或使用安慰剂后对研究对象的病情无影响时才使用。②自身对照：如对同一研究对象实验前后体内某些指标的变化情况作对比。③交叉对照：即在实验过程中将研究对象随机分为两组，在第一阶段，一组人群给予干预措施，另一组人群为对照组，干预措施结束后，两组对换试验。这种对照必须是第一阶段的干预一定不能对第二阶段的干预效应有影响。④标准疗法对照：是以常规或现行的最好疗法作对照，是临床试验中最常用的一种对照方式。

4. 确实样本含量　影响样本含量的因素主要有四个：①研究因素的有效率：即实

验组和对照组结局比较，数值差异越大，样本量就可以减少；②预期结局的发生率：预期结局发生率越高，样本量就可以减少；③检验显著性水平(α)：α 越小所需要的样本量越大；④把握度($1-\beta$)：β 越小所需要的样本量越大。

5. 资料收集　资料收集过程包括三个方面要求：盲法观察、规范观察方法、提高研究对象的依从性。资料收集过程中往往容易出现主观偏倚，采用盲法可有效避免。

6. 结果分析　实验效果的主要评价指标：有效率、治愈率、生存率。

七、筛检试验

（一）筛检

指运用快速、简便的检验、检查或其他措施，在健康的人群中发现那些表面健康，但可疑有病或有缺陷的人。筛检所用的各种手段和方法称为筛检试验。

（二）筛检的目的

1. 发现高危人群，以便实施相应的干预，降低人群的发病率，实现疾病的第一级预防。

2. 早期发现可疑病人，做到早诊断、早治疗，提高治愈率，实现疾病的二级预防。

3. 了解疾病自然史。

4. 进行疾病监测。

（三）筛检试验的效果评价

主要从真实性、可靠性和收益三方面进行。

1. 真实性　也称效度或准确性，是指测量值与实际值（金标准的测量值）符合的程度，即正确地判定受试者有病与无病的能力。评价试验真实性的指标有灵敏度、特异度、假阳性率、假阴性率、约登指数和粗一致性。①灵敏度（真阳性率）：是指实际有病且被该筛检试验正确地判为有病的概率；②特异度（真阴性率）：实际无病且被该筛检试验正确判为无病的概率；③误诊率（假阳性率）：即实际无病但根据该筛检试验确定为有病的概率；④漏诊率（假阴性率）：指实际有病但根据该筛检试验确定为非患者的概率；⑤约登指数：是灵敏度和特异度之和减 1；⑥粗一致性：是试验所检出的真阳性和真阴性例数之和占受试人数的百分比。

好的筛检试验的灵敏度、特异度均接近 100%。但实际工作中，常常表现为灵敏度高，特异度就低，反之亦然。提高筛检试验灵敏度和特异度的方法是采用联合试验。

2. 可靠性　亦称信度或重复性、精确性，是指一项试验在相同条件下重复检测获得相同结果的稳定程度。

3. 收益　是原未发现的，经过筛检试验后得到了诊断和治疗的病人数量。试验收益的评价可从个体效益和社会效益的生物学、社会经济学效益等方面进行评价。间接反映试验收益的主要指标有：①预测值：是应用筛检试验结果来估计受检者患病与不患病可能性大小的指标，分为阳性预测值和阴性预测值。阳性预测值是指试验结果为阳性结果中真正病人（用金标准确诊患某病者）所占的概率；阴性预测值是指试验结果为阴性结果中真正无病（金标准确诊未患某病者）的概率。②似然比：指病人中某种试验结果出现的概率与非病人中该试验结果出现的概率之比，包括：阳性似然比是试验结果真阳性率与假阳性率之比，说明病人中出现某种试验结果阳性的概率是非病人的多少倍；阴性似然比是试验结果假阴性率与真阴性率之比，说明病人中出现某种试验结果阴性的概率是非病人的多少倍。

一般情况下，试验的阳性预测值越高，阴性预测值就越低，反之亦然。试验的灵敏度越高，阴性预测值也就越高；试验的特异度越高，阳性预测值也就越高。人群现患率越高，试验的阳性预测值也就越高。

第八节　流行病学研究的偏倚及其控制

一、偏倚的概念

偏倚是指在研究或推论过程中所获得的结果系统地偏离真实值。偏倚属于系统误差。

二、偏倚的种类

在流行病学研究中易出现且对观察结果有较大影响的偏倚可以分为选择性偏倚、信息偏倚和混杂偏倚三类。

1. 选择性偏倚　是指由于研究对象的确定、诊断、选择等方法不正确，使被选入的研究对象与目标人群的重要特征具有系统的差异，使得从样本得到的结果推及总体时出现了系统的偏离，如现患病例-新发病例偏倚、无应答偏倚等。

2. 信息偏倚　又称观察偏倚、测量偏倚，是指研究过程中进行信息收集时产生的系统误差。测量工具、检验方法不精确、诊断标准不明确或资料的缺失遗漏等都是信息偏倚的来源，如诊断怀疑偏倚、暴露怀疑偏倚、回忆偏倚、报告偏倚、测量偏倚等。

3. 混杂偏倚　是指在流行病学研究中，由于一个或多个既与疾病有关联，又与研究因素有联系的其他因素的存在，掩盖或夸大了研究因素与疾病的联系，部分或全部地歪曲了两者间真实联系的现象。引起混杂的因素称为混杂因子。混杂因子必须满足下列三个条件：①它必须与所研究疾病的发生有关，是该疾病的危险因素之一；②必须与所研究的因素有关；③必须不是研究因素与疾病病因链上的中间环节或中间步骤。对混杂偏倚的识别可以根据混杂偏倚产生的机制，结合专业知识，并运用定量分析的方法进行判断。

三、偏倚的控制方法

偏倚的控制是流行病学研究质量控制的一个重要环节，偏倚可以发生在研究设计、实施阶段，大多数的偏倚可以在这两个阶段得以控制，有些偏倚，像混杂偏倚也可以在资料分析阶段进行控制。

1. 研究设计阶段的偏倚控制措施　通过周密、严谨的科研设计，保证研究对象的代表性，同时要严格掌握好研究对象的纳入标准和排除标准、疾病的诊断标准和各种检测仪器、试剂的一致性。在研究设计时，为了控制潜在的混杂偏倚，可以通过限制、配比、随机化、分层抽样等方法来选择研究对象。

2. 研究实施阶段的偏倚控制方法　研究实施阶段发生的偏倚主要是信息偏倚，

由于信息偏倚的来源渠道很多，因此应该有针对性地进行控制。

知识链接

中医体质流行病学调查

我国学者开展了全国大样本的中医体质流行病学调查，发现中医体质类型在不同地域间存在差异：西部阴虚质比例较高；东北和中部阳虚质比例较高；南部和华北湿热质比例较高；华北和东部血瘀质比例较高。不同性别中医体质特征也不同：男性平和质明显高于女性；女性血瘀质、阳虚质、气郁质明显高于男性。不同年龄中医体质类型的特征差异表现为平和质随年龄增高而减少，气虚质、阳虚质、血瘀质随年龄增高而增加。研究结果还提示：未婚者平和质比例较高；已婚者和其他婚姻状况者气虚质、阳虚质、痰湿质、血瘀质较多。不同职业人群的体质特征为：办事人员、农业劳动者、无职业者平和质的比例较低；单位负责人痰湿质比例较高；商业服务人员湿热质比例较高；农业劳气虚质、阴虚质、痰湿质、血瘀质比例较高。

第九节　流行病学在中医药研究中的应用

虽然流行病学一词是现代概念，但祖国医学对类似方法的认识和实践古已有之。历代中医药著述无不是在反复观察、比较、分析、试验或实践的基础上探讨某一方面疾病规律的经验总结，如中医运气学说是结合气象运动的变化规律，研究了疾病发生发展及演变规律，具备了现代流行病学回顾性和前瞻性研究的雏形，正是这种一致性，构成了中医药纳用流行病学的可能性和合理性的基础。

一、中医药科研的特点

中医药研究重视人的禀赋、体质、心理活动（七情）以及社会环境、自然环境对健康与疾病的影响。建立在整体论基础上的中医学认为：疾病是机体在内外多种有害因素的作用下，自身功能调节的失衡和对自然、社会环境适应能力的下降。这就决定了中医对人的健康与疾病的认识规律、临床治疗学等具有多维的性质和丰富的内容，反映了中医药临床研究的难度与复杂性，同时也向现有的临床科研方法学带来了新的挑战。传统的中医药研究方法既有哲学方法，如归纳、演绎、推理判断、概念化等，也有一般的科学方法，如观察法、比较法、类比法、分类法、调查法、试错法等，这些独具中医特色的思维模式和研究方法更着重于宏观性、整体性和直观性，因而形成了宏观描述较多而精确量化较少、综合推理较多而具体分析较少、直观观察较多而实验研究较少的特点，如不少方药的疗效研究中设计不严谨，试验组与对照组缺乏可比性，或者是无对照组的描述性研究；观察对象的标准缺乏严格的规定，没有足够的样本数量，观察指标的测量不明确；证候、疗效判断指标都难以规范化，量化；分析和判断结果时往往自觉、不自觉地掺杂着观察者的主观成分，所有这些都大大影响了研究结论的可靠性，难以反映方药的真实效应，削弱了论证强度，这些在一定程度上阻碍了中医药学的发展。

将流行病学方法引入中医药研究的优点在于：一是可以使研究的方法科学严谨，能较好地反映现实、较正确地认识客观现象；二是它可以解决中医定性指标多，定量指标少的难题，使一些模糊的定性指标量化，以利于分析研究；三是可以发展中医基础理论，通过临床流行病学的研究可以使个体化与群体性结合起来，这样就有利于解决中医长期困惑的既注重整体观（宏观，群体倾向性）、辨证论治（个体化），又强调病证理论的升华（群体性，这方面相对于个体化显得薄弱）的问题，从而可发展中医理论与学术。因此运用流行病学的思想和方法，针对现代中医研究领域的热点或关键问题进行临床研究，必将使中医药临床研究成果更具科学性和真实性。

二、流行病学在中医药研究的应用

1. 病因学方面　中医学认为疾病的病因有六淫、疫疠、七情、饮食、劳倦、外伤和虫兽所伤等。通常情况下，中医药研究对疾病病因的确定，不是直接观察到具体的致病因子，而是通过分析疾病的症状、体征来推求病因，依赖长期临床经验的积累，采用病例分析的形式描述，令人不能十分信服。采用流行病学研究病因的方法，分析评价病因因素，可提高病因因素的论证强度。

2. 体质学方面　临床流行病学在中医体质研究取得的成果中发挥了较大的作用。流行病学研究体质采用群体调研的方法，通过对不同个体、群体的观察、测量、询问、实验、检查等方法获取资料，经过对资料的整理、分析，做出综合评价，建立量化标准以反映体质类型特征。

3. 证候学方面　“辨证”论治是中医学理论体系的基本特点，其核心是对“证”的认识和判断。证候的判断很大程度上有赖于观察者的个人经验，虽然我国在证候的标准化和规范化方面做了大量的工作，但仍有许多问题尚待解决。在辨证过程中，引入临床流行病学的群体观点和分析方法，通过开展多方面的协作，在科学总结群体经验的同时，对不同病证采用大组病例证候辨证的规范化定量化研究，并进一步采用前瞻性对照研究以验证，最终形成客观、可计量、重复性较好的辨证分型方案。

4. 评定临床疗效　目前中医药临床疗效在一定程度上是一种随机现象，疗效的评定标准也不一致。疗效的评价必须是可重复、非偶然性。临床疗效评定中应综合运用流行病学群体分析的方法标准化处理，排除选择性、测量性、混淆性等各种偏倚。

5. 预防医学方面　中医药在长期的实践中摸索和积累了丰富的养生防病经验。要使中医的养生防病的独特理论和方法在人类健康事业中发挥更大的作用，应该采用临床流行病学的群体调查方法，从中医角度阐明人类健康状态的分布规律，探讨影响健康和疾病的因素，从生态学角度提出预防策略和措施，发展群体生态学的养生之道。

需注意的是，在引入流行病学的过程中应注意结合中医特点，特别是软指标的测评和生存治疗评价体系的建立，以丰富和完善中医药理论，使中医药适应时代的发展和患者的需求，真正与国际接轨。

（卢晓红　蒋建平）

复习思考题

1. 流行病学的用途。
2. 请简述流行病学研究方法中的观察法。
3. 实验性研究的基本特点有哪些？

扫一扫
测一测

下篇

健康促进与疾病控制

PPT 课件

第七章

健康教育与健康促进

扫一扫
知重点

学习要点

健康相关行为；健康教育的实施；健康促进的实施；中医健康教育。

健康教育与健康促进是重要的疾病防控与公共卫生策略，也是实现“健康中国2030”战略目标的重要手段和方法。它可促使人们自愿采纳健康的生活方式和行为，降低致病危险因素暴露水平，是一项低投入、高产出、高效益的保健措施。美国疾病预防控制中心研究结果显示，如果美国男性公民不吸烟、不过量饮酒、合理的饮食和进行经常性锻炼，其平均寿命可期望延长10年，与之相比，美国用于提高临床医疗技术的投资，每年数以千亿计，却难使美国人口期望寿命增加1年。

第一节　健康相关行为

一、健康相关行为的概念

行为(behavior)是内、外部刺激作用于完整有机体所引起的外显活动。美国心理学家伍德沃斯(Woodworth)提出了著名的“S-O-R”行为表示式，S(stimulation)代表机体内外环境的刺激，O(organization)代表有机体，R(reaction)代表行为反应。健康相关行为(health-related behavior)指个体或团体与健康或疾病有关联的行为。

二、健康相关行为的内容

(一)促进健康的行为

促进健康的行为(health-promoted behavior)是指个体或群体在客观上有益于自身和他人健康的行为，可以分为以下五类：

1. 基本健康行为　指在日常生活中对健康有益处的基本行为，如合理营养与膳食、适量的运动、饭前便后洗手等行为。

2. 避开环境危害的行为　避免暴露于对健康有害的社会环境或自然环境的危险因素中，如积极应对负性生活事件，雾霾天气严重时避免在户外锻炼身体等。

3. 预警行为　指对可能发生的危害健康的事件采取预防性的行为，避免事故发生并能在事发后正确处置的行为，如在建筑工地戴安全帽、驾车系安全带、遇地震、泥石流等自然灾害后自救和他救行为。

4. 合理利用卫生服务　指通过合理利用现有的卫生服务，实现三级预防，维护自身健康的行为，如定期查体、预防接种、患病后及时治疗并遵从医嘱等。

5. 戒除不良嗜好　自觉戒除如吸烟、酗酒、药物滥用等对健康有危害的个人爱好。

（二）危害健康的行为

危害健康的行为（health risky behavior）是指偏离个人、他人乃至社会的健康期望，客观上不利于健康的一组行为。危害健康的行为可以分为以下两类：

1. 不良生活方式与习惯　不良生活方式是一组习以为常的、对健康有害的行为，它对健康的影响具有潜伏期长、特异性弱、协同作用明显、个体差异大、广泛存在等特点，如长期吃油炸食品、高盐饮食、不参加体育锻炼等。

2. 致病行为模式　是指导致特异性疾病发生的行为模式。国内外研究多的是与冠状动脉粥样硬化性心脏病（冠心病）密切相关的 A 型行为模式，以及与肿瘤发生密切相关的 C 型行为模式（详见第四章第二节心理因素与健康）。

3. 不良疾病行为　疾病行为是指个体从感知到自身患病到身体康复全过程所表现出来的一系列行为。不良疾病行为可能在上述过程中的任何阶段发生，常见的不良疾病行为有：疑病、讳疾忌医、不及时就诊、不遵从医嘱、迷信、恐惧、自暴自弃等。

4. 违反社会法律、道德的危害健康行为　吸毒、乱性等直接危害行为者的健康，又扰乱正常社会秩序，危害社会健康。

三、健康相关行为改变理论

健康行为改变理论能帮助解释和预测健康相关行为的演变，分析内外部影响因素对行为的作用，探索行为改变的动力和过程，帮助评价健康教育干预的效果。以下是两种常用的理论模式：

（一）健康信念模式

健康信念模式（The health belief of mode，HBM）是指人们要接受医生的建议，采取某种有益健康的行为或放弃某种危害健康的行为，需要具有以下几方面的认识。

1. 感知到某种疾病或危险因素的威胁　疾病可能会带来伤残、死亡等未知的结果，还可能导致失业、家庭矛盾、沉重的经济负担等负面影响，如部分肺结核患者对坚持规范治疗的重要意义认识不足，把肺结核症状的暂时缓解误为疾病已治愈，便自行停药，导致耐多药肺结核，可见患者对疾病的严重性和易感性都应有明确的认识。

2. 对采取某种行为或放弃某种行为的结果的估计　意识到行为改变会带来的益处，同时也认识到行为改变中可能出现的障碍。以戒烟为例，大量研究已经说明脑卒中、肺癌等疾病的发生都与吸烟相关联，但烟草中的成瘾物质尼古丁可以使戒烟人群产生戒断症状，因此可以根据成瘾程度采取梯度药物戒烟等方法。

3. 自我效能　指对自己实施和放弃某行为的能力的自信，如戒除毒品等成瘾性的物质，首先应有坚定的信念、有信心通过长期的努力戒除，并防止复吸。

健康信念模式也受个人的健康状况和健康素养的影响，同时还受性别、年龄、社会阶层等人口学特征的影响。在实践中应使人群对危害健康的行为产生畏惧，相信行为改变虽然困难重重，但会带来有价值的结果，因此要充满自信的改变危害健康的行为。

（二）行为改变阶段模式

行为改变阶段模式（stages of change theory，SCT）最初用于戒烟行为的探讨，很快被应用于酒精及物质滥用、饮食失调及肥胖、高脂饮食、艾滋病预防等方面的行为干预研究，效果显著。该模式认为人的行为改变是一个复杂、渐进、连续的过程，要经历以下五个不同的阶段：

1. 无打算改变阶段（precontemplation）　即在未来六个月中没有改变自己行为的考虑，或有意坚持不改。由于没有思想准备，不了解自己的问题，或曾尝试改变，但都以失败告终。

2. 打算改变阶段（contemplation）　进入该阶段的人打算在六个月内采取行动，改变疾病危险行为。此阶段已经意识到自身的行为问题、行为改变后的益处和存在的困难，因此心理上犹豫不决。

3. 准备改变阶段（preparation）　处于该阶段的人将于未来一个月内改变行为。该人群在过去一年中已经开始行动，对所采取的行动已有打算。

4. 行动阶段（action）　进入该阶段的人，在过去六个月中目标行为已有所改变。

5. 行为保持阶段（maintenance）　处于该阶段的人已经实现了目标，维持新行为状态长达六个月以上。

知识链接

全球公共卫生宣传活动

全球公共卫生宣传活动具有巨大潜力，可以提升对于卫生问题的认识和理解，从当地社区到国际舞台动员人们支持行动。全年有许多世界日与具体的健康问题或疾病有关，从阿尔茨海默病到人畜共患病。但是，世界卫生组织特别关注其会员国授权确定为"正式"全球公共卫生宣传活动的七个世界日和两个世界周。即：

世界防治结核病日，3月24日	世界卫生日，4月7日
世界免疫周，4月最后一周	世界防治疟疾日，4月25日
世界无烟日，5月31日	世界献血者日，6月14日
世界肝炎日，7月28日	世界提高抗生素认识周，11月的第3周
世界艾滋病日，12月1日	

第二节　健康教育

一、健康教育的概念

健康教育是以健康为中心的全民性教育，旨在通过保健知识和技术的传播，影响人们的认识态度和价值观念，鼓励建立正确的健康意识，养成积极的社会心理态度，提高自我保健能力，培养健康的生活方式，终止不健康的行为，消除危险因素，预防疾病，促进健康。它是面向全民，解决主要卫生、体质问题的一项长期策略，是有计划、有组织、有系统的教育活动。

二、健康教育的原则与任务

(一) 健康教育的原则

1. 科学性 传播医学知识,内容要正确无误,引用证据可靠,举例实事求是,切忌哗众取宠、片面绝对,例如,妊娠初的三个月内感染风疹引起婴儿畸形的可能性约为25%,危险性最易发生在母亲还不知道已经妊娠的时候。健康教育传播内容既要能指导预防,又要避免造成群众的误解。

2. 群众性 健康教育的根本是以健康为中心,面向全社会人群的全民性教育。健康教育应从幼儿园抓起,对于建立良好的行为定型,对于造就一代有良好健康文化素质的新人,具有决定性意义。健康教育还要适应不同人群的需要,采取群众喜闻乐见且易于接受的各种形式,例如,把“吸烟有害健康”的医学科学理论,通过深入浅出、通俗易懂的健康教育,使烟民自觉戒烟。

3. 艺术性 为了保证健康教育取得较大社会效益,针对主要疾病的危害及有关危险因素,根据不同对象的心理特点、兴趣爱好和自我保健要求,组织直观形象教育和视听电化教育,提高群众接受的兴趣。

4. 针对性 健康教育的对象是整个人群。每个人在不同年龄阶段均有不同的健康问题,不同性别、职业和文化程度的人在认知水平、心理状态及对卫生保健的需求方面也各不相同。因此,做到因人施教,有的放矢地开展群众乐意接受的健康教育。

(二) 健康教育的任务

1. 宣传和贯彻国家有关方针、政策、法规,加大健康促进的行政干预力度,创造健康的支持环境。

2. 协调政府各部门及社会团体共同承担卫生保健事业的社会责任,动员领导层和群众关心、支持、参与社会卫生保健事业,积极开展群众性爱国卫生运动,促进社会主义精神文明建设。

3. 广泛深入地开展社区健康教育和健康促进活动,普及卫生保健知识,增强广大群众的健康意识和自我卫生保健能力,养成有益于健康的行为生活方式,消除和降低影响健康的危险因素。

4. 进行健康教育培训,特别是对饮食行业等公共场所直接为顾客服务人员的重点人群培训,以增强其贯彻执行有关卫生法规的自觉性和职业道德。

5. 发挥医疗卫生机构和医务工作者在健康教育和健康促进活动中的导向和骨干作用,积极宣传、推广有关卫生保健方面的研究成果和先进经验。

6. 对健康教育和健康促进行动过程及其效果,进行系统观察和评价,以不断地修订、完善健康教育实施计划。

三、健康教育的传播与形式

传播学的概念于20世纪60年代引入健康教育领域,逐渐形成了健康传播学,丰富了健康教育的理论和方法,在卫生服务领域极大地指导了健康教育实践工作。

(一) 概念

传播(communication)是一种社会性传递信息的行为,是个人之间、集体之间以及个人与集体之间交换、传递新闻、事实、意见的信息过程。简单概括为,传播就是传递、散布、交流信息（包括思想、情感）的行为和过程。

健康传播（health communication）是指通过各种渠道，运用各种传播媒介和方法，为维护和促进人群健康而制作、收集、传递、分享健康信息的过程。

（二）影响健康传播效果的因素

健康传播是健康教育的重要手段和策略，影响健康传播效果的因素主要有以下五点：

1. 传播者因素　传播主体的专业知识与技能，自身的权威性、修养、技巧等直接影响着传播效果。

2. 信息因素　信息应科学、通俗易懂、贴近目标人群。如《中国公民健康素养（2015 年版）》，从基本知识和理念、健康生活方式与行为、基本健康技能三个方面共 66 条界定了我国公民健康素养的基本内容，内容科学严谨、实用性强，是评价我国公民健康素养水平的重要依据。

3. 媒介渠道因素　可根据实际情况选择人群喜爱的综合性传播方式。如利用微信公众号等打造“互联网+健康”，使线上和线下媒介联动，起到优势互补的作用。

4. 受传者因素　了解受传者的个体差异和群体特点是提高健康传播效果的重要途径。研究表明，农民健康素养水平比知识分子低，这要求对不同的受传者，“量身定制”有针对性的传播内容、传播方式等。

5. 环境因素　包括传播活动发生的自然环境和社会环境，减少不利环境的影响，如深入社区开展戒烟工作，需要得到该社区和家庭环境的支持，这些都能对受传者的态度和行为产生影响。

（三）健康教育的形式

1. 口头宣传　是最常用、最基本的健康教育方法。特点是灵活方便，适用性强，不需要特殊的设备，可以随时随地进行，并可充分利用语调、表情等使讲授更具有生命力。口头宣传的基本方式有报告会、专题讲座、座谈会、家庭访问（个别谈心）、广播和举办培训班等。

2. 文字宣传　是把宣传内容用文字表达的方式进行健康教育的方法。特点是不像口头宣传那样受时间和空间的限制，比语言的作用持久。文字宣传的基本方式有标语、黑板报、卫生小报、传单和小册子等。

3. 形象宣传　是运用形象资料进行健康教育的方法。特点是比单纯的文字宣传更具有吸引力和真实感，给人们的印象也比较深刻。形象宣传的基本方式有宣传画、挂图、图片、摄影、连环画、模型和实物标本展示等。

4. 综合宣传　是以形象宣传为主，配合文字和口头讲解的健康教育方法。特点是内容丰富、形式多样、有系统性、声势较大，给人的印象深刻。综合宣传一般是举办不同性质的卫生展览，如流动性卫生展览、“一条街卫生宣传”和“游园会卫生宣传”等方式。

5. 电化教育　又称视听教育，是一种运用现代化的声、光、电等音像设备，将口头宣传、文字宣传、形象宣传与音乐、文学、艺术相结合的健康教育方式。特点是形象直观、有声有色、群众喜闻乐见，有较佳的宣传教育效果。常见的视听节目有电影、电视、录音、幻灯、投影等。

知识链接

全国居民健康素养监测现状

健康素养是指个人获取和理解基本的健康信息和服务，并运用这些信息和服务做出正确决定，以维护和促进自身健康的能力。2016 年第九届全球健康促进大会“提高健康素养”主题全体会议上介绍了中国健康素养推进工作经历了探索阶段、推广阶段和加大财政投入三个阶段。

《全民健康素养促进行动规划(2014—2020 年)》中提出“到 2020 年，全国居民健康素养水平提高到 20%”的目标，2008 年我国第一次开展健康素养监测，从 2012 年开始，每年一次连续监测。2012 年我国城乡居民健康素养水平为 8.80%，比 2008 年高 2.32%，2015 年达到 10.25%，居民健康素养水平呈缓慢上升的趋势，但从知识、行为、技能角度来看，健康知识的知晓率最高，健康生活方式与行为的知晓率最低，基本医疗和慢性病防治的素养也比较低。

四、中医健康教育

在当今世界向往健康的趋势下，作为世界传统医学中最完善的医学之一的中医学有着得天独厚的优势。中医健康教育是通过多种形式的健康教育活动，向社区居民普及中医基本知识与养生保健技术，增强居民的健康意识和自我保健能力，促使人们自觉采纳有益于健康的起居、饮食，增强体质，消除或减轻影响健康的危险因素，预防疾病，促进健康，提高生活质量，如在社区开展中医四季饮食、起居，体质调养，中医防病等养生保健知识的健康教育工作。

（一）中医健康教育的工作原则

1. 坚持科学、适用，突出中医特色。

2. 因人施教，重点突出。

3. 广泛参与，形式多样。

（二）中医健康教育的主要形式

1. 语言方法采取口头交谈、健康咨询、专题讲座、医患（或群众）座谈等方法宣传中医药保健知识。

2. 文字方法包括：标语、宣传单、宣传画、宣传册、医药报刊、墙报、专栏、健康教育处方、运动处方等。

3. 图片与实物包括图片、照片、中药标本、模型、示范等。

4. 多媒体方法包括广播、幻灯片、互联网、电视、电影等音像手段。

5. 趣味活动如健身表演、知识竞赛、有奖竞猜等；通过播放视频、模型展示和中医医生现场教授等方法结合，组织各全科服务团队的医护人员、健康促进志愿者和社区居民等学习常用穴位的取穴、按摩技巧和功效，通过实践和体验学会在日常生活中应用适宜技术处置失眠、鼻出血、牙疼等常见症状；推广高血压保健拳操、颈椎保健操、五禽戏、太极拳等保健拳操等，让社区居民能通过亲身实践学会家庭常用的中医健康保健技能，通过传统拳操锻炼增强体质，改善和促进康复。

6. 营造中医药文化环境在社区卫生服务机构显著位置悬挂古代名中医人物画像，塑立中医人物塑像，张贴古代健康养生诗词，中医食疗挂图和牌匾等。

第三节 健康促进

一、健康促进的概念与特征

（一）健康促进的概念

健康促进是指促进人民提高和控制自己健康的过程，是协调人类与环境之间关系的战略。它规定了个人与社会对健康应负的责任，包括个人与家庭、社区和国家一起采取措施，鼓励健康的行为，增强人们改进和处理自身健康问题的能力。

美国健康教育学家劳伦斯·格林教授对健康促进所下的定义是得到公认的：即健康促进是指一切能促使行为和生活条件向有益于健康改变的教育与环境支持的综合体，该定义使健康促进的实施更具有可操作性，即“健康教育+环境支持”。

（二）健康促进的基本特征

1. 健康促进是在组织、政治、经济、立法上提供支持环境，它对行为改变的作用比较持久并且带有约束性。

2. 健康促进涉及整个人群和人们社会生活的各个方面，而不仅限于某一部分人群或仅针对某一疾病的危险因素。

3. 在疾病三级预防中，健康促进强调一级预防甚至更早阶段，即避免暴露于各种行为、心理、社会环境的危险因素，全面增进健康素质，促进健康。

4. 社区和群众参与是巩固健康发展的基础，而人群的健康知识和观念是主动参与的关键。通过健康教育激发领导者、社区和个人参与的意愿，营造健康促进的氛围。

5. 与健康教育相比，健康促进融客观的支持与主观参与于一体。前者包括政府和环境的支持，后者则着重于个人与社会的参与意识和参与水平。因而健康促进不仅包括了健康教育的行为干预内容，同时还强调行为改变所需的组织支持，政策支持，经济支持等环境改变的各项策略。这就表明健康促进不仅是卫生部门的事业，而且是要求全社会参与和多部门合作的社会工程。

知识链接

老龄社会下的健康促进

全世界老年人的预期寿命将继续提高。目前全世界60岁及以上人口为8.41亿，预计到2050年将达到20亿。这些老年人中的80%将生活在低收入和中等收入国家。与此同时，60岁以上的人占全球死亡和疾病总负担的近四分之一（23%），而且其中大部分是由于癌症、慢性呼吸道疾病、心脏病、肌肉骨骼疾病（如关节炎和骨质疏松症）以及精神和神经障碍等引起的长期疾病。这种疾病和健康减损的长期负担影响患者、其家庭、卫生系统和经济发展。提高全因此，需要制定战略，为其提供通俗易懂的健康教育，实施可及性的健康促进，并考虑其身体和社会环境，如强调低成本的疾病预防和早期发现而不是治疗（如减少盐摄入量并增加疫苗的使用）；更好地利用技术（如针对农村人口的流动医院）；以及就多种慢性病的管理培训卫生保健工作人员。

全球健康促进大会

二、健康促进的活动领域与策略

1986 年 WHO 在加拿大渥太华召开第一届健康促进大会,发表了著名的《渥太华宪章》,明确提出了健康促进所涉及的五个主要活动领域和三个基本策略。

(一)健康促进的活动领域

1. 制定能促进健康的公共政策　由于健康促进的含义已超出卫生保健的范畴,要求非卫生部门也要实行健康促进政策,应把健康问题提到各部门、各级政府和组织的决策者的议事日程上,制定出更有利于健康的政策与法规。

2. 创造支持的环境　健康促进必须创造安全的、满意的和愉快的生活和工作环境。各系统在评估快速变化的环境对健康的影响时,要采取相应措施以保证社会和自然环境有利于健康的发展。

3. 加强社区的行动　社区人民有权决定他们需要什么以及如何实现其目标,提高生活质量的真正力量是他们自己。在健康促进中还应充分发动社区力量,使社区人民积极有效地参与卫生保健计划的制定和执行,挖掘社区资源,帮助他们认识自己的健康问题并找到解决问题的办法。

4. 发展个人的技能　通过提供健康信息与教育以发展并提高人们做出健康选择的技能,使人们能够更好地控制自己的健康和环境,不断地从生活中学习健康知识,有准备地应付人生各阶段可能出现的健康问题,并很好地应付慢性病和外伤。学校、家庭、工作单位和社区都要帮助人们做到这一点。

5. 调整保健服务方向　健康促进中的卫生服务的责任应由个人、社会团体、卫生专业人员、卫生部门、工商机构和政府共同分担。社会整体必须共同努力,建立一个有助于健康的卫生保健系统,医疗部门的作用必须超越仅提供治疗服务的范围,向提供健康促进服务方向发展。

(二)健康促进的基本策略

1. 倡导(advocacy)　是指通过社会舆论和行动,就某一议题获得社会的接纳、政策的支持以及政治承诺。倡导社会对健康策略的认同,激发社会群体的关注和参与,倡导相关部门大力支持,极大地满足群众对健康的需求。

2. 促成(enabling)　是指健康促进工作者以增权的方式与服务对象个体或群组一起共同采取行动的过程。所谓增权(empowerment),是指通过积极参与,让人们增强自我决策、排除障碍和采取行动的能力,从而改变影响他们自身健康的因素和促进健康的过程。它包括个体及人际水平、组织水平和社区水平三个层面。通过积极表达需求和想法,并为实现需求而参与行动,以保障实现卫生资源的合理分配等决策的参与。

3. 协调(mediation)　是指让利益冲突各方围绕促进和保护健康而妥协的过程。健康促进涉及多部门的合作,应协调不同个人、社区、卫生机构、社会经济部门、政府与非政府组织等在健康促进中的利益和行动,组成强大的联盟与社会支持体系,共同实现健康目标。

三、我国健康促进的基本原则

2016 年,国家卫生和计划生育委员会、教育部等九部门根据《"健康中国 2030"规划纲要》和《"十三五"卫生与健康规划》制定了我国健康促进的基本原则。

（一）坚持以人为本

以人的健康为中心，根据群众需求提供健康促进与教育服务，引导群众树立正确健康观，形成健康的行为和生活方式，提升全民健康素养。强化个人健康意识和责任，培育人人参与、人人建设、人人共享的健康新生态。

（二）坚持政府主导

始终把人民健康放在优先发展的战略地位，强化各级政府在健康促进与教育工作中的主导作用，将居民健康水平作为政府目标管理的优先指标，加强组织领导和部门协作，共同维护群众健康权益。

（三）坚持大健康理念

注重预防为主、关口前移，关注生命全周期、健康全过程，推进把健康融入所有政策，实施医疗卫生、体育健身、环境保护、食品药品安全、心理干预等综合治理，有效应对各类健康影响因素。

（四）坚持全社会参与

充分发挥社会各方面力量的优势与作用，调动企事业单位、社会组织、群众参与健康促进与教育工作的积极性、主动性和创造性，建立健全多层次、多元化的工作格局，使健康促进成为全社会的共识和自觉行动。

四、健康教育与健康促进的关系

（一）健康教育与健康促进的联系

健康教育是整个卫生事业的组成部分，也是创造健康社会环境的"大卫生"系统工程的一部分。健康教育是健康促进的基础，健康促进如不以健康教育为基础，则健康促进是无源之水，无本之木，而健康教育如不向健康促进发展，其作用就会受到极大限制。

（二）健康教育与健康促进的区别

1. 健康教育的主体主要是掌握专业医疗知识的医务工作者，而健康促进的主体是政府或相关政策的制定者。

2. 健康教育以改善个体的行为和生活方式为核心，使其远离不健康的生活方式；健康促进则以创造支持性环境为核心，包括良好的社会环境、家庭环境等。

3. 健康教育的主要任务是动员个人改善不健康的生活方式和行为，而健康促进以社会动员为己任，充分发挥社会力量。

4. 在方法上，健康教育是教育为主，传播为辅，二者相辅相成；健康促进重点在营造支持性环境和组织行为，运用多种因素全方位整合资源，达到健康促进的最佳效果。

5. 通过健康教育，可在短时期内使受教育对象在知识、健康信念和行为方面发生改变，而健康促进可以使个体和群体的健康水平提高且具有持久性。

（王　硕）

复习思考题

1. 如何理解危害健康的行为？
2. 影响健康传播效果的因素有哪些？
3. 健康教育与健康促进的基本策略有哪些？

扫一扫
测一测

PPT课件

08章PPT

第八章

社区卫生服务

扫一扫
知重点

学习要点

社区与社区的基本要素；社区卫生服务的特征、内容和方式；国外社区卫生服务发展状况与特点；社区中医药卫生服务的基本原则和优势；社区中医药服务的基本内容。

第一节　社区卫生服务概述

一、社区的概念与要素

（一）概念

社区（Community）是指若干个社会群体（家族、氏族）或社会组织（机关、团体）聚集在某一区域里所形成的一个生活上相互关联的大集体，是宏观社会的缩影。在我国，城市社区一般是指街道，农村社区一般指乡镇。但社区并不完全等同于“行政区域”，有时同一社区被划分为不同的行政区，而同一行政区也包含不同的社区。

（二）社区的基本要素

社区构成的基本要素应该包括一定数量的人口、一定范围的地域、一定规模的设施、一定特征的文化和一定类型的组织。

1. 一定数量的人口　人群是社区存在的基础，也是构成社区的第一要素。WHO认为一个具有代表性的社区人口规模约10万~30万，人口过多或者过少都不利于社区的正常运行。

2. 一定范围的地域　地域是社区存在和发展的前提，是构成社区的重要条件。一个有代表性的社区面积在5000~50000km^2，包括自然和社会人文环境，同一个地理区域可以有商业区、文化区、生活区等。

3. 一定规模的设施　基本的生活服务设施是社区人群生存的基础，也是联系社区人群的纽带。社区主要的生活服务设施有学校、医疗机构、住房等。

4. 一定特征的文化　社区成员通常具有共同的利益和需求等，所以彼此间容易形成相同的意识、规范、文化氛围等。

5. 一定类型的组织　我国社区的基层管理机构是居委会和派出所，生活制度和管理机构是维持社区秩序的基本保障，是构成“大集体”的必要条件。

二、社区卫生服务的概念与目的

（一）社区卫生服务的概念

社区卫生服务是在政府领导、社区参与、上级卫生机构指导下，以基层卫生机构为主体，全科医师为骨干，合理使用社区资源和适宜技术，以人的健康为中心、家庭为单位、社区为范围、需求为导向，以妇女、儿童、老年人、慢性病人、残疾人等为重点，以解决社区主要卫生问题、满足基本卫生服务需求为目的，融预防、医疗、保健、康复、健康教育、计划生育技术服务等为一体的，有效、经济、方便、综合、连续的基层卫生服务。发展社区卫生服务，对于解决群众看病难、看病贵的问题，为群众提供廉价、便捷的医疗保健服务，提高全社会疾病预防控制水平，具有重要意义。

（二）社区卫生服务的目的

1. 提高人群健康水平、延长寿命、提高生命质量　对不同的服务人群采取健康教育与促进健康、预防疾病与控制、系统保健与健康管理、疾病的早发现、早诊断治疗和康复、预防接种等措施来提高人口素质和人群健康水平。

2. 创建健康社区　个人和家庭通过健康促进养成良好的生活方式，在社区创建良好的自然和社会环境，将社区服务与社区建设相结合，创建具有健康人群、健康环境的健康社区，为创建健康城市奠定基础。

3. 促进基本卫生服务的全覆盖　通过开展社区卫生服务，使居民“小病进社区，大病进医院”，改善公众健康状况。2005 年第 58 届世界卫生大会提出了全民健康覆盖（universal health coverage，UHC）的概念，其目标是确保所有人都获得所需要的卫生服务，避免了付费时的经济困难，进而实现卫生资源的合理配置和促进健康公平性。

知识链接

健康社区

健康社区（Healthy Community）指一个拥有持续发展的社区资源，不断改善的生活环境，让社区居民可以互相支持，发挥每个人最大潜能的社区，它强调个人所处的社区文化、社区环境和社区机构的健康。美国最早提出“健康社区”概念，20 世纪 60 年代，美国政府要求：政府、组织、企业和健康部门进行沟通，相互了解，从而解决地方的问题和群众需求，进而提高社会的生活质量和健康水平。

《2030 可持续发展中的健康促进上海宣言》中明确指出，城市和社区是实现健康的关键场所，承诺：优先实施能够为健康、福祉和其他城市政策创造共同利益的政策，充分利用社会创新和交互式技术；支持城市改善公平和社会包容，通过加强社区参与提高社区不同人群的知识和技能；以人民健康和社区和谐为核心，重新调整医疗卫生和社会服务方向，实现公平最大化。

三、社区卫生服务的特征

1. 以健康为中心　社区卫生服务以健康为中心，要求我们在重视疾病治疗的同时，关注环境改变、不良行为生活方式以及社会、家庭等对健康的影响，帮助全体社区居民建立健康的生活方式和良好的行为习惯，消除影响健康的各种有害因素，预防疾病，促进健康。

2. 以人群为对象　医院的服务是以就诊的每个患者作为服务对象的，而社区卫生服务是以维护社区内的整个人群的健康为准则的，如提高社区人群的健康意识，以改变不良行为生活方式为特点的社区健康教育、社区计划免疫、妇幼和老年保健、合理营养等，都是从整个社区人群的利益和健康出发的。

3. 以家庭为单位　家庭可通过遗传、环境、饮食和情感反应等途径影响个人健康，个人健康问题也可以影响家庭其他成员乃至整个家庭的结构和功能。家庭又是诊治患者的重要场所和可利用的有效资源，如需照顾老人的健康，必须动员家庭子女承担起责任和义务。以家庭为单位的医疗保健服务，是社区服务区别于其他形式卫生服务的重要特点。

4. 以需求为导向　社区卫生服务各项工作的实施均以居民需求为导向，针对社区及社区居民的实际情况和客观需要，并根据居民的经济水平及社区自己所拥有的资源，发展和应用适宜的技术为居民提供经济有效的卫生服务。一切从实际出发，从老百姓的需求着手，应用社会市场学去开辟服务的领域。

5. 提供综合服务　社区卫生服务是集预防、医疗、保健、康复、健康教育、计划生育技术服务等为一体的综合性服务，服务对象不分性别和疾病类型，既包括病人，也包括非病人；服务内容集防、治、保、康、教一体化，涉及生理、心理和社会文化各个方面；服务范围包括个人、家庭和社区。

6. 提供连续性服务　社区卫生服务从出生到临终全程提供服务，包括从对各种健康问题、健康危险因素的监测，到机体最初出现功能失调、疾病发生、发展、演变、康复的各个阶段。

7. 提供协调性服务　社区卫生服务是一种协调性服务，包括社区卫生服务机构内部、与政府各部门、与上级医院和预防保健机构、与街道居委会等社区内各部门的协调等。通过会诊、双向转诊等措施，调动整个医疗保健服务体系和社区其他力量共同解决社区人群的健康问题。

8. 提供可及性服务　社区医护人员是社区居民健康维护的“守门人”，在地理上接近（步行15分钟就能到达），使用上方便，提供基本医疗服务和适宜技术，价格比大医院要低，居民能够承担得起，可满足80%以上居民卫生保健服务需要。

知识链接

社区卫生服务

二次大战以后，世界各国普遍重视发展社区卫生服务。在发达国家，医疗卫生保健的重点经历了从基层（家庭）→医院→基层（社区）的转移过程。即在20世纪以前，以单家独户的个体医疗为主。20世纪开始，逐渐形成了以医院为中心的医疗保健模式。60年代起，医疗保健的重点又回到了基层，即回到社区卫生服务，主要原因是社区卫生服务是综合性保健服务，重视预防，不仅可以节约资源，也能较好地满足居民对卫生保健的需求。在发展中国家，经济水平低，卫生资源有限，更应发展社区卫生服务，推行简便技术，改善居民健康状况。

四、社区卫生服务的实施

（一）社区卫生服务对象

1. 健康人群　健康人群是指身体和心理健康，具有良好社会适应能力的人群。

2. 高危人群　高危人群是存在明显的对健康有害因素的人群，其发生疾病的概率明显高于其他人群。包括：①高危家庭成员：凡是具有以下任何一个或更多标志的家庭即为高危家庭：单亲家庭，吸毒、酗酒者家庭，精神病患者、残疾者、长期重病者家庭，功能失调濒于崩溃的家庭，受社会歧视的家庭。②具有明显的危险因素的人群：危险因素是指在机体内外环境中存在的与疾病发生、发展及死亡有关的诱发因素，如不良的生活方式、职业危险因素、社会和家族危险因素。

3. 重点保健人群　重点保健人群是指由于各种原因需要在社区得到系统保健的人群，如儿童、妇女、老年人、疾病康复期人群、残疾人等需要特殊保健人群。

4. 病人　患有各种疾病的病人，包括常见病病人、明确诊断的慢性病病人、需在现场急救的病人等。

（二）社区卫生服务的提供者

社区卫生服务的提供者以全科医生为核心，由其他医生、社区护理人员、公共卫生人员、社区团体（学校、工厂等）、社区机构、社区居民代表、社会工作者及志愿者等组成。他们从影响健康的因素入手，为社区卫生服务对象提供预防、保健、健康促进、康复、医疗和计划生育技术服务等综合服务措施。

（三）社区卫生服务的内容

社区卫生服务将社区预防、医疗、保健、康复、健康教育和健康促进、计划生育技术服务等融为一体。居民在任何时间都能够在社区内得到经济而周到的医疗保健服务。其基本工作内容如下：

家庭医生签约服务

1. 社区卫生诊断　在社区管理部门组织领导以及卫生行政部门的指导下，了解社区居民健康状况，针对社区主要健康问题，制定和实施社区卫生工作计划。开展社区卫生服务信息的收集、整理、统计、分析及上报工作。

2. 健康教育　针对社区主要健康问题，开展面向群体和个人的健康教育，指导社区居民纠正不利于身心健康的行为和生活方式。

3. 疾病防治　开展传染病、地方病、寄生虫病以及慢性非传染性疾病的防治，执行法定传染病登记与报告制度，协助开展漏报调查，对重点慢性病患者实施规范化管理，开展精神卫生咨询、宣传与教育及社区康复工作。

4. 卫生保健　开展妇女、儿童及老年人等特殊人群的卫生保健，提供有关生理与心理知识的宣传、教育与咨询，指导意外伤害的预防、自救和他救等。

5. 计划生育技术指导　提供计划生育技术服务和宣传教育，指导夫妻双方避孕、节育及相关咨询。

6. 社区医疗　提供一般常见病、多发病和诊断明确的慢性病的医疗服务，疑难病症的转诊，急危重症的现场紧急救护及转诊；提供家庭出诊、家庭护理、家庭病床等家庭医疗服务。

7. 社区康复　了解社区残疾人等功能障碍患者的基本情况和医疗康复需求，以躯体运动功能、日常生活活动能力及心理适应能力为重点，提供康复治疗和咨询。

知识链接

国家基本公共卫生服务项目

社区卫生服务机构为居民提供基本医疗服务和基本公共卫生服务，国家基本公共卫生服务项目自2009年启动以来，在基层医疗卫生机构得到了普遍开展，从2011年至今，人均基本公共卫生服务经费补助标准不断提高。目前，国家基本公共卫生服务项目有12项内容，分别是居民健康档案管理、健康教育、预防接种、0~6岁儿童健康管理、孕产妇健康管理、老年人健康管理、慢性病患者健康管理（包括高血压患者健康管理和2型糖尿病患者健康管理）、严重精神障碍患者管理、肺结核患者健康管理、中医药健康管理、传染病及突发公共卫生事件报告和处理、卫生计生监督协管。

（四）社区卫生服务的方式

社区卫生服务的基本服务形式、方式依据不同的地理环境、工作地点、服务需求、人口特征等而进行选择，一般以主动服务、上门服务为主，并需要采取灵活方式、多种形式提供服务。主要方式有：

1. 门诊服务　门诊服务最主要的社区卫生服务方式，以提供基本卫生服务为主。

2. 出诊（上门）服务　出诊（上门）服务有两种：一种是根据预防工作、随访工作或保健合同要求的主动上门服务，另一种是应居民要求而一时安排的上门服务。

3. 急诊服务　依靠社区卫生服务中心提供全天候的急诊服务、院前急救，及时高效地帮助患者利用当地急救网络系统。

4. 家庭护理、家庭照顾和家庭访视。

5. 家庭病床服务。

6. 日间住院/日间照顾服务。

7. 长期照顾，如护理院服务。

8. 临终关怀服务。

9. 电话/网络咨询服务　无偿的服务，如热线服务、预约服务；或有偿的服务，如电话心理咨询服务等。

10. 转诊服务　在社区卫生服务机构与综合性医院或专科医院建立了稳定的、通畅的双向转诊关系的基础上，帮助患者选择上级医生或医院，并提供转诊服务。

11. 医疗器具租赁服务与便民服务　为减轻患者经济负担，避免浪费，对于家庭照顾中必备的短期使用的某些医疗器具，可开展租赁服务，并指导患者或其家属恰当使用，如氧气瓶、病床、简易康复器具等。

12. 契约制服务　为落实国家文件中提出的“使社区居民都能够拥有自己的全科医师”奋斗目标，让居民与全科医生或全科医疗服务机构建立一对一的契约合同负责制关系。国际经验表明，这是实行家庭医生/全科医生制的基础，只有建立稳定的医患关系，预防为导向的全科医疗的综合性、连续性、可及性等服务优势才能真正发挥出来,这对提高居民健康水平具有深远意义。签订社区卫生服务契约合同最理想的解决办法是将其纳入全科医生首诊制的体系之中一并执行。

第二节 国外社区卫生服务发展状况与特点

社区卫生服务的发展和预防接种、X线照相术、抗生素的发明一样具有深远的影响和广泛的意义。由于各国的历史背景和文化的差异,社区卫生服务的形式和内容有所不同。英国、日本、加拿大、澳大利亚的社区卫生服务代表了世界先进水平,亚洲开展社区卫生服务较活跃的国家与地区有韩国、马来西亚、新加坡、中国香港、中国台湾省、印度等。

社区卫生服务是城市化进程中所出现的,世界各国在服务机构和服务方式上呈现不同的形式。总的来说,有五种模式:

1. 英国模式 英国是社区卫生的发源地。经过长期的运作和不断完善,已形成国家卫生服务和全科医学、全科医师、全科医疗、初级保健护理等系统的社区卫生服务体系。英国国家卫生服务的宗旨是:为所有人提供平等的免费医疗服务,而不论其年龄、性别、职业和种族。其主要特点是政府通过税收筹措医疗卫生经费,按区域人口结合其他因素给国立医疗机构直接拨款,向全体居民提供免费或价格极为低廉的医疗预防保健服务。

英国的国家卫生制度自1948年创立以来,经历了数次改革,在长达五十多年的历程中不断发展完善,虽然有不尽完美的地方,但总体上来说英国的国家卫生制度是成功和有效的。总结英国卫生工作成功的经验,主要可以归纳为:一是有健全的税收制度为卫生工作筹集资金,个人得缴纳22%~40%的个人收入所得税,另外还得缴纳个人收入6%的社会医疗保障税。一个中等收入者将收入的近一半用来缴税,从而为国家卫生制度提供必要的经费保障。二是国家卫生制度较为经济、有效,既保障了国民的住院医疗服务,又注重社区初级卫生保健;既体现了公平原则,又注重成本效益,实现了以较低的卫生费用(卫生总费用占GDP的6%~7%)保障了国民的健康。三是有与国家卫生制度相适应的全科医师制度。注重全科医师的正规化培训,提高了基层医师队伍的整体素质。四是开展团队协作,发展初级保健护理,开展健康访问和居家护理,加强对慢性病防治的管理,既减轻了全科医师的工作压力,又提高了成本效益。但是英国的卫生制度也有一些不足,由于经费不足,部分诊所、医院的医疗条件还不能完全满足临床工作需要,病人住院等候时间较长等。

2. 美加模式 美国的社区保健服务以家庭为中心,社区为基础,他们认为重视家庭保健可以把家庭其他成员都动员起来参与保健。同时,他们还强调服务的综合性,让有同样情况的家庭互相交流,并注意提供服务的文化背景。加拿大主要有三种类型的社区卫生服务机构:私人开业的家庭医生诊所、政府开办的社区卫生服务中心和社区服务中心。加拿大实行全民公费医疗,因此社区医生由医疗行政部门管理。社区医疗由专职医生和附近医院的兼职医生承担。加拿大人看病时通常是先找家庭医生和普通医生,根据这些医生的建议,患者才能得到绝大多数专科医生以及许多辅助性专科医护的服务。同时两国的医疗服务中心均有一定比例的社会工作者参与，他们主要负责患者和社区间及其私人医生间的联系、有关财务问题和保险公司的协调等。

3. 德国、法国和奥地利模式 德法奥的社区卫生保健部门包括专科医院、私人诊所，一般的社区医院无论是公立的还是私立的，多为专科医院。社区卫生保健服务由专科医生和全科医生提供，作为服务主体，专科医生和全科医生一般都是私人性质的。德、奥开业医师除治疗病人外，还负责健康咨询、转诊、开药和决定病人能否工作。法国有公立医院和私立医院约4200所，其中私人诊所是分布最广的医疗保健机构，约占2/3，而且每年还有增长趋势，病人看病时的选择主要取决于医院的技术水平和病人自己的需要。法国的社区卫生服务包括了所有医院外治疗，即不仅包括医生、牙医和辅助医疗人员所提供的治疗，还包括生物学的和分析性的实验室检查，甚至一些烧伤治疗服务。

4. 澳大利亚模式 澳大利亚一般根据地理位置、居住人口及交通等情况划分社区，以社区为基本单位设置卫生服务机构。上述服务机构根据服务职能的不同，有的设床位，有的不设床位。有的地方也将社区卫生服务中心设在综合医院或专科医院内，使社区卫生服务成为医院工作的一个重要组成部分。澳大利亚社区卫生服务工作人员由多学科专业人员组成，主要有护士、通科医生、心理医生、精神卫生医生及社会工作者等。通科医生除少部分人受聘于社区服务机构，大部分以私人开业和(或)联合开业的形式服务到每个家庭，为所住的每个居民提供医疗卫生服务。

5. 以色列模式 以色列社区卫生服务机构有两种，一种是社区保健服务中心，另一种是家庭医疗服务站。他们的社区服务模式分混合服务模式和预防模式。混合服务模式主要开展三级预防工作、常见疾病的治疗、针对社区内健康的个人及患病者的服务工作；预防模式重点开展初级预防、全民健康教育和健康促进以及健康社区活动。

第三节 中医药在社区卫生服务中的作用

开展社区卫生服务、寻找适当的社区卫生服务模式，是新时期我国卫生体制改革的必然趋势。中医药融入社区卫生服务是中医药自身的特色、优势与社区卫生服务发展理念的契合，是人类疾病谱和传统医学模式发生重大转变的需求，是人口老龄化、城镇化发展的必然。

一、基本原则和工作目标

1. 坚持中西医并重，突出中医药特色，充分发挥中医药的优势与作用。

2. 坚持以社会需求为导向，不断拓宽中医药服务领域，提高中医药服务能力。

3. 坚持在城市社区卫生服务网络建设中，合理配置和充分利用中医药资源，完善社区中医药服务功能。

4. 坚持因地制宜，分类指导；点面结合，稳步发展。

二、社区中医药卫生服务的优势

1. 中医药有其深厚的文化底蕴和群众基础　祖国传统医学中的整体观、五行哲学已为百姓所认同，其独特疗效更为中外人士所称道。同时，中医“走方郎中”“摇铃医”“扁鹊周游列国行医诊病”等深入民间、上门服务的方式，也是老百姓熟知的较早中医药社区卫生服务的形式之一，其服务理念与方式早已融入人民大众的生活。

2. 中医适宜技术具有简、便、验、廉的优势　中医药适宜技术包括针灸、推拿等，其简便易行、见效快、安全、副作用小、方法灵活多样，且不需要大型医疗设备，在社区易于开展，在家庭病床和上门服务中尤其适用。

3. 中药符合现代人的消费观念　目前人们希望得到“绿色食品”“绿色药品”以增进健康，化学合成药品在治疗疾病过程中带来的毒副作用已引起人们的重视，而中草药多来自天然植物、矿物和动物，在社区卫生服务受到人们的欢迎和接受。

三、社区中医药服务的基本内容

1. 中医药预防服务　根据社区居民的主要健康问题和疾病的流行趋势，制定社区中医干预方案和突发公共卫生事件应急预案。利用中医药预防流感、水痘、腮腺炎等传染病在社区和学校的发生。如流感易发期发放艾叶燃熏、板蓝根等中药煎水服用；开展中医“治未病”服务，指导居民的起居调养、药膳食疗、情志调摄、动静养生和经络腧穴按摩保健等；开展社区常见慢性病的预防指导，制定个性化的中医防治菜单服务；运用中医理论开展流行病调查，建立有中医内容的居民健康档案。

2. 中医药诊疗服务　在门诊、病房、出诊、家庭病床等工作中提供最基本的中医医疗服务，运用中医理论辨证论治处理社区的常见病、多发病、慢性病；运用包括中医、针灸、推拿、火罐、敷贴、刮痧、穴位注射、热熨等中医药治疗方法；提供中成药和中药饮片品种数量应当满足开展中医药服务需要（中成药品种应当在 50 种以上，中药饮片应当在 250 种以上）；为慢性病长期卧床患者、高龄老人以及有特殊需求的患者提供连续的中医药诊疗服务。

3. 中医药保健服务　制定具有中医特色的适合社区老年人、妇女、儿童等重点人群以及亚健康人群的保健方案，并组织开展养生保健工作。开展具有中医特色的针灸、推拿及经络养生；四时养生；常见病食疗与药膳；健康检查：用药指导等保健服务。以老年人、妇女、儿童、慢性病患者、残疾人和对养生保健有特殊需求的人群为重点人群，指导其进行自我养生保健活动，增强社区居民健康意识，达到未病先防、既病防变、病后调护、病后防发，提高社区居民健康水平。

4. 中医药康复服务　中医药康复是指在中医药理论指导下，通过针灸、推拿、中药等中医药康复手段，组织康复对象及其家属和社区共同参加，帮助病、伤、残者逐步改善躯体、心理、精神和社会的功能，改善或恢复其独立生活、学习和工作的能力，以更好地适应环境，提高生活质量。

5. 中医药健康教育　通过多种形式的健康教育活动，向社区居民普及中医药基本知识与养生保健技术，增强居民的健康意识和自我保健能力，促使人们自觉采纳有益于健康的起居、饮食，增强体质，消除或减轻影响健康的危险因素，预防疾病，促进健康，提高生活质量。如在社区开展中医四季饮食、起居，体质调养，中医防病等养生保健知识的健康教育工作。

（王 硕）

扫一扫
测一测

复习思考题

1. 社区的基本要素有哪些？
2. 简述社区卫生服务的对象和提供者。
3. 简述社区中医药卫生服务的内容。

第九章

传染病的预防与控制

PPT 课件

扫一扫 知重点

学习要点

传染病流行的影响因素；传染病的流行过程及传播途径；传染病的预防控制措施。

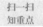

传染病(communicable diseases)是由特异性病原体(病毒、细菌、立克次体、螺旋体、原虫和蠕虫等)或其毒性产物引起的具有传染性并可能造成流行的一类疾病。传染病与贫困密切相关,腹泻、艾滋病、结核、疟疾均进入低收入国家前十位死亡原因。本章将从人群健康的角度介绍传染病的预防和控制。

第一节　传染病的流行

传染病流行过程是指传染病在人群中发生、发展和转归的过程。流行过程的发生必须具备传染源、传播途径和易感人群三个基本环节,这三个基本环节在特定的自然和社会两个因素相互作用而实现。如果缺少其中任何一个环节,新的传染就不可能发生,传染病的流行过程势必终止。

一、传染病的流行规律

(一)传染过程和感染谱

传染过程(infectious process)是指病原体侵入机体,与机体相互作用、相互斗争的过程。机体受病原体感染后,由于机体与病原体双方力量不同,所产生的传染过程也不相同,可呈现隐性感染(无症状、体征)、显性感染(轻症、重症)或死亡。机体对病原体传染过程反应轻重程度的频率,称为感染谱(gradient of infection)。不同传染病具有不同的感染谱,一般可概括为下列三种类型:

1. 以隐性感染为主　这类传染病隐性感染所占比例很大,只有一小部分感染者出现明显的临床征象。此种感染状态在流行病学上称为“冰山”现象,即临床上所能观察到的显性感染病例如同冰山外露于海面上的尖顶部分,而临床上未能观察到的绝大部分感染者如同隐于海平面之下的庞大山体,如结核病、流行性脑脊髓膜炎、脊髓灰质炎、艾滋病等就是以隐性感染为主的传染病。

2. 以显性感染为主　这类传染病显性感染占绝大多数,而隐性感染只有一小部分,多数感染者有明显临床征象,如麻疹、水痘等。

3. 以死亡为结局　这类传染病绝大部分感染者呈现严重临床症状,往往以死亡为结局,例如,狂犬病病死率几乎为100%。就某一人群看,即使传染过程很轻的传染病,若其发病率很高(例如流感大流行)。在流行期间也会出现较大的超额死亡率,对人群会带来意想不到的危害。因而也不可忽视。

知识链接

"伤寒玛丽"案例

1900年纽约,爱尔兰女厨师Mary Mallon是一个非常健康的女性,她为纽约许多家庭做饭。在她被雇佣后,她服务的家庭陆续出现了53例伤寒。经过追踪调查,Mary被查出粪便伤寒杆菌持续阳性。在1907~1910年间,她被监禁,并禁止从事厨师工作,人们称她为"伤寒玛丽"。出狱后,她改名换姓,从人们的视线中消失了。但二年后,纽约和新泽西地区暴发了伤寒,共发现200余病例,追踪调查再次发现传染源就是当年的"伤寒玛丽"。

(二)传染源

传染源(source of infection)也称为宿主,是指体内有病原体生长繁殖并能排出病原体的人或动物,包括传染病患者、病原携带者及受感染的动物。感染者排出病原体的整个时期,称为传染期。传染期是确定隔离期限的重要依据。

1. 患者　在传染病患者的体内常存在大量病原体,患者所特有的表现,如咳嗽、腹泻等有利于病原体的排出,可增加易感者的受感染机会,是重要的传染源。特别是对于麻疹、水痘等无病原携带状态的传染病,患者是唯一的传染源。不同患病时期的患者作为传染源的意义不同,主要取决于是否排出病原体,以及排出病原体的数量与频度,同时也取决于患者的活动性。

潜伏期:潜伏期(incubation period)是指从病原体侵入机体到最早临床症状开始出现的这一段时间。不同传染病的潜伏期长短不同,短则数小时或数天,长则数年或数十年,如细菌性食物中毒的潜伏期仅数小时;霍乱的潜伏期为数天;艾滋病的潜伏期可达2~10年或更长。

临床症状期:即出现某种疾病特异性症状和体征的时期,是传染性最强的时期。处于此期的患者体内病原体的数量众多,患者的一些症状,如咳嗽、呕吐、腹泻等又有利于病原体的排出和播散。此外,轻型或非典型患者作为传染源的流行病学意义也不可忽视,他们虽然症状轻微,但仍可向外界排出病原体,具有传染性。如果这些患者的活动范围未受到严格管理,照常在社区中生活或从事生产活动,尤其是当其从事饮食业或托幼机构工作时,常常是引起传染病暴发流行的根源。

2. 病原携带者　指没有任何临床症状,但能排出病原体的人。带菌者、带病毒者和带虫者都属于病原携带者。根据疾病分期,病原携带者可分为潜伏期病原携带者、恢复期病原携带者和健康病原携带者。

(1)潜伏期病原携带者:指在潜伏期内既带有并排出病原体者,此类病原携带者一般多在潜伏期末排出病原体。潜伏期病原携带者可作为传染源的病种有痢疾、伤寒、霍乱、麻疹、甲型肝炎、白喉、百日咳、水痘、腮腺炎等。

(2)恢复期病原携带者:指在临床症状消失后仍可在一定时期内排出病原体者,

例如痢疾、伤寒、乙型肝炎、白喉、流行性脑脊髓膜炎等。如果病原携带时间不超过3个月者，称为暂时性病原携带者；病原携带时间超过3个月者，则称为慢性病原携带者。对此类病原携带者管理不严，是引起传染病暴发流行的根源之一。

(3)健康病原携带者：指在整个感染过程中无明显临床症状与体征，但能排出病原体者，例如流行性脑脊髓膜炎、白喉、霍乱、乙型肝炎、脊髓灰质炎等。此类病原携带者排出病原体的数量较少，时间较短，作为传染源的意义有限。

受感染动物：某些疾病可在动物与人类之间传播，由共同的病原体引起，此类疾病称为人畜共患性疾病，如血吸虫病、狂犬病等。某些疾病的病原体在自然界的动物之间传播，在一定条件下可传染给人类，此类疾病称为自然疫源性疾病，如鼠疫、森林脑炎、肾综合征出血热等。

（三）传播途径

传播途径(route of transmission)是指病原体从传染源体内排出后，侵入新的易感宿主之前，在外界环境中停留和转移所经历的全部过程。一种传染病可通过一种或几种途径进行传播。传染病的传播途径主要有以下几种：

1. 经空气传播　主要媒介是空气，包括飞沫、飞沫核和尘埃，是呼吸道传染病的主要传播方式。

(1)经尘埃传播：直径为1μm或小于1μm的尘埃可长期悬浮于空气中，随着空气的流动而四处播散，因此，带有病原微生物的尘埃就可引起疾病的传播，如结核杆菌和炭疽杆菌芽胞，均可以此种方式传播。

(2)经飞沫传播：当人在深呼吸、咳嗽、打喷嚏时，从呼吸道喷出的黏液称为飞沫，其中含有大量的微生物。飞沫表面积大，分散系数大，但在空气中悬浮时间较短，主要威胁传染源周围的密切接触者。对外环境抵抗力较弱的病原体，如脑膜炎双球菌、流感病毒、百日咳杆菌等多以此方式在人群中传播。

(3)经飞沫核传播：飞沫核是飞沫蒸发后留下的核心部分，由唾液中的黏液素、蛋白质、无机盐和微生物组成。微生物在飞沫核中受到蛋白质和黏液素保护，可存活较长时间。飞沫核很轻，直径很小，可长时间悬浮，传播面广，吸入后可深达肺部，因此，飞沫核的传染性比尘埃和飞沫强。病原体抵抗力较强的传染病，如白喉、猩红热、结核病等，可经飞沫核传播。

经空气传播的传染病具有以下流行特征：①传播途径易实现，传播范围广，发病率高；②具有较明显的季节性，呈现冬春季节升高现象；③少年儿童多发；④在未经免疫预防的人群中，此类传染病多有周期性；⑤与居住条件、人口密度等密切相关。

2. 经水传播　包括受污染的饮用水和疫水传播。

(1)经饮用水传播：如霍乱、伤寒、甲型肝炎等，主要由于饮用水源受到带有病原体的粪便、污水或污物的直接或间接污染所致。经饮用水传播的传染病具有以下流行特征：①患者的分布与供水网络的布局和范围相一致，即具有饮用同一水源的共同暴露史；②除哺乳期婴儿外，发病无明显年龄、性别和职业差异；③如果水源经常受到污染，则病例持续不断；④停用污染水源或净化水源后，该病的暴发或流行即告终止。

(2)经疫水传播：如血吸虫病、钩端螺旋体病等，在人们接触疫水(即受污染的水体)时，病原体通过皮肤黏膜侵入体内所致。经疫水传播的传染病具有以下流行特征：①患者有接触疫水的历史；②发病具有季节性、地区性和职业差别；③大量易感人群进入疫区接触疫水后,将导致该病的暴发或流行;④加强疫水处理或个人防护措施后,可减少发病率。

3. 经食物传播 是肠道传染病和某些寄生虫病的主要传播途径。此外,个别呼吸道传染病和白喉也可经食物传播。经食物传播的传染病主要有两种情况:①食物本身存在着病原体,如携带甲型肝炎病毒的毛蚶、牡蛎或蛤等贝类水生动物,沙门氏菌感染的畜禽类等;②食物被外来病原体所污染,是指食物在生产、加工、运输、贮存和销售等环节被患者或病原携带者接触污染,或被鼠类、蝇类的排泄物等污染。

经食物传播的传染病具有以下流行特征:①患者在相近的时间内具有过相同食物的历史,不食者不发病;②一次大量污染,在用餐中可引起爆发或流行;③发病潜伏期较短,病情相对较重;④停止污染食物的供给后,暴发或流行即可停止。

4. 经接触传播 包括两种方式,即直接接触和间接接触(日常生活接触)传播。直接接触传播指传染源与易感者直接接触而未经其他任何外界因素所致的传播,如性病、狂犬病等传染病。间接接触传播即易感者接触了被传染源排泄物或分泌物污染的日常生活用品所致的传播,如许多肠道传播病、体表传染病以及某些人畜共患病等。在此类传播方式中,手起着十分重要的作用。世界卫生组织(WHO)的研究表明,对手清洁卫生可有效地控制以此方式传播为主的传染病在社区流行。

间接接触传播的传染病的流行特征如下:①多以散发为主,很少造成流行,可形成家庭成员和同住者之间的传播;②无明显季节性;③在卫生条件较差的地区以及卫生习惯不良的人群中发病较多。

5. 节肢动物传播 传播媒介是苍蝇、蚊子、蜱、虱子、跳蚤、螨等节肢动物,包括机械携带及生物性传播。机械携带指媒介生物通过接触、反吐和粪便排出病原体,污染食物或餐具,媒介生物仅起机械携带作用,如伤寒、痢疾等。生物学传播即吸血节肢动物通过叮咬传播疾病,如疟疾、乙脑等。病原体在节肢动物体内发育繁殖,经过一段时间的增殖或完成其生活周期中的某阶段后,节肢动物具有传染性,这时间称为疾病的外潜伏期。

经节肢动物传播的传染病具有以下流行特征:①具有一定的地区性和季节性;②具有明显的职业特点,如森林脑炎多见于伐木工人;③无人与人之间的传播。

6. 经土壤传播 土壤中的病原体可来源于传染源的排泄物、分泌物或尸体处理不当等。土壤传播病原体作用的大小取决于病原体在土壤中的存活力、人与土壤接触机会以及个人卫生习惯,例如土壤中的破伤风梭菌芽胞、产气荚膜梭菌芽胞污染皮肤或黏膜创口后可导致破伤风或气性坏疽;土壤中的蛔虫卵污染水果、蔬菜或儿童的手后可能导致蛔虫病。

7. 医源性传播 指在医疗、预防或接受医学检验时,由于某些人为因素造成某种传染病传播,称为医源性传播。造成医源性传播的原因有以下两种:①由于所用医疗器械、针头、采血器、导尿管消毒不严或受到周围环境污染;②生物制品单位或药厂生产的生物制品或药品受污染而引起疾病传播。

以上七种传播途径是病原体在外环境中借助于传播因素而实现的人与人之间的相互传播,统称为水平传播。

8. 垂直传播 指病原体通过母体传播给子代的过程,也称为母婴传播。垂直传播的方式有以下三种:

(1)经胎盘传播:指受感染的孕妇通过胎盘屏障将病原体传播给胎儿的过程,如风疹病毒、乙肝病毒、艾滋病等均可通过胎盘导致胎儿先天性感染,孕妇在妊娠早期患风疹,则胎儿畸形的发生率将显著增加。

(2)上行传播:病原体经孕妇阴道、通过子宫颈口到达绒毛膜或胎盘,引起胎儿感染的过程,如单纯疱疹病毒、白假丝酵母菌可通过上行传播引起胎儿感染。

(3)分娩引起的传播:分娩时,胎儿通过污染严重的产道时受到感染的过程,如产道存在的淋病奈瑟菌、疱疹病毒等可在分娩过程中影响胎儿。

(四)易感人群

易感人群是指容易感染传染病病原体的人群。人群作为一个整体对传染病的易感程度称为人群易感性。人群易感性的高低对传染病的流行过程有一定的制约作用。当人群中免疫人口比例增加时,易感个体所占比例就缩小,该人群对疾病的易感性降低,传染病的发病率就大大降低。这是因为具有免疫力的个体除了本身不发病外,还对易感者起到屏障作用,当人群中免疫人口达到一定比例时,甚至可以终止传染病的流行。

1. 使人群易感性升高的主要因素

(1)新生儿增加:一般出生 6 个月以上未经人工免疫的婴儿,从母体获得的抗体逐渐消失,而自身的获得性免疫尚未形成,因而对许多传染病都是易感的。

(2)易感人口的迁入:某些地方病或自然疫源性疾病,久居该流行区的居民,因既往患病或隐性感染而获得该病免疫力。非流行区居民迁入流行区后,因缺乏相应免疫力,而使流行区的人群易感性升高,如重庆三峡移民从血吸虫病的非流行区大量迁移到湖北、江西等流行区,就可能使移居地人群易感性明显升高。

(3)免疫人口免疫力的自然消退:作为大多数传染病而言,无论是病后免疫还是人工免疫,其免疫力都会随着时间推移而逐渐降低,又成为易感人口,使人群易感性升高。

(4)免疫人口死亡:免疫人口死亡可以使人群易感性相对升高。

2. 使人群易感性降低的主要因素

(1)计划免疫:科学的免疫接种可提高人群对传染病的特异性免疫力,是降低人群易感性最积极、有效的措施。全球消灭天花的辉煌成就,其最重要的对策是实施痘苗接种计划。在人类缺乏对传染病流行规律正确认识的历史阶段,往往只能靠传染病的自然流行使整个人群免疫水平逐渐提高后,流行才会得以暂时平息。

(2)传染病流行:一次传染病流行后,大多数易感者因发病而获得免疫力,使整个人群免疫力提高,人群对该病易感性降低。

(3)隐性感染:通过隐性感染使免疫人口增加,使人群易感性降低。但是不能借此来降低人群易感性,因为隐性感染者一般也起传染源作用。

二、传染病流行的影响因素

传染病流行既是生物现象,也是社会现象,只有在一定的自然因素和社会因素的共同作用下,流行过程才能发生和发展。自然因素和社会因素通过作用于传染源、传播途径及易感人群而影响流行过程。

（一）自然因素

1. 气候因素　气温、降水量、风向和温度等因素可直接或间接地影响病原体感染的危险性，这些因素不仅对人类活动、动物宿主以及媒介昆虫的滋生、繁殖有明显影响，而且与环境中游离病原体的存活时间也密切相关，如乙脑在温带和亚热带地区有严格的季节性，主要在夏秋季流行。

2. 地理因素　地形、地貌、植被、海拔和纬度等对传染病的流行具有一定的影响，如草原、耕地适合啮齿类动物繁殖，因此有利于鼠疫等鼠源传染病的传播；登革热则分布于东南亚、大洋洲北部、西非等热带地区。

（二）社会因素

社会因素包括生产和生活条件、生活方式、风俗习惯、经济、文化、宗教信仰和职业等。

1. 生产环境和生活方式　生产环境和生产方式对传染病的发生与流行有一定的影响，如农民下水田插秧、收割、捕鱼、摸虾等都可能感染血吸虫病；菜农在用未经处理的粪肥时可能感染钩虫病；东北地区伐木工人在林间劳动可感染森林脑炎等。

2. 生活条件　居住条件、营养水平、饮食卫生和习惯等也会影响到传染病的流行，如居民区或公共场所的垃圾处理不当或不及时是蝇卵生存的良好条件，可加剧肠道传染病的传播；居住拥挤、室内换气设施不佳等可导致呼吸系统传染病（如流感、麻疹和结核病）的传播。

3. 风俗和卫生习惯　风俗和卫生习惯等也与传染病的发生有关。我国有些地区居民喜欢吃生的或者半生的水产品，而易发生传染病（如绦虫病、甲型肝炎等）；没有养成饭前洗手卫生习惯的人易患肠道传染病等。

4. 医疗卫生条件　医疗卫生条件和卫生防疫措施对控制传染病流行起重要作用，如在计划免疫工作推行较好的地区，脊髓灰质炎、麻疹、结核病、白喉及破伤风的发病率与病死率会下降。

5. 社会动荡和社会制度　自然灾害、经济贫困、战争或内乱、人口过剩或人口大规模的迁移、城市衰败等均可导致传染病的流行，如苏联的解体和东欧的动荡局势使这一地区20世纪90年代白喉严重流行。

三、疫源地与流行过程

疫源地是指传染源向周围排出病原体所能波及的范围。疫源地除包括传染源外，还包括传染源及被污染的物体、房屋、放牧地、活动场所，以及可疑感染动物、储存宿主等。每个传染源可单独构成一个疫源地，但一个疫源地内可同时存在一个以上的传染源。一般把范围较小的疫源地或单个传染源所构成的疫源地称疫点，范围较大的疫源地或若干疫源地连成一片称疫区。

（一）疫源地范围

疫源地的范围大小取决于三个因素：即传染源的活动范围、传播途径的特点和周围人群的免疫状况。不同传染病的疫源地范围不同，例如由按蚊传播的疟疾，其疫源地一般是以传染源为核心、以按蚊飞行距离为半径的范围；由飞沫传播的麻疹，其疫源地则为传染源周围较小的范围。同一种传染病在不同条件下，其疫源地范围也不相同，如一个住院隔离的伤寒患者形成的疫源地范围有限，而一个自由活动的伤寒病原携带者形成的疫源地范围则较大。

（二）疫源地消灭的条件

确定疫源地被消灭必须同时具备下列三个条件：①传染源已不存在，如传染源死亡、痊愈、不再携带病原体或已离开该疫源地；②对疫源地进行了彻底消毒、杀虫，消灭了传染源排出于外环境中的病原体；③传染源周围的所有易感者，经过了该病的最长潜伏期而未发病或感染。

（三）疫源地与流行过程的关系

疫源地是构成流行过程的基本单位。每一个新发生的疫源地都是由过去的疫源地发展而来，一系列相互联系和相继发生的新、旧疫源地构成了传染病的流行过程。只有传染源、传播途径和易患人群三个基本环节相互连接、协同作用，才能发生新的疫源地。疫源地一旦被消灭，流行过程也就中断。

四、新发现的传染病和病原体

（一）新时期传染病出现的新特征

1. 新发现的传染病和病原体不断出现，部分新传染病已在全球流行　近年来人类不断发现一些新的传染病和新病原体，大部分为病毒性和细菌性疾病。其中病毒性19种，细菌性10种，衣原体1种，螺旋体1种，寄生虫8种，朊病毒1种。部分传染病已经在全球呈流行趋势（如AIDS、O_{139}霍乱等），严重威胁人类健康，对全球形成新的威胁。见表9-1。

表9-1　近年来新发现的传染病的病原体及其所致疾病

年份	疾病	年份	疾病	年份	疾病
1975	5号病，再障危象	1981	中毒性休克综合征	1989	人欧利希氏体病
1976	急性小肠结膜炎	1982	出血性结肠炎	1989	丙型肝炎
1977	埃博拉病毒	1982	莱姆病	1990	戊型肝炎
1977	军团病	1982	T细胞白血病	1992	猫抓病
1977	肾综合性出血热	1983	艾滋病	1992	O_{139}霍乱
1977	空肠弯曲菌肠炎	1983	消化性溃疡	1993	汉坦病毒肺综合征
1977	丁型肝炎	1986	环形孢子虫病	1995	庚型肝炎
1980	T细胞淋巴瘤白血病	1988	突发性玫瑰疹	2003	传染性非典型肺炎
2009	甲型H_1N_1型流感	2011	人感染禽流感	2013	中东呼吸综合征

根据新发现的传染病存在历史以及被发现过程，可将其分为三类：

第一类：疾病本身早已为人所知存在，以前未被认为是传染病，如消化性溃疡、T细胞淋巴瘤白血病、突发性玫瑰疹等。

第二类：疾病早已存在或可能早已存在，但最近才被发现和认识，如莱姆病、戊型肝炎、丙型肝炎等。

第三类：疾病以往可能不存在，确实是新出现的传染病，如AIDS、O_{139}型霍乱、SARS等。

2. 一些曾经被有效控制的传染病又死灰复燃　20世纪中叶，抗生素、疫苗、消毒和杀虫措施等的应用，以及免疫计划的实施和推行、医疗卫生条件的改善，很多传染病尤其烈性传染病的发病率、病死率得到有效控制，但目前由于自然、社会、人群的原因，导致很多本已经控制较好的传染病疫情重新抬头。如鼠疫。自20世纪50年代后，世界各地及我国的鼠疫发病率均有明显下降，但近年，在非洲、北美洲、亚洲和拉丁美洲的一些国家和地区常有鼠疫小流行或暴发。

3. 对抗生素耐药的病原性细菌、病毒和寄生虫日益增多并扩散　由于抗生素的不规范应用、病原体进化、自然选择等因素，当前耐药传染病不断增加和扩散，都直接导致抗生素的使用寿命缩短，使感染者的死亡危险性加大，疾病的流行时间延长，极大的浪费卫生资源。如果发生多重耐药性，人类面临的情况将会回到抗生素诞生前的年代，此将成为控制传染病的重大障碍。

4. 人为传染病的威胁在增加　利用生物技术改变现有病原微生物的生物学特性（如抗原性改变、抗药性增加等），形成新型病原体，一旦在战争中被使用或被用于生物恐怖活动，将对人类造成极大威胁。

5. 少数传染病将得到控制并最终消灭　天花全球消灭之后，在这一划时代成就的启迪下，国际医学界和WHO自然地考虑到下一个作为全球疾病消灭病种的选择问题。于是在WHO之下成立了一个国际消灭疾病特别工作组。工作组从94种传染病中筛选出29种，并提出一种非传染病（碘缺乏）与传染病一并作为消灭的候选对象。随后，又经进一步分析、评价、最后确定6种病作为消灭疾病的候选病种。这6种病是，脊髓灰质炎、麦地那龙线虫病、淋巴丝虫病、腮腺炎、风疹、绦虫病。工作组认为前两种病，即脊髓灰质炎和麦地那龙线虫病"可以消灭"；后4种病"可能消灭"。相信通过各国政府的努力，采取疫苗预防、治疗病人等综合措施，以上传染病在不久的将来也会像天花一样被控制直至消灭。

6. 传染病全球化趋势明显　传染病问题不只是某个地区、某个种族或某个国家的事情，而具有全球性特征。由于交通的便利，人群在全球范围内活动所需要的时间往往比传染病的潜伏期还要短，频繁的人口流动使得传统的隔离方式收效甚微，也使得一国暴发的传染病会迅速地传播到其他地区。正如WHO总干事中岛宏博士所说："我们正处于一场传染性疾病全球危机的边缘，没有哪一个国家可以免受其害，也没有哪一个国家可以对此高枕无忧"。传染病全球化推动了国际卫生合作，使得传染病的防治前所未有地依赖国际合作。

（二）新传染病出现的原因

1. 自然界已存在，逐渐被人类发现　人们所熟知的胃溃疡病，直到1983年科学家才发现幽门螺杆菌是一种能导致胃黏膜溃疡的杀手。科学的进步，检测手段的增强，使一些隐藏的人类健康杀手显现。

2. 微生物基因重组、变异　一些细菌或病毒在外界环境的作用下，其基因发生了变化；或是原为不致病的病原体增加了可以致病的毒力基因；或是原来的基因发生了突变，成为一种新的病原体，引起了人类疾病，如1992年10~12月，在印度的马德拉斯、泰米尔纳德和孟加拉国南部发生了大范围的霍乱流行，先后有20万人发病。检测到的霍乱弧菌是一种新的类型，被定名为O_{139}型霍乱弧菌。现在的研究结果认为，O_{139}型霍乱弧菌可能为O_1群霍乱弧菌基因变化的结果，或是O_1群霍乱弧菌获得了毒力基因所致。

3. 原来感染动物的微生物开始感染人类　据调查，新发传染病中3/4与野生动物有关。一系列新的来源于动物的传染病不断出现，表明动物传染病是人类新传染病潜在的来源。人猎食或亲近野生动物，可直接受到病毒感染，如科学家在对艾滋病流行病学研究发现，非洲绿猴携带SIV与人类免疫缺陷病毒HIV相似，可能是当地居民饮猴血以健身时，SIV适应人类，毒力变异后成HIV。此外，乱砍滥伐森林，迫使野生动物离开生存领地，也能将病原体直接或间接带到人类社会，如马来西亚尼巴病，就是由带有尼巴病毒的森林蝙蝠，将病毒传给猪又传给人引起的。

4. 气候变化对传染病的影响　热带非洲是传染病、寄生虫病的高发地区，尤其是病毒性疾病最大的发源地。随着温带地区的变暖，将使感染或携带致病病原体（尤其是病毒）的昆虫和啮齿类动物的分布区域扩大。全球变暖能激活病毒和病菌并导致传播媒介大量滋生。同时极端天气事件的出现，如干旱、洪水、风暴为传播疾病的昆虫提供了新的繁殖场所。洪水还可通过扩散垃圾和污水而污染洁净水源。

除此以外，生物恐怖袭击、生物制剂的有意或意外泄漏、交通现代化、再造森林等都将会对新、旧传染病起推波助澜的作用。同时，病原体为了适应人类抗生素的攻击、环境的变化、空气的污染而不断地发生着变异，迫使人类需要不断地探索与病原体斗争的新方法和新技术。另外资金不足的公众医疗体系和社会不平等强化了传染病的传播扩散；传染病防治立法跟不上医学科学的发展也是社会因素之一。

知识链接

2030年终结艾滋病流行

自发现首例艾滋病病例至今，约有7800万人感染艾滋病毒，3500万人死于艾滋病相关疾病。1996年成立的联合国艾滋病署致力于协调各方努力对抗艾滋病。2000年，世界领导人在联合国大会千年首脑会议上制定了多项具体目标，旨在遏制并扭转艾滋病毒蔓延。2011年6月，世界领导人齐聚纽约出席联合国大会艾滋病问题高级别会议，他们的承诺为全球艾滋病防治的后续工作指明了方向。2015年，世界实现了关于艾滋病方面的千年发展目标，已经遏制并扭转了艾滋病毒的蔓延。自疫情高峰期以来，新增艾滋病毒感染者和因艾滋病死亡人数已大幅下降。这一卓越的成就标志着全球健康目标首次得到实现并超越。同年，联合国会员国一致通过到2030年终结艾滋病的可持续发展目标。

第二节　传染病的预防与控制方法

知识拓展

一、传染病的预防与控制策略

目前，传染病的预防和控制仍是世界各国乃至全球的一个突出重点，只有在正确、合理的策略指导下，采取有效、可行的措施，才能以最少的投入取得最大的预防控制效果。

（一）预防为主

传染病的预防就是要在疫情尚未出现前，针对可能暴露于病原体并发生传染病的易感人群采取措施。

1. 加强健康教育　健康教育旨在通过改变人们的不良卫生习惯和行为切断传染病的传播途径。健康教育的形式多种多样,可通过大众媒体、专业讲座和各种针对性手段来使不同教育背景的人群获得有关传染病预防的知识。健康教育对传染病预防的成效卓著,如安全性行为知识与艾滋病预防,饭前便后洗手与肠道传染病预防等,是一种低成本高效果的传染病防治方法。

2. 加强人群免疫　免疫预防是控制具有有效疫苗免疫的传染病发生的重要策略。全球消灭天花、脊髓灰质炎行动的基础是开展全面、有效的人群免疫。实践证明,许多传染病如麻疹、白喉、百日咳、破伤风、乙型肝炎等都可通过人群大规模免疫接种来控制流行,或将发病率降至相当低的水平。

3. 改善卫生条件　保护水源、提供安全的饮用水,改善居民的居住条件,加强粪便管理和无害化处理,加强食品卫生监督和管理等,都有助于从根本上杜绝传染病的发生和传播。

(二)加强传染病监测

传染病监测是疾病监测的一种,其监测内容包括传染病发病、死亡;病原体型别、特性;媒介昆虫和动物宿主种类、分布和病原体携带状况;人群免疫水平及人口资料等。必要时还开展对流行因素和流行规律的研究,并评价防疫措施效果。

我国的传染病监测包括常规报告和哨点监测。常规报告覆盖了甲、乙、丙三类共39种法定报告传染病。国家还在全国各地设立了上百个艾滋病监测哨点。

(三)传染病的全球化控制

传染病的全球化流行趋势体现了传染病的全球化控制策略的重要性。继WHO1980年全球宣布消灭天花、1988年全球启动消灭脊髓灰质炎行动、2001年发起全球“终止结核病”等行动后,针对艾滋病、疟疾和麻风的全球性策略在世界各国不同程度地展开,全球化预防传染病策略的效果正日益凸现。2014年,来自美国、中国等27个国家共同启动了一项名为“全球卫生安全议程”的防控传染病计划,旨在联合并帮助各国更有效地预防、发现和应对可能出现的传染病疫情,计划涉及的传染病病原体可以是自然产生、人为制造或是实验室事故无意泄漏的。

二、传染病的预防与控制措施

传染病的预防措施包括传染病报告和针对传染源、传播途径和易感人群的多种预防措施。

(一)传染病报告

传染病报告是传染病监测的手段之一,也是控制和消除传染病的重要措施。我国2016年报告传染病发病数居前5位的病种依次为病毒性肝炎、肺结核、梅毒、细菌性和阿米巴性痢疾、淋病,占乙类传染病报告发病总数的92.48%。报告死亡数居前5位的病种依次为艾滋病、肺结核、狂犬病、病毒性肝炎和人感染H7N9禽流感。

1. 报告病种和类别　我国1989年首次颁布了《中华人民共和国传染病防治法》,并于2004、2013年进行修订。《中华人民共和国传染病防治法》规定法定报告传染病分为甲、乙、丙三类共39种。同时,国务院卫生行政部门根据传染病暴发、流行情况和危害程度,可以决定增加、减少或者调整乙类、丙类传染病病种并予以公布。

（1）甲类（2种）：鼠疫、霍乱。

（2）乙类（26种）：传染性非典型肺炎（严重急性呼吸综合征）、艾滋病、病毒性肝炎、脊髓灰质炎、人感染高致病性禽流感、麻疹、流行性出血热、狂犬病、流行性乙型脑炎、登革热、炭疽、细菌性和阿米巴性痢疾、肺结核、伤寒和副伤寒、流行性脑脊髓膜炎、百日咳、白喉、新生儿破伤风、猩红热、布鲁氏菌病、淋病、梅毒、钩端螺旋体病、血吸虫病、疟疾、人感染 H_7N_9 禽流感。

（3）丙类（11种）：流行性感冒（甲型 H_1N_1 流感）、流行性腮腺炎、风疹、急性出血性结膜炎、麻风病、流行性和地方性斑疹伤寒、黑热病、包虫病、丝虫病，以及除霍乱、痢疾、伤寒和副伤寒以外的感染性腹泻病、手足口病。

2. 责任报告人及报告时限　任何人发现传染病病人、疑似传染病病人，都有义务及时向附近的医疗保健机构或者疾病控制机构报告。2006年卫生部制定的《传染病信息报告管理规范》中明确规定：各级各类医疗机构、疾病预防控制机构、采供血机构均为责任报告单位；其执行职务的人员和乡村医生、个体开业医生均为责任疫情报告人。传染病报告实行属地管理。传染病报告卡由首诊医生或其他执行职务的人员负责填写（见附录7）。

责任报告单位和责任疫情报告人发现甲类传染病和乙类中的传染性非典型肺炎、肺炭疽、脊髓灰质炎的病人或疑似病人时，或发现其他传染病和不明原因疾病暴发时应于2小时内将传染病报告卡通过网络报告；未实行网络直报的责任报告单位应于2小时内以最快的通讯方式（电话、传真）向当地疾病预防控制机构报告，并于2小时内寄出传染病报告卡。对其他乙、丙类传染病病人、疑似病人和规定报告的传染病病原携带者在诊断后，实行网络直报的责任报告单位应于24小时内进行网络报告；未实行网络直报的责任报告单位应于24小时内寄出传染病报告卡，其他符合突发公共卫生事件报告标准的传染病暴发疫情，按《突发公共卫生事件信息报告管理规范》要求报告。

（二）针对传染源的措施

1. 病人　应做到"五早"即早发现、早诊断、早报告、早隔离、早治疗。病人一经诊断为传染病或可疑传染病，应按传染病防治法规定实行分级管理。只有尽快管理传染源，才能防止传染病在人群中的传播蔓延。

甲类传染病病人和乙类传染病中的非典型肺炎、炭疽中的肺炭疽和人感染高致病性禽流感必须实施隔离治疗，必要时可请公安部门协助。

乙类传染病病人，根据病情可在医院或家中隔离，隔离通常应至临床或实验室证明病人已痊愈为止。对传染源作用不大的肾综合征出血热、钩端螺旋体病、布鲁氏菌病病人可不必隔离。

丙类传染病中的瘤型麻风病人必须经临床和微生物学检查证实痊愈才可恢复工作、学习。

传染病疑似病人必须接受医学检查、随访和隔离措施，不得拒绝。甲类传染病疑似病人必须在指定场所进行隔离观察、治疗。乙类传染病疑似病人可在医疗机构指导下治疗或隔离治疗。

2. 病原携带者　对病原携带者应做好登记、管理和随访工作至其病原体检查2~3次阴性后。饮食、托幼和服务行业工作的病原携带者须暂时离开工作岗位；久治不愈的伤寒或病毒性肝炎病原携带者不得从事威胁性职业；艾滋病、乙型和丙型病毒性肝炎、疟疾病原携带者严禁做献血员。

3. 接触者　凡与传染源有过接触并有被感染可能者都应接受检疫，检疫期为最后接触日至该病的最长潜伏期。

(1)留验：即隔离观察。甲类传染病接触者应留验，即在指定场所进行观察，限制活动范围，实施诊察、检验和治疗。

(2)医学观察：乙类和丙类传染病接触者可正常工作、学习，但需接受体检、测量体温、病原学检查和必要的卫生处理等医学观察。

(3)应急接种和药物预防：对潜伏期较长的传染病如麻疹可对接触者施行预防接种。此外还可采用药物预防，如服用青霉素预防猩红热，服用乙胺嘧啶或氯喹预防疟疾等。

4. 动物传染源　对危害大的病畜或野生动物应予捕杀、焚烧或深埋，对危害不大且有经济价值的病畜可予以隔离治疗。此外还要做好家畜和宠物的预防接种和检疫。

（三）针对传播途径的措施

对传染源污染的环境，必须采取有效的措施，去除和杀灭病原体。肠道传染病通过粪便等污染环境，因此应加强被污染物品和周围环境的消毒；呼吸道传染病通过痰和呼出的空气污染环境，通风和空气消毒至关重要；艾滋病可通过注射器和性活动传播，因此应大力推荐使用避孕套，杜绝吸毒和共用注射器；而杀虫是防止虫媒传染病传播的有效措施。

1. 消毒　是用化学、物理、生物的方法杀灭或消除环境中致病性微生物的一种措施，包括预防性消毒和疫源地消毒两大类。

(1)预防性消毒：对可能受到病原微生物污染的场所和物品施行消毒，如乳制品消毒、饮水消毒等。

(2)疫源地消毒：对现有或曾经有传染源存在的场所进行消毒，其目的是消灭传染源排出的致病性微生物。疫源地消毒分为随时消毒和终末消毒。

1)随时消毒：是当传染源还存在于疫源地时，对其排泄物、分泌物及其污染的物品进行的消毒，目的是迅速杀灭致病微生物。

2)终末消毒：当传染源痊愈、死亡或离开后所作的一次性彻底消毒，从而完全清除传染源所播散、留下的病原微生物。只有对外界抵抗力较强的致病性病原微生物才需要进行终末消毒，如霍乱、鼠疫、伤寒、病毒性肝炎、结核、炭疽、白喉等。对外界抵抗力较弱的疾病如水痘、流感、麻疹等一般不需要进行终末消毒。

2. 杀虫和灭鼠　杀虫是使用杀虫剂杀灭有害昆虫，特别是外环境中传递病原体的媒介节肢动物；灭鼠则是利用高效低毒或对人体和牲畜无毒的药剂或其他方法杀灭室内及室外环境的鼠类。

（四）针对易感者的措施

1. 免疫预防　传染病的免疫预防包括主动免疫和被动免疫，其中计划免疫是预防传染病流行的重要措施。此外，当传染病流行时，被动免疫可以为易感者提供及时的保护抗体，如注射胎盘球蛋白和丙种球蛋白预防麻疹、流行性腮腺炎、甲型肝炎等。高危人群应急接种可以通过提高群体免疫力来及时制止传染病大面积流行，如麻疹疫苗在感染麻疹三天后或潜伏期早期接种均可控制发病。

2. 药物预防　药物预防也可以作为一种应急措施来预防传染病的传播，但药物预防作用时间短、效果不巩固，易产生耐药性，因此其应用具有较大的局限性。

3. 个人防护　接触传染病的医务人员和实验室工作人员应严格遵守操作规程，配置和使用必要的个人防护用品。有可能暴露于传染病生物传播媒介的个人需穿戴防护用品如口罩、手套、护腿、鞋套等；疟疾流行区可使用个人防护蚊帐；安全的性生活应使用安全套。

（五）传染病暴发、流行时的紧急措施

根据传染病防治法规定，在有传染病暴发、流行时，当地政府需立即组织力量防治，报经上一级政府决定后，可采取下列紧急措施：①限制或停止集市、集会、影剧院演出或者其他人群聚集活动；②停工、停业、停课；③临时征用房屋、交通工具；④封闭被传染病病原体污染的公共饮用水源。

在采用紧急措施防止传染病传播的同时，政府卫生部门、科研院所的流行病学、传染病学和微生物学家、疾病控制中心人员、各级医院的临床医务人员和社会各相关部门应立即组织开展传染病暴发调查，并实施有效的措施控制疫情，包括隔离传染源，治疗病人尤其是抢救危重病人，检验和分离病原体，采取措施消除在暴发调查过程中发现的传播途径和危险因素，如封闭可疑水源、饮水消毒、禁食可疑食物、捕杀动物传染源和应急接种等。

知识链接

全球疫苗行动计划

2015 年，全世界约有 86%（1.16 亿）婴儿接受了三剂白百破三联疫苗接种，从而免受可导致严重疾病和残疾或死亡的传染病之害。全球疫苗行动计划是一个通过实现疫苗的更公平获得来防止数百万人死亡的路线图。各国力求到 2020 年时，实现疫苗接种的全国覆盖率达到至少 90%，每个地区的覆盖率达到至少 80%。世卫组织及其合作伙伴把每年 4 月的最后一周作为世界免疫周。其目的是加快行动，提高认识和免疫要求，并改进疫苗接种服务，以使各个地方的人们都能得到保护以免罹患致死疾病。2016 年宣传运动的全球口号为“弥合免疫差距”，它所强调的是人人终生获得免疫服务，有 180 多个国家、领土和地区在这周举行活动，包括疫苗接种活动、培训讲习班、圆桌讨论和公众宣传运动。2017 年世界免疫周的主题是“接种疫苗，利于防病”。

三、计划免疫

计划免疫（planned immunization）是指根据疫情监测和人群免疫状况分析，按照科学的免疫程序，有计划地使用疫苗对特定人群进行预防接种，以提高人群免疫水平，达到控制乃至最终消灭传染病的目的。预防接种是指将人工制备的抗体或抗原注入机体，使其获得或产生对传染病的特异性免疫力，以提高个体或群体的免疫水平，从而保护易感人群，预防传染病的发生。

（一）免疫种类

1. 人工自动免疫　人工自动免疫是免疫预防的主体，指用病原微生物或其代谢产物制成的生物制品，接种（口服、划痕或注射）后使机体产生特异性免疫。人工自动免疫的生物制品有：

（1）灭活疫苗：如霍乱、伤寒、副伤寒、乙型脑炎、狂犬病、百日咳和流行性脑脊髓膜炎等疫苗。一次接种灭活疫苗，机体未能产生良好的免疫应答，必须多次接种才能获得较好的免疫效果，一般还需定期重复加强注射，以维持较长时间的免疫力。

（2）减毒活疫苗：如鼠疫、卡介苗、脊髓灰质炎、流行性感冒和麻疹疫苗。减毒活疫苗接种后，机体实际上发生了一次轻型感染，故一次成功接种可产生较长期的免疫力，当机体的免疫水平减弱到一定程度时也需做加强注射。

（3）类毒素：如破伤风和白喉类毒素等。类毒素也需多次接种和适时做加强注射才能有良好的免疫效果。

2. 人工被动免疫　人工被动免疫将含有抗体的血清或其制剂注入机体，使机体立即获得现成的抗体而受到保护，但免疫持续时间短暂，也易发生变态反应。常用的制品有：

（1）免疫血清：包括抗毒素、抗菌和抗病毒血清，如白喉抗毒素、破伤风抗毒素、抗狂犬病血清等。

（2）免疫球蛋白：包括人血、胎盘血丙种球蛋以及针对某种传染病的特异免疫球蛋白（如高效价乙型肝炎免疫球蛋白）。

3. 被动自动免疫　在注射白喉或破伤风抗毒素的同时也做白喉或破伤风类毒素接种，使机体在迅速获得保护的同时也产生较持久的免疫力。接种乙型肝炎疫苗同时注射乙型肝炎免疫球蛋白，也是被动自动免疫。

（二）计划免疫方案

1. 扩大免疫规划　1974 年 WHO 提出了扩大免疫规划（EPI）。EPI 是全球性的一项重要的公共卫生行动，EPI 从启动至 20 世纪 80 年代，重点放在提高免疫覆盖率，使每一个儿童在出生后都能按计划获得免疫接种。90 年代后，计划免疫的目标逐步过渡为疫苗可预防疾病的控制、消除和消灭。我国 1981 年正式加入全球 EPI 活动。

2. 我国的计划免疫程序　我国计划免疫工作的主要内容是儿童基础免疫。2007 年 12 月卫生部印发了《扩大国家免疫规划实施方案》。该方案规定：在现行全国范围内使用的乙肝疫苗、卡介苗、脊髓灰质炎疫苗、百白破疫苗、麻疹疫苗、白破疫苗等 6 种国家免疫规划疫苗的基础上，以无细胞百白破疫苗替代百白破疫苗，将甲肝疫苗、流脑疫苗、乙脑疫苗、麻腮风疫苗纳入国家免疫规划，对适龄儿童进行常规接种；在重点地区对重点人群进行出血热疫苗接种；发生炭疽、钩端螺旋体病疫情或发生洪涝灾害可能导致钩端螺旋体病暴发流行时，对重点人群进行炭疽疫苗和钩体疫苗应急接种。通过接种上述疫苗，预防 15 种传染病。我国现行的儿童基础免疫程序见附录七。

（三）计划免疫评价指标

疫苗免疫效果的评价指标包括免疫效果评价指标、流行病学效果评价指标及计划免疫管理评价指标。

1. 免疫效果评价指标　主要通过测定接种后人群抗体阳转率、抗体平均滴度和抗体持续时间等指标进行评价。

2. 流行病学效果评价指标　采用随机双盲的现场实验，计算疫苗保护率和疫苗效果指数。

3. 计划免疫管理评价指标　计划免疫工作质量的考核包括组织设备和人员配备、免疫规划和工作计划、计划免疫实施的管理和各项规章制度、冷链装备及运转情

况、人员能力建设及宣传动员、监测及疫情暴发控制等。具体考核指标为:

(1)建卡率:使用WHO推荐的两阶段整群抽样法,调查12~18月龄儿童建卡情况,要求建卡率达到98%以上。

(2)接种率:指12月龄儿童的疫苗接种情况,接种率越高越好。

(3)四苗覆盖率:指四种疫苗的全程接种率。

(4)冷链设备完好率:所谓冷链(cold chain)是指疫苗从生产、保存、运输直至接种,全程都按照疫苗保存要求妥善冷藏,以保持疫苗的效价不受损害的特殊供应链系统,是保证疫苗质量的重要措施之一。

第三节　传染病的中医药预防

中医学对传染病的认识具有十分悠久的历史,在我国古代著名的地理著作《山海经》中,已记载有“疫”“痈”“疽”“风”和“疥”等具有传染性的疾病名称。公元前1世纪的甲骨文中也有疥、疟、首、风等传染病名称的记载,并提出人畜分居、清扫房屋、除虫、洗澡等卫生防病措施。几千年来,随着时代的发展,中医学关于疫病的预防提出了很多行之有效的方法,为千百年来中华民族繁衍生息作出了不可磨灭的贡献。尤其是对可能感染疫疠的人群采用预施药物的方法,能够有效地预防疫病的发生与传播。

1. 熏蒸预防法　即用药物加温燃烧烟熏或煮沸蒸熏。此法一般适用于以呼吸道为传播途径的温病预防。如在流行期间用食醋按每立方米空间2~10ml加清水一倍,在居室内煮沸蒸熏1小时,主要用于流行性感冒、病毒性肺炎等呼吸道传染病的预防;又如采用苍术、艾叶等在室内燃烧烟熏,可用于腮腺炎、水痘、猩红热、流感等传染病的预防。

2. 滴喷预防法　即用药物滴入鼻孔或喷入咽部。此法一般也用于呼吸道传染病,如在流行期间,把食醋用冷开水稀释后滴鼻可预防流行性感冒、流行性脑脊髓膜炎等;或用白芷3g、冰片1.5g、防风3g,共研细末,取少量吹入两侧鼻孔,或放在口罩内任其慢慢吸入,也有预防作用。在白喉流行时,用锡类散喷入咽喉部,亦有一定预防作用。

3. 服药预防法　即用一味或多味中药煎服,或制成丸、散剂内服。如预防流感、病毒性肺炎等可选用金银花、连翘、野菊花、桉树叶、贯众、螃蜞菊等;预防流行性脑脊髓膜炎可选用大蒜、金银花、连翘、九里光、贯众、野菊花、蒲公英等;预防流行性乙型脑炎可选用大青叶、板蓝根、牛筋草等;预防肠伤寒可选用黄连、黄柏等;预防猩红热可选用黄芩、忍冬藤等;预防麻疹可选用紫草、丝瓜子、贯众、胎盘粉等;预防传染性肝炎可选用板蓝根、糯稻根、茵陈等;预防痢疾可选用马齿苋、大蒜、食醋等。在使用时,可选其中一味或数味煎汤内服,每日1剂,连服2~4天。

4. 食物预防法　在某些传染性温病流行期间,有目的地食用一些食物,有助于减少被感染或发病的机会。这一方法简便易行,可以作为一种辅助方法使用,如食用大蒜,或用马齿苋加大蒜煎服,可预防痢疾及其他一些消化道的温病。在流脑流行时节,每日食用大蒜5g左右,也有一定的预防作用。在秋末冬初,气候干燥时节,如有白喉流行,也可食用甘蔗汁、胡萝卜汤等以预防。

在疫病发生后,必须采取正确的治疗措施,以控制疫病传变。也可采用针灸以及心理护理等方法，配合药物治疗，以提高疗效。在疫病进入后期时，尤当重视调摄，以免病情出现反复，影响病人的康复。

（汪　洋）

扫一扫
测一测

复习思考题

1. 什么叫传染病？传染病有哪些传播途径？
2. 什么是计划免疫？疫苗免疫效果的评价指标有哪些？

第十章

慢性非传染性疾病的预防与控制

PPT 课件

扫一扫
知重点

学习要点

慢性病非传染性疾病的流行特征与危险因素；常见慢性病的预防与控制措施；慢性病的中医药预防措施。

慢性非传染性疾病不是特指某种疾病，而是对一组起病时间长，缺乏明确的病因证据，一旦发病病情迁延不愈的非传染性疾病的概括性总称。由于其发病与不良生活方式密切相关，故又称为“生活方式病”，一般主要指心脑血管病、恶性肿瘤、慢性阻塞性肺病、糖尿病等疾病。慢性病已成为当今世界的头号健康杀手，2011 年 9 月第 66 届联合国大会发布的慢性病防控政治宣言指出预防慢性非传染性疾病不仅是个人行为和个人责任，更是国家行为和责任，应促使全社会行动起来共同应对慢性病的威胁。

第一节　概　　述

一、慢性非传染性疾病的流行特征

（一）全球慢性非传染性疾病流行概况

世界卫生组织（WHO）发布的《2014 年全球非传染性疾病现状报告》显示，非传染性疾病已占据当今世界死因构成的大半，到 2030 年每年死于非传染性疾病的人数将增加至 5500 万人。将近 80%的非传染性疾病所致死亡发生在低收入和中等收入国家，这打破了慢性病主要是富裕社会问题的传统观念。如能控制主要危险因素，80%的心脏病、中风和 2 型糖尿病能够预防，40%的癌症亦可以得到有效防制。

（二）我国慢性非传染性疾病的流行特征

1. 高发病率、高死亡率　我国慢性病的发病呈现出显著上升的趋势，发病趋势明显高于发达国家水平。过去的十年，平均每年我国新增病例近 1000 万例，其中每年新发肿瘤 160 万，脑卒中 150 万，冠心病 75 万。虽然城市人口慢病发病率和死亡率仍高于农村，但农村增长幅度大于城市。在中国 860 万慢性病死亡者中，约四成男性（39%）和三成女性（31.9%）属于过早死，即我国每年有 300 万人因慢性病而过早死亡。

2. 主要危险因素暴露水平不断提高　人口老龄化、生活方式、环境和遗传等是目前已知的非传染性疾病的危险因素。当前我国 60 岁以上人口已达 1.3 亿，占总人口的 10%，预计 2050 年将达到 4 亿。除老龄化外，我国城市居民和城市化了的农民正暴露在强度不断上涨的危险因素水平之中。同时，久坐的生活方式和承受更多的心理压力，也成为我国非传染性疾病持续上升的重要原因。

3. 慢性病的疾病谱发生变化　缺血性脑卒中比例增加，高血压、糖尿病患病率与冠心病发病率和死亡率明显增高。恶性肿瘤中与贫困相关的肿瘤，如宫颈癌、鼻咽癌发病率下降，而与生活方式密切关联的肺癌、乳腺癌、直肠癌发病率增高，低发肿瘤如脑癌、胰腺癌发病率呈上升趋势。

二、慢性非传染性疾病的主要危险因素和危害

（一）慢性非传染性疾病的主要危险因素

受老龄化、迅速的城市化以及不健康生活方式等因素的影响，导致慢性病致病的危险因素可以有上百种甚至更多，其大致可分为三类：环境危险因素、行为危险因素和宿主危险因素。冠心病、脑卒中、恶性肿瘤、糖尿病及慢性呼吸系统疾病等常见慢性病都与吸烟、过量饮酒、不健康饮食、静坐生活方式等四种共同的危险因素有关（表 10-1）。慢性病的发生、发展与危险因素的关系往往是“一因多果、一果多因、多因多果、互为因果”。

表 10-1　主要慢性病的共同危险因素

危险因素	慢性病			
	心脑血管疾病	糖尿病	肿瘤	呼吸道疾病
吸烟	√	√	√	√
饮酒	√		√	
营养	√	√	√	√
静坐生活方式	√	√	√	√
肥胖	√	√	√	√
高血压	√	√		
血糖	√	√	√	
血脂	√	√	√	

（二）慢性非传染性疾病的主要危害

1. 对人群健康危害严重　我国慢性病不仅发病率高，患病后死亡率居高不下，而且病程长，多为终身性疾病，常伴有严重并发症及残疾，如我国现存的 700 万脑卒中患者中，75%不同程度地丧失了劳动力，40%重度致残；糖尿病患者致盲率是一般人群的 25 倍，致肾衰竭的发生率比非糖尿病高 17 倍。当慢性病反复发作或出现严重的功能障碍影响生命质量时，患者甚至会出现失望、抑郁、自杀倾向等，其异常心理的发泄等也会严重影响家庭成员的身体和心理健康，消耗家庭经济积蓄和家人精力。

2. 造成日益加重的经济负担并可转化为社会问题　当前慢性病防治费用占我国

医疗总费用的80%，也是广大群众因病致贫、因病返贫、加重疾病、累及家庭和社会的重要原因。WHO 预测在今后10年中，中国因心脏病、心脑血管疾病和糖尿病等疾病导致的过早死亡将产生5580亿美元的经济损失。

知识链接

中国防治慢性病中长期规划目标(2017—2025年)

到2020年，慢性病防控环境显著改善，降低因慢性病导致的过早死亡率，力争30~70岁人群因心脑血管疾病、癌症、慢性呼吸系统疾病和糖尿病导致的过早死亡率较2015年降低10%。到2025年，慢性病危险因素得到有效控制，实现全人群全生命周期健康管理，力争30~70岁人群因心脑血管疾病、癌症、慢性呼吸系统疾病和糖尿病导致的过早死亡率较2015年降低20%。逐步提高居民健康期望寿命，有效控制慢性病疾病负担。

第二节　慢性非传染性疾病的预防与控制方法

慢性病防治
核心信息

一、慢性非传染性疾病的预防与控制策略

慢性病具有共同的可改变的危险因素，可防可控。对待慢性病时，全社会应该达成一个共识：即全民健康已经不再是生物技术层面的问题，而是关系社会各个层面的一个全民问题。

2011年9月联合国召开的慢性病预防和控制高级别会议通过了关于预防和控制慢性病的政治宣言，全球领导人首次对慢性病所采取的策略达成共识，明确提出了慢性病防治的应对方案，强调政府责任和多部门合作。结合WHO全球慢性病预防与控制策略，任何地区和国家在制订慢性病防治的策略时，都至少要考虑以下原则：①强调在社区及家庭水平上降低最常见慢性非传染性疾病的4种共同的危险因素，进行生命全程预防；②三级预防并重，采取以健康教育、健康促进为主要手段的综合措施，将慢性病作为一类疾病来进行防治；③全人群策略和高危人群策略并重；④转变传统保健系统的服务内容、方式，向包括鼓励病人共同参与，促进和支持病人自我管理，加强对病人定期随访，加强与社区、家庭合作等内容的创新慢性病保健模式的发展；⑤加强社区慢性病防治的行动；⑥改变行为危险因素预防慢性病时，应以生态健康促进模式及科学的行为改变理论为指导，建立以政策及环境改变为主要策略的综合性社区行为危险因素干预项目。在世界卫生组织领导下，各国政府确立了到2025年将慢性疾病造成的过早死亡人数减少25%的新目标。为了实现慢性病控制目标，需要采用以下相应的预防策略：

1. 将健康融入各项公共政策的策略　这项策略旨在通过卫生部门之外的其他部门的机构、机制和行动，实现改善居民健康的目的。将健康融入各项公共政策策略的最重要工具是健康影响评价和健康视角项目，如鼓励食品业和农业部门生产健康食品，降低含盐量，这对企业或政府都不会带来额外的负担。2016年全国31个省(自治区、直辖市)和新疆生产建设兵团分三批建成265个国家慢性病综合防控示范区，多部

门在环境整治、烟草控制、体育健身、营养改善等方面相继出台了一系列公共政策。

2. 全人群策略与高危人群策略并重　大量的慢性非传染性疾病流行病学研究结果表明这两种策略应相辅相成。慢性非传染性疾病的防治不能单靠医疗技术的提高，需要发动全社会参与，夯实慢性病的公共卫生服务均等化。要不断完善营养与慢性病监测网络，建设慢性病发病、患病、死亡及危险因素监测等数据库，掌握我国居民营养与慢性病状况，评价防治效果、制定防治政策。

3. 运用生命全过程策略防控慢性病　应用生命全过程策略就是利用生命各阶段出现的机遇开展生活方式的调整，推动全民健康生活方式改变，实现预防和控制慢性病。要依托全民健康保障信息化工程建设，构建慢性病信息管理系统，全面推进慢性病的监测工作，探索慢性病全程防治管理服务模式，为生命全过程防控提供科学依据。

4. 三级预防并重，采用健康促进和健康教育的手段实现综合防治　通过多层次干预慢性病的主要危险因素，大部分慢性病可以被预防和延缓发病并减轻危害。要强化健康教育和健康促进，动员全民参与，普及健康生活方式、科学指导合理膳食，积极地营造运动健身的环境。

知识链接

2013—2020 年预防控制非传染性疾病全球行动计划

(1)心血管疾病、癌症、糖尿病或慢性呼吸系统疾病总死亡率相对降低 25%。

(2)根据本国国情，有害使用酒精现象相对减少至少 10%。

(3)身体活动不足流行率相对减少 10%。

(4)人群平均食盐摄入量/钠摄入量相对减少 30%。

(5)15 岁以上人群目前烟草使用流行率相对减少 30%。

(6)根据本国情况，血压升高患病率相对减少 25%，或遏制血压升高患病率。

(7)遏制糖尿病和肥胖的上升趋势。

(8)至少 50%的符合条件者接受预防心脏病发作和脑卒中的药物治疗及咨询(包括控制血糖)。

(9)在 80%的公立和私营医疗卫生机构，可提供经济可负担的，治疗主要非传染性疾病所需的基本技术和基本药物，包括非专利药物。

二、慢性非传染性疾病防控的措施

慢性病的预防措施包括公共卫生措施和临床措施。由于慢性病病因和危险因素复杂，为有效控制慢性病的发生，加强卫生监督做好疾病监测、开展临床筛查和患者自我管理是经济而又切实可行的措施。

1. 公共卫生措施　公共卫生措施主要有五个方面。①环境卫生：制定合理的饮水卫生标准，控制有毒有害气体的排出，从多方面防止环境污染，保护生态环境，维持生态平衡；②食品卫生：严格食品工业执法，加强食品安全检测力度，规范食品加工制作过程和运输、储存、销售方式，宣传正确的食品储藏方法，避免二次污染；③劳动卫生：贯彻卫生标准和规范，防止和减少有害物质的排放，加强劳动生产环境的监测，建立与健全有关卫生档案，定期健康体检，及早发现职业病；④学校卫生：注意合理膳食，加强体育锻炼,教室合理通风采光,定期进行体格检查,监测生长发育情况,防治青少年常见病,及时进行心理健康教育和性知识教育,注意培养良好的行为习惯;⑤妇幼卫生:加强宣传教育,保证孕妇营养和产前检查,防止出生缺陷,改善农村卫生条件,全面实施住院分娩和新法接生,保证计划免疫的实施。

2. 临床措施　慢性病临床预防措施主要是开展疾病筛查,从而减少慢性病的发生发展。美国慢性病委员会于 1951 年提出筛查(screening)的定义,即“通过快速的检验、检查或其他措施,将可能有病但表面上健康的人,同那些可能无病的人区分开来”。筛查试验不是诊断试验,仅是一种初步检查,筛查阳性或疑似阳性者,必须进行进一步确诊。

慢性病筛查的目的:①早期发现可疑患者,以便早期诊断和早期治疗,达到二级预防的实效,如宫颈癌、糖尿病筛查;②发现高危人群,从而实施相应的干预措施,降低疾病的发病率,预防疾病发生,促进人群健康,如对高血压筛查预防脑卒中发生;③特殊人群筛查,以探查和控制传染源,发现阴性感染者,保护人群中的大多数个体的健康。根据筛查的目的不同,可分为治疗性筛查和预防性筛查。治疗性筛查旨在早期发现、早期诊断和早期治疗某种疾病的病人而进行的筛查,如乳腺癌、直肠癌的筛查;预防性筛查是为了发现某病的高危人群,以便针对性的实施干预措施,如筛查高胆固醇血症预防冠心病。

3. 慢性病自我管理　是以患者为主体、在卫生专业人员的协助下,患者自己承担起主要的预防性和治疗性保健任务,通过掌握慢性病防治必要的技能来提高生活质量,延长健康寿命。慢性病自我管理的方法因其可行性和对项目参与者的显著益处,已被世界各国广泛采用。另外,互联网+人工智能参与到慢病管理的过程中将会使慢性病得到更好的预防、诊治与控制。

第三节　常见慢性非传染性疾病的防治

一、心血管疾病的防治

心血管疾病(cardiovascular diseases,CVD)是一组以心脏和血管异常为主的循环系统疾病,包括心脏和血管疾病、肺循环疾病以及脑血管疾病。《中国心血管病报告2016》推算我国心血管病现患人数 2.9 亿,其中高血压 2.7 亿,脑卒中 1300 万,冠心病 1100 万。心血管病死亡位居城乡居民总死亡原因的首位,占居民疾病死亡构成的 40%以上。

(一)心血管疾病的流行概况

1. 时间分布　在发达国家心血管疾病的流行分为四个阶段,低发期、上升期、高峰期、下降期。前三个阶段因饮食结构改变、交通便利和体力活动减少而呈上升趋势,第四阶段因各国加强了教育和社区管理干预等公共卫生的措施而呈逐年下降。我国的心脑血管疾病的发病率和死亡率近年来在波动中呈升高的趋势,并随着人口老龄化,其在今后一段很长时期还会继续升高。

2. 地区分布　心脑血管疾病死亡不同国家之间甚至一个国家内不同地区之间都存在着很大差别。心脑血管疾病死亡占总死亡的比例在西欧、北美、澳大利亚、新西兰和日本等发达国家为45%，在印度、非洲撒哈拉地区、中东地区、拉丁美洲和加勒比海国家等发展中国家为23%。我国脑血管病死亡率较高的地区分布在长江以北的东部地区、东北部省份和部分高原地区，长江以南和沿海地区相对较低。值得注意的是，我国农村心血管病死亡率从2009年起超过并持续高于城市水平。

3. 人群分布　美国35~44岁人群中，白人冠心病的死亡率男性比女性高5.2倍。我国各年龄组男性脑血管病粗死亡率均明显高于女性，女性心血管病发病年龄比男性晚，但更年期以后心血管病发病风险快速升高，因此女性人群心血管病死亡人数占总死亡数的构成比反而超过男性。种族与心脑血管的发病有着明显的关联，美国同一地区的非洲裔黑人冠心病的患病率也明显高于美国白种人；我国新疆的哈萨克族、维吾尔族及藏族、蒙古族等民族冠心病的患病率显著高于汉族，这可能与地理环境、生活方式、风俗习惯有关。

（二）心脑血管疾病的预防

1. 第一级预防　即病因预防，主要针对心血管疾病致病因子。

（1）健康教育：以全体人群为对象，针对不同人群的特征，有重点地进行健康教育，降低人群中有明确因果关系的危险因素水平。

（2）防止各种感染：不少心血管疾病是由于感染开始的，如先天性心脏病、风心病、心肌炎、肺心病等。因此，日常宣传中要强调卫生保健，注意保暖、防湿，才能有利于预防心血管疾病的发生。

（3）积极治疗与粥样硬化有关的其他疾病，如糖尿病等。

2. 第二级预防　主要是针对高危人群预防。

（1）开展健康监测：通过普查或筛查早发现、早诊断、早治疗，特别是对已经出现某些心脑血管疾病高危特征的人，指导其合理膳食，对他们进行随访和查体，以便及时采取必要措施。对已经患高血压、糖尿病者应给予积极治疗，防止发展为冠心病、脑卒中等。同时社区组建随访队伍，积极督促这类人群定时定量服药，并定期随访检测相关指标变化情况。

（2）开展心理咨询：研究表明，情绪应激与心脑血管疾病密切相关，保持稳定乐观的情绪对于降低心脑血管危害有积极促进作用。

3. 第三级预防　对于临床上已经患有心脑血管疾病的人群，进行强化治疗与康复工作，提高存活率，预防严重并发症，提高生命与生活质量。同时还要对患者或家人进行健康教育，宣传有关心脑血管疾病方面的保健知识。

二、恶性肿瘤的防治

2015年全球范围内新增癌症病例1410万，预计未来20年新发病例数将增加70%，56%的新发癌症人群以及65%因癌症死亡人群发生在欠发达地区。中国癌症防治形势更加严峻，2016年中国肿瘤登记年报的数据显示：我国每年新发癌症病例约368万，占世界的1/4，死亡约270万，其中50岁以上人群发病占全部发病的80%以上。

（一）恶性肿瘤的流行特征

1. 时间分布　各类恶性肿瘤的时间变化趋势有所不同。肺癌的发病率和死亡率在各国多呈增高趋势，而宫颈癌和食管癌发病率下降明显。在许多国家，胃癌发病率也呈下降趋势。20 世纪 70 年代以来，我国癌症发病率及死亡率一直呈上升趋势，死亡率增加了 80%，城市居民 0~85 岁累计癌症发生风险为 36%。我国恶性肿瘤发病占前几位的主要是肺癌、胃癌、结直肠癌、肝癌、食管癌、胰腺癌、脑瘤、淋巴瘤、女性乳腺癌和宫颈癌等，占全部恶性肿瘤发病的 75%左右。

2. 地区分布　肿瘤在不同种族的发展有明显差异。肝癌在欧美罕见，而莫桑比克某地区肝癌发病率为美国或西欧的 500~1000 倍；鼻咽癌以中国人常见，在美国西海岸定居 50 年以上的华裔后代患鼻咽癌的发病率仍是当地美国白人的 30~40 倍；印度人口腔癌发病多；哈萨克族人食管癌较常见；皮肤癌与不同人种皮肤色素沉着有关，这些都表明肿瘤在不同种族中分布是不同的。我国城乡恶性肿瘤在死因谱中排位不同，城市以肺癌居首位，结肠癌、直肠癌及肛门癌死亡率明显高于农村；农村占首位的是胃癌，宫颈癌死亡率显著高于城市，这些差异与城乡膳食结构、卫生服务条件、妇女婚育模式不同有关。

3. 人群分布　任何年龄都可发生恶性肿瘤，不同的恶性肿瘤各有其相应的高发年龄。儿童期最多见的是白血病、骨和软骨组织肉瘤及恶性淋巴瘤；青壮年时期常见的是肝癌及白血病；中年及老年期多以胃、食管、宫颈、肝及肺癌为主；乳腺癌则多见于青春期及更年期的两个高峰。

（二）恶性肿瘤的预防

1. 一级预防　是指促进健康及减少危险因素，防止癌症的发生。其措施：①加强防癌健康教育，增强个人防癌意识；②保护良好的生态环境，防治和消除致癌因素污染；③倡导健康的生活方式，减少致癌因素；④保持乐观的情绪；⑤消除职业性致癌因素，识别职业高危人群，尽量防止职业性的接触，对经常接触致癌因素的职工进行定期体检，及时诊治。

2. 二级预防　是指通过筛检癌前病患或早期癌症病例，做到早发现、早诊断、早治疗。自我检查是早期发现癌症的重要措施之一，可以发现浅表和检查方便部位的肿瘤，如发现血管上皮重度增生、胃黏膜的不典型增生、化生和萎缩性胃炎、慢性肝炎和肝硬化、结肠息肉、支气管上皮的增生和化生等，应引起高度重视，密切随访，积极治疗。

3. 第三级预防　旨在通过综合性的治疗后，调节病人的心理状态，防止残疾和癌细胞的转移，预防复发，延长生命，提高生活质量；对晚期病人实施止痛和姑息治疗；注重临终关怀，提高晚期癌症病人的生存质量。

三、糖尿病的防治

糖尿病是一种常见的全球流行性慢性内分泌和代谢性疾病。WHO 统计 2014 年全球 > 18 岁的人群糖尿病的发病率为 9%，患病人数已达到 4. 15 亿，预计 2030 年糖尿病将成为全球第 7 大引起死亡的单种疾病。中国 2015 年糖尿病的患病人数为 1. 1 亿，居全球首位。糖尿病也是公认的高致残疾病，极大地增加了患冠心病、肾衰竭、致盲、认知功能损害、部分恶性肿瘤、骨代谢障碍，以及糖尿病足而截肢的风险。我国糖尿病患者 90%~95%属于 2 型糖尿病，1 型糖尿病不超过 5%。

（一）糖尿病的流行特征

1. 时间分布　过去十年中，糖尿病患病率在低收入和中等收入国家上升速度超过了高收入国家，其中亚洲人群糖尿病患病率呈迅猛增长趋势，以青中年人尤为明显，使得糖尿病患病年龄更加年轻化。目前糖尿病患者数量居前五位的国家依次为：中国、印度、美国、巴西、俄罗斯。

2. 地区分布　1型糖尿病的发病率在世界范围内相差甚大，高发与低发国之间相差20~60倍，越远离赤道，发病率越高，这一现象与环境因素尤其是病毒感染有关。2型糖尿病发病率在由贫穷转向富裕的群体中增长明显，这与生活方式改变和社会经济的发展密切相关，如非洲农村成人糖尿病发病率为1%~2%，巴布亚新几内亚的高原地带中未发现糖尿病患者。我国城乡糖尿病标化患病率呈现城市高于农村，其可能与市区生活水平较高、接触环境有害因素的机会多、农村漏报或未诊断的情况较多有关系。

3. 人群分布　1型糖尿病的发病年龄和性别无大的差别，高发年龄多为青春期。2型糖尿病的发病随着年龄的增加而增加，有发病年轻化的趋势。从性别上看西欧、美国和我国糖尿病患者女性大于男性，韩国和日本男性大于女性。我国新疆维吾尔族的患病率高于汉族和其他民族，不同民族间糖尿病的差别，提示种族间遗传和生活方式与糖尿病的发病密切相关。

（二）糖尿病的预防

1. 第一级预防　糖尿病的第一级预防是预防糖尿病的发生，包括在一般人群中宣传糖尿病防治知识，如宣传糖尿病的定义、症状、体征、常见的并发症以及危险因素，提倡健康的行为。

2. 第二级预防　对于糖尿病的高危人群应实施定期检测血糖，以便尽早发现无症状性糖尿病。2型糖尿病高危人群主要包括：①年龄≥45岁，BMI≥24，以往有空腹血糖调节受损或糖耐量异常者；②有糖尿病家族史者；③有高密度脂蛋白胆固醇降低（≤35mg/dL即0.91mmol/L）和（或）高甘油三酯血症（≥250mg/dL，即2.75mmol/L）者；④有高血压（成人血压≥140/90mmHg）和（或）心脑血管病变者；⑤年龄≥30岁的妊娠妇女；有妊娠糖尿病史者；曾有分娩巨大儿（出生体重≥4kg）者；有不能解释的滞产者；有多囊卵巢综合征的妇女；⑥常年不参加体力活动者；⑦使用一些特殊药物者，如糖皮质激素、利尿剂等。

3. 第三级预防　糖尿病人很容易并发其他慢性疾病，并且易因并发症而危及生命。因此，对糖尿病慢性并发症要加强监测，预防并发症的发生，使病人能长期过接近正常人的生活，以提高生命质量。

四、慢性阻塞性肺病的防治

（一）慢性阻塞性肺病的流行特征

慢性阻塞性肺病（COPD）是一种以持续减少气流为特征的肺部疾病。2016年全球有2.51亿例慢性阻塞性肺病病例，其中超过90%的慢性阻塞性肺病死亡发生在低收入和中等收入国家。在许多国家，由于吸烟率较高和人口老龄化，慢性阻塞性肺病在未来几年都可能增加。

1. 时间分布　COPD的患病率均随年龄的增加而增加，40~49岁患病率比较低，但是超过了70岁将达20%左右。慢性阻塞性肺病发病情况与大气环流的季节变化有密切关系，气候条件不同，COPD的发病高峰也不同，秋末冬初增多，隆冬反而减少，但到了3月份又出现发病高峰。

2. 地区分布　COPD 的患病率在全球各个国家和不同地区之间存在差异，平均海拔高、潮湿寒冷多雾的气候等可能与 COPD 发病有关。此外，长时间暴露在含有毒颗粒物的空气中，也可增加 COPD 发病率。在过去的三十年间 COPD 患病率增加最多的是东地中海地区（118.7%）和非洲地区（102.1%）。

3. 人群分布　COPD 更多见于男性，但由于高收入国家的妇女使用烟草的情况出现上升，伴随低收入国家接触室内空气污染（比如用来烹饪和取暖的生物燃料）危险增加，故该病现在对男性和女性的影响几乎没有差别。

（二）慢性阻塞性肺病的流行特征

1. 第一级预防　开展健康教育，提高人们对慢性阻塞性肺疾病的认识，实现不吸烟、吸烟者及早戒烟是预防慢阻肺最直接、最有效的措施。此外加强劳动保护，减少职业性粉尘、化学物质或其他有害气体的吸入，防止室内空气污染，预防呼吸道感染也很重要。

2. 第二级预防　早期发现并干预是慢阻肺有效治疗和康复的关键，可以通过开展慢阻肺的卫生宣教，让高危人群和早期轻度患者对疾病本身有明确的认识和足够的重视。慢阻肺的高危人群有：长期吸烟者、反复呼吸道感染者、长期有室内污染如农村地区烧柴火以及烟雾暴露者、粉尘职业暴露者，要对他们进行肺功能检查，以尽早发现病情。还可以在社区开展普查，实现对慢阻肺的早期发现、早期干预。此外，社区应建立档案，定期随访高危人群，向患者提供医学指导和医疗服务。

3. 第三级预防　对于已经患有慢阻肺的患者，减少慢阻肺的危险因素暴露率仍是必需的。坚持锻炼身体和康复训练对增强抵抗力、提高抗病力、改善呼吸功能、预防慢阻肺的加重发作有重要作用。同时需要对患者进行规范化治疗和康复指导，注重缓解期的综合性康复治疗，防止并发症和病情反复加重，减少肺功能下降率，保持适当的肺功能，改善活动能力，提高生活质量。

第四节　中医药预防慢性非传染性疾病

中医预防慢性非传染性疾病有悠久历史和独特优势。科学养生、针灸、推拿、拔罐、中药熏蒸、理疗、食疗、心理疗法等中医药适宜技术具有“简、便、廉、验”的特点，不仅满足慢性病预防控制针对的一般人群、高危人群和慢病患者的需求，同时也符合中国医疗卫生保健体系建设的要求，符合世界卫生组织推荐的策略要求。

《素问·阴阳应象大论》中有怒伤肝、喜伤心、思伤脾、忧伤肺、恐伤肾的论述，认识到情志变化能使人生病。人若思想恬静，则既可防止七情致病，又可使肌表有抗御外邪的能力。中医强调进行体质锻炼、饮食有节、起居有常、不妄劳作，这与世界卫生组织提出的人类健康的四大基石：合理膳食、适量运动、戒烟限酒、心理平衡有异曲同工之妙。

在很多慢性病进程中，人体在出现病理改变，现代检测技术尚未发现之前，会出现一些功能性改变，有效利用中医药治未病的优势，进行慢性病的筛查与治疗管理是很有意义的。《素问·阴阳应象大论》中指出：“故善治者，治皮毛，其次治肌肤，其次治筋脉，其次治六腑，其次治五脏。治五脏者，半死半生也！”说明既病之后，应及早诊治，防止疾病由小到大，由轻变重，由局部发展到整体，做到防微杜渐，防止传变。

在中医辨证的指导下，综合运用针灸、推拿和导引气功这些手段可疏通经络，恢复机体平衡，促进慢性病后期机体功能的康复，提高患者的生存质量，也是中医的特色优势。另外，中医食疗药膳的作用显得比以往任何时候都更加重要，与药物疗法相比，饮食疗法具有安全、便宜、方便易行的特点，容易被广大群众和患者接受和实施，是预防慢性病和调理慢性病的重要手段。因此，中医丰富且有效的干预技术为慢性病的有效管理提供了可靠的手段保证。

（汪　洋）

扫一扫
测一测

复习思考题

1. 什么叫慢性非传染性疾病？其主要危险因素有哪些？
2. 简述慢性病的预防策略。

第十一章

PPT 课件

11章PPT

突发公共卫生事件及应急策略

扫一扫
知重点

学习要点

突发公共卫生事件的概念与特征；突发公共卫生事件的主要危害；医务人员在突发公共卫生事件中的作用。

公共卫生问题是一项重大的社会问题，突发性公共卫生事件直接关系到公众的健康、经济的发展和社会的安定，并日益成为社会普遍关注的热点问题。多年来，在全人类的共同努力下，疾病预防控制和突发性公共卫生事件的防范处理取得了较大的成绩。但是，重大突发性公共卫生事件形势依然严峻，如 2011 年 3 月 11 日发生的日本福岛核电站核泄漏事故被认为是自 1986 年乌克兰切尔克贝利核泄漏以来最严重的核灾难；2015 年 8 月 12 日发生在天津滨海新区的爆炸事故等。这些突发性的公共卫生事件，均对社会造成了极大的恐慌和危害。

第一节　概　　述

一、概念与特征

突发公共卫生事件（public health emergency）是突然发生，造成或者可能造成社会公众健康严重损害的重大传染病疫情、群体性不明原因疾病、重大食物和职业中毒以及其他严重影响公众健康的事件。这是由国务院于 2003 年 5 月 7 日颁布施行的《突发公共卫生事件应急条例》中所明确的。它具有以下特征：

1. 突发性　事件没有固定的发生时间、发生方式和发生人数，往往突然发生，较难预测，来势凶猛，有很大的偶然性和瞬时性。

2. 群体性和国际化　突发公共卫生事件往往同时累及多人，甚至波及整个工作或生活的群体。特别是在经济全球化高度发展的今天，随着国际交往的不断加强，可导致其跨地区、跨国界传播。

3. 高频次　我国是世界上少数几个多灾的国家之一，尤其是近年来许多地区只注重经济发展，忽视了对生态环境的保护，导致各种自然灾害频发。同时，临床抗生素的滥用以及一些病原体的变异也导致一些新发传染病、再发传染病及不明原因疾病的频繁爆发。

4. 决策的时效性 突发公共卫生事件具有发生的突然性和事件演变过程的难以预测性，救治机会稍纵即逝，要求应对者必须果断决策，迅速干预。

5. 后果严重性 由于事发突然，导致人员突然发病，病情发展迅速，一时难以采取最有效的措施，而且由于累及人数众多，损失巨大，因此其造成的社会危害相当严重，对人们的心理以及社会容易产生负面冲击。

6. 应急处理的综合性 事件发生后的应急处理，需要在各级政府的统一领导和指挥下，公安、交通、环保等多个部门与卫生部门密切配合，采取有效措施共同应对。

知识链接

福岛核泄漏六年：阴影犹在，善后艰难

2011年3月11日，日本东北部海域发生里氏9.0级地震并引发特大海啸。受地震、海啸双重影响，福岛第一核电站大量放射性物质泄漏，导致了苏联切尔诺贝利之后最严重的核事故。地震和海啸共造成约1.6万人遇难，2553人失踪。事件已经过去7年，福岛核电站周边“无人区”内空气辐射仍远超正常水平，核电站内积存的大量放射性污水无处排放。对于如何取出核电站机组安全壳内的核残渣，负责运营的东京电力公司至今还没有找到有效的办法。

此次核泄漏事故后，日本政府将福岛核电站周边占福岛县面积约10%的区域划为避难区。7年来，包括东京在内的日本大部分地区空气辐射水平已回落至大地震前水平，但避难区内的部分区域辐射仍居高不下，居民被要求强制疏散。至今仍有8万名被强制疏散的原福岛县居民在县内外继续过着避难生活，返乡遥遥无期。如何处理大量核污水也是东电面临的一个难题。

二、分类与分级

（一）突发公共卫生事件发生的分类

根据《突发公共卫生事件应急条例》，突发公共卫生事件分为4类：

1. 重大传染病疫情 是指传染病的爆发和流行，包括鼠疫、肺炭疽和霍乱的爆发、动物间鼠疫、布氏菌病和炭疽等流行、乙丙类传染病爆发或多例死亡、罕见或已消灭的传染病、新传染病的疑似病例等。

2. 群体性不明原因疾病 是指一定时间内（通常指2周内），在某个相对集中的区域（如同一医院、自然村、社区、建筑工地、学校等集体单位）内同时或者相继出现3例及以上相同临床表现，经县级及以上医院组织专家会诊，不能诊断或解释病因，有重症病例或死亡病例发生的疾病。

3. 重大食物中毒和职业中毒 重大食物和职业中毒，包括中毒人数超过30人或出现死亡1例以上的饮用水和食物中毒；短期内发生3人以上或出现死亡1例以上的职业中毒。

4. 其他严重影响公众健康的事件 包括医源性感染爆发；药品或免疫接种引起的群体性反应或死亡事件；严重威胁或危害公众健康的水、环境、食品污染和放射性、有毒有害化学性物质丢失、泄漏等事件；生物、化学、核辐射等恐怖袭击事件；有毒有害化学品生物毒素等引起的集体性急性中毒事件；有潜在威胁的传染病动物宿主、媒介生物发生异常，和学生因意外事故自杀或他杀出现1例以上的死亡以及上级卫生行政部门临时规定的其他重大公共卫生事件。

（二）突发公共卫生事件的分级

根据突发公共卫生事件分类原则，目前我国将突发公共卫生事件划分为：特别严重（Ⅰ级）、严重（Ⅱ级）、较重（Ⅲ级）、一般（Ⅳ级），依次用红、橙、黄、蓝四色进行预警。

1. 有下列情形之一的为特别重大突发公共卫生事件（Ⅰ级）

（1）一次事件出现特别重大人员伤亡，且危重人员多，或者核事故和突发放射事件、化学品泄漏事故导致大量人员伤亡，事件发生地省级人民政府或有关部门请求国家在医疗卫生救援工作上给予支持的突发公共事件。

（2）跨省（区、市）的有特别严重人员伤亡的突发公共事件。

（3）国务院及其有关部门确定的其他需要开展医疗卫生救援工作的特别重大突发公共卫生事件。

2. 有下列情形之一的为重大突发公共卫生事件（Ⅱ级）

（1）一次事件出现重大人员伤亡，其中，死亡和危重病例超过5例的突发公共事件。

（2）跨市（地）的有严重人员伤亡的突发公共事件。

（3）省级人民政府及其有关部门确定的其他需要开展医疗卫生救援工作的重大突发公共事件。

3. 下列情形之一的为较大突发公共卫生事件（Ⅲ级）

（1）一次事件出现较大人员伤亡，其中，死亡和危重病例超过3例的突发公共事件。

（2）市（地）级人民政府及其有关部门确定的其他需要开展医疗卫生救援工作的较大的突发公共事件。

4. 有下列情形之一的为一般突发公共卫生事件（Ⅳ级）

（1）一次事件出现一定数量人员伤亡，其中，死亡和危重病例超过1例的突发公共事件。

（2）县级人民政府及其有关部门确定的其他需要开展医疗卫生救援工作的一般突发公共事件。

第二节　突发公共卫生事件的主要危害

突发公共卫生事件不仅给人民的健康和生命造成重大损失，对经济和社会发展也具有重要影响。其主要表现在以下四个方面：

1. 人群健康和生命严重受损　每次严重的突发公共卫生事件都造成众多的人群疾患、伤残或死亡。

2. 造成心理伤害　突发公共卫生事件对于全社会所有人的心理都是一种强烈的刺激，必然会有许多人产生焦虑、神经症和忧虑等精神神经症状，如2011年日本福岛核泄漏造成当地以及周边国家和地区人群的心理恐慌。当今网络时代，尤其是通过微博传播信息，更易造成公众对不明原因疾病的恐慌。

3. 造成严重的经济损失　一是治疗及相关成本，如传染性非典型肺炎，仅治疗一位病人就需要数万，甚至数十万；二是政府、社会和个人防疫与救援投入的直接成本；三是事件导致的经济活动量下降而造成的经济损失；四是事件发生出现的不稳定造成交易成本上升产生的损失。据专家估计2003年我国传染性非典型肺炎流行至少造成数千亿元的损失。

4. 国家或地区形象受损及政治影响　突发公共卫生事件的频繁发生或处理不当，可能对国家和地区的形象产生很大的不良影响，也会使医疗卫生等有关单位和部门产生严重的公众信任危机。严重突发公共卫生事件处理不当可能影响地区或国家的稳定，因此部分发达国家将公共卫生安全、军事安全和信息安全一并列为新时期国家安全体系。

一起突发性公共卫生事件的调查

第三节　突发公共卫生事件的应急处理

一、突发公共卫生事件的应对措施

2003年5月，国务院公布施行《突发公共卫生事件应急条例》，2006年1月，国务院发布《国家突发公共卫生事件总体应急预案》，2011年5月，国务院修订发布《突发公共卫生事件应急条例》，2011年10月，国务院修订发布《国家食品安全事故应急预案》。这些法律、法规和卫生政策的制定，提高了政府保障公共安全和处理突发公共事件的能力，最大程度地预防和减少了突发公共卫生事件及其造成的损害，保障了公众的生命财产安全，维护了国家安全和社会稳定，促进了经济社会全面、协调、可持续发展。

突发公共卫生事件应急工作应当遵循预防为主、常备不懈的方针，贯彻统一领导、分级负责、反应及时、措施果断、依靠科学、加强合作的原则，这是减少各类突发公共卫生事件的保证，也是有效应对突发事件的前提。

对于突发公共卫生事件的应对主要体现在以下五大措施：

1. 按照条例，国务院卫生行政主管部门对新发现的突发传染病，根据危害程度、流行强度，依照传染病防治法的规定及时宣布为法定传染病；宣布为甲类传染病的，由国务院决定。

2. 省级以上人民政府卫生行政主管部门或者其他有关部门指定的突发公共卫生事件应急处理专业技术机构，负责突发公共卫生事件的技术调查、认证、处置、控制和评价工作。

3. 突发公共卫生事件发生后，国务院有关部门和县级以上地方人民政府及其有关部门，应当保证突发公共卫生事件应急处理所需的医疗救护设备、救治药品、医疗器械等物资的生产、供应；铁路、交通、民用航空行政主管部门应当保证及时运送。

4. 根据突发公共卫生事件应急处理的需要，突发公共卫生事件应急处理指挥部有权紧急调集人员、储备的物资、交通工具以及相关设施、设备；必要时，对人员进行疏散或者隔离，并可以依法对传染病疫区实行封锁。

5. 突发公共卫生事件应急处理指挥部根据突发公共卫生事件应急处理的需要，可以对食物和水源采取控制措施。县级以上地方人民政府卫生行政主管部门应当对突发公共卫生事件现场等采取控制措施，宣传突发公共卫生事件防治知识，及时对易受感染的人群和其他易受损害的人群采取应急接种、预防性投药、群体防护等措施。

二、突发公共卫生事件的应急报告制度

《突发公共卫生事件应急条例》中规定了突发公共卫生事件应急报告制度，且明确规定任何单位和个人对突发公共卫生事件，不得隐瞒、缓报、谎报或者授意他人隐瞒、缓报和谎报。国务院卫生行政主管部门制定突发事件应急报告规范，建立重大、紧急疫情信息报告系统。

（一）突发公共卫生事件的信息报告

突发公共卫生事件监测机构、医疗卫生机构和有关单位发现有下列情形之一的，应当在2小时内向所在地县级人民政府卫生行政主管理部门报告。

1. 发生或者可能发生传染病暴发、流行的。
2. 发生或者发现不明原因的群体性疾病的。
3. 发生传染病菌种、毒种丢失的。
4. 发生或者可能发生重大食物和职业中毒事件的。

（二）报告方法和时限

1. 报告原则　突发公共卫生事件相关信息报告管理应遵循依法报告、统一规范、属地管理、准确及时、分级分类的原则。

2. 报告方法和时限　接到报告的卫生行政主管部门应当在2小时内向本级人民政府报告，并同时向上级人民政府卫生行政主管部门和国务院卫生行政主管部门报告。县级人民政府应当在接到报告后2小时内向疫区的市级人民政府或者上一级人民政府报告；疫区的市级人民政府应当在接到报告后2小时内向省、自治区、直辖市人民政府报告；省、自治区、直辖市人民政府报告应当在接到报告后1小时内，向国务院卫生行政主管部门报告；国务院卫生行政部门对可能造成重大社会影响的突发事件，应当立即向国务院报告。

3. 报告方式　以事件发生地的县（市、区）为基本报告单位，卫生行政部门为责任报告人。同级疾病预防控制机构使用“国家救灾防病与突发公共卫生事件报告管理信息系统”进行报告。责任报告人还应通过其他方式确认上一级卫生行政部门收到报告信息。救灾防病与突发公共卫生事件的信息报告，原则上以“国家救灾防病与突发公共卫生事件报告管理信息系统”为主，但在紧急情况下或报告系统出现障碍时，可以使用其他方式报告。

三、应对突发公共卫生事件中医疗机构的责任

《突发公共卫生事件应急条例》中规定了医疗卫生机构具有以下责任：

1. 医疗卫生机构应当对因突发公共卫生事件致病的人员提供医疗救护和现场救援，对就诊病人必须接诊治疗，并书写详细、完整的病历记录；对需要转送的病人，应当按照规定将病人及其病历记录的复印件转送至接诊的或者指定的医疗机构。

2. 医疗机构收治传染病病人、疑似传染病病人，应当依法报告所在地的疾病预防控制机构。接到报告的疾病预防控制机构应当立即对可能受到危害的人员进行调查，根据需要采取必要的控制措施。同时，医疗卫生机构内应当采取卫生防护措施，防止

交叉感染和污染。

3. 医疗卫生机构应当对传染病病人密切接触者采取医学观察措施，传染病病人密切接触者应当予以配合。

4. 医疗卫生机构有下列行为之一的，由卫生行政主管部门责令改正、通报批评、给予警告；情节严重的，吊销《医疗机构执业许可证》；对主要负责人、负有责任的主管人员和其他直接责任人员依法给予降级或者撤职的纪律处分；造成传染病传播、流行或者对社会公众健康造成其他严重危害后果，构成犯罪的，依法追究刑事责任：

(1)未依照本条例的规定履行报告职责，隐瞒、缓报或者谎报的。

(2)未依照本条例的规定及时采取控制措施的。

(3)未依照本条例的规定履行突发事件监测职责的。

(4)拒绝接诊病人的。

(5)拒不服从突发事件应急处理指挥部调度的。

四、临床医务人员在突发公共卫生事件中的作用

临床医务人员是公众健康的“守门人”，是疾病监测的前哨和法定传染病的责任报告人，突发公共卫生事件发生时多是由于多数病人到医疗机构求医而发现的，因此在应对突发公共卫生事件中有着不可替代的作用。

（一）参与传染病疫情和突发公共卫生事件风险管理

在疾病预防控制机构和其他专业机构指导下，协助开展突发公共卫生事件风险排查、收集和提供风险信息，参与风险评估和应急预案制(修)订。

（二）有效履行突发公共卫生事件的发现和登记职责

医疗机构是监测突发公共卫生事件的哨点。如果在短时间内发现 3 例以上症状相似的不明原因疾病的病例，经过初步了解发现病例间存在内在关联，需要考虑存在不明原因疾病的突发，建议开展报病。如怀疑为突发公共卫生事件时，按要求填写《突发公共卫生事件相关信息报告卡》。如果临床医生未报病时，作为护理人员需要及时提醒医生报病。

（三）按照突发公共卫生事件报告程序进行报告和订正、补报

具备网络直报条件的机构，在规定时间内进行突发公共卫生事件相关信息的网络直报；不具备网络直报条件的，按相关要求通过电话、传真等方式进行报告，同时向辖区县级疾病预防控制机构报《突发公共卫生事件相关信息报告卡》。

发现报告错误，或报告病例转归或诊断情况发生变化时，应及时对《突发公共卫生事件相关信息报告卡》等进行订正；对漏报突发公共卫生事件，应及时进行补报。

（四）参与事件的处理

1. 按照有关规范要求，对突发公共卫生事件伤者与病人进行急救，及时转诊，书写医学记录及其他有关资料并妥善保管。

2. 协助对本辖区突发公共卫生事件开展流行病学调查，收集和提供病人、密切接触者、其他健康危害暴露人员的相关信息。协助对传染病接触者或其他健康危害暴露人员的追踪、查找，对集中或居家医学观察者提供必要的基本医疗和预防服务。

3. 做好医疗机构内现场的消毒隔离、个人防护、医疗垃圾和污水的处理工作。协助对被污染的场所进行卫生处理，开展杀虫、灭鼠等工作。

4. 协助开展应急接种、预防性服药、应急药品和防护用品分发等工作，并提供指导。

5. 根据辖区传染病和突发公共卫生事件的性质和特点，开展相关知识技能和法律法规的宣传教育。

（徐 刚）

复习思考题

1. 突发公共卫生事件的特征是什么？
2. 临床医务人员在突发公共卫生事件应急处理中的作用是什么？

扫一扫
测一测

PPT 课件

12章PPT

第十二章

伤害的预防与控制

扫一扫
知重点

学习要点

伤害的概念；伤害的分类；伤害的流行病学特征；伤害的预防。

根据世界卫生组织（WHO）的报告，伤害与传染病、慢性非传染性疾病已成为危害人类健康的三大疾病负担，超过90%的伤害死亡事件发生在低收入和中等收入国家。《中国伤害预防报告》（2007年）显示：在中国，每年各类伤害发生约2亿人次，因伤害死亡人数约70万~75万人，占死亡总人数的9%左右，是继恶性肿瘤、脑血管病、心脏病和呼吸系统疾病之后的第五位死亡原因。当前最为常见的伤害主要有道路交通伤害、自杀、溺水、中毒、跌落等，导致的死亡案例占全部伤害死亡的70%左右。

第一节　概　　述

一、伤害的概念与分类

（一）概念

美国疾病预防控制中心（CDC）给伤害（injury）下的定义是："由于运动、热量、化学、电或放射线的能量交换，在机体组织无法耐受的水平上，所造成的组织损伤或由于窒息而引起的缺氧称为伤害"。该定义以躯体组织损伤和机能障碍为标准进行界定的，但没有反映伤害导致的精神损伤。因而，比较完整的伤害定义为：由于运动、热量、化学、电或放射线的能量交换超过机体组织的耐受水平而造成的组织损伤和由于窒息而引起的缺氧，以及由此引起的心理损伤统称为伤害。

2010年，中华预防医学会伤害预防与控制分会通过了关于我国伤害界定标准的决定，凡具有下列情况之一者认为是伤害：①经医疗单位诊断为某一类损伤；②因伤请假（休工、休学、休息）一日以上。

（二）伤害的分类

研究目的不同，伤害的分类方法也不同。下面介绍几种主要的分类方法：

1. 按照伤害的意图分类　可分为故意伤害与非故意伤害两大类。

（1）故意伤害　指有目的、有计划地自害或加害于他人所造成的伤害。主要包括自杀或自伤、他杀或加害、虐待、疏忽、斗殴、行凶、遗弃、与酒精和毒品消耗相关伤害、暴力和战争。

(2)非故意伤害 指无目的(无意)造成的伤害。主要包括道路交通伤害、坠落/跌倒、医疗事故、烧烫伤、中毒、溺水和窒息、运动与休闲伤害、产品(消费品)伤害、职业伤害和其他,如割/刺伤、叮咬伤、碰撞/打击伤、电击伤、火器伤、训练伤、爆炸伤、气压伤、动物咬(抓)伤等。

知识链接

意外伤害

意外伤害(unintentional injury)是由意外事故或意外事件造成的伤害,其特点是有伤害,但由无意识的、意外的原因引起,一般难以避免、难以预防。意外事故或意外事件(accident)是一种潜在有害的、无意识的、意料之外的偶发事件,可能造成伤害,也可能不造成伤害,难以避免,不能预防。

伤害与疾病一样,可被认识、被预防、被控制。传统意义上的伤害与意外伤害在这一点上有所不同。

2. 按照伤害发生地点分类

(1)交通伤害:凡在交通区域由行驶的机动车造成的伤害均可列为此类伤害。该类伤害是最为主要的伤害类型,最常见的原因是撞车。引起此类伤害最常见的危险因素是违反交通规则、饮酒过量、车速过高及夜间行车等。目前,道路交通伤害已被公认为当今世界最大的公害之一,成为严重威胁世界各国人民生命的杀手。

(2)家庭伤害:发生在家庭内的伤害。很多人认为家为最安全的场所之一,但根据一些专题研究显示:我国家庭伤害的发生在总的伤害中占到30%以上最常见为家庭暴力伤害,可见家庭伤害为一种常见的伤害。

(3)职业伤害:包括工业与农业伤害,主要发生于工作场所,或由于工作环境中的某事件所造成的。如工伤,主要发生在工作场所,或由于工作环境中某事件所造成,主要伤及躯干。世界上每年有1.2亿件职业意外事故发生,其中21万件是致死性事故,最为常见的事故原因为坠落。

(4)公共场所伤害:是指发生在公共场所的伤害,其中包括娱乐场所及自然灾害情况下发生的伤害。凡是发生在公共场所的伤害如斗殴、踩踏、火灾等均属此类。

3. 按照伤害的性质分类

(1)国际疾病分类(International Classification of Diseases,ICD-10):是依据WHO1992年《国际疾病指南》第十次修订本的分类系统确定伤害的性质,同时参照ICD的损伤及中毒外因的补充分类进行分类,此为目前国际上比较公认的客观分类。ICD-10对伤害的分类有两种:一种是卫生领域常用的伤害部位分类(S00-T97)(表12-1);另一种是临床更多使用的伤害性质分类。(V01-Y89)(表12-2)。

(2)中国疾病分类(Chinese Classification of diseases,CCD):该分类为损伤与中毒以及某些外部原因的分类,是我国卫生部于1987年参照ICD-9分类,根据我国的实际情况而制定的。(见表12-3)

表 12-1 ICD-10 伤害发生部位分类

伤害发生部位	ICD-10 编码	伤害发生部位	编码
所有部位伤害	S00-T97	脊柱、皮肤、血管损伤及异物进入	T08-T19
头部损伤	S00-S09	烧伤、灼伤及冻伤	T20-T35
颈部、喉部及气管损伤	S10-S19	各类中毒、药物反应及过敏反应等	T36-T65、T88
胸部损伤	S20-S29	自然和环境引起的伤害	T66-T78
腹部、会阴、背及臀部损伤	S30-S39	伤害并发症、医疗意外及并发症	T79-T87
肩及上肢损伤	S40-S69	陈旧性骨折及损伤	T90-T96
下肢损伤	S70-S99	中毒后遗症	T97
多部位损伤	T00-T07		

表 12-2 ICD-10 损伤与中毒的外部原因分类

损伤与中毒的外部原因分类	ICD-10 编码
损伤与中毒的全部原因	V01-Y98
交通事故	V01-V99
跌倒	W00-W19
砸伤、压伤、玻璃和刀刺割伤、机器事故	W20-W31、W77
火器伤及爆炸伤	W32-W40
异物进入眼或其他腔口、切割和穿刺器械损伤	W41-W49
体育运动中的拳击伤及敲击伤	W50-W52
动物咬伤或动、植物中毒	W53-W5、X20-X29
潜水或跳水意外、溺水	W65-W74
窒息	W75-W84
暴露于电流、辐射和极度环境气温及气压	W85-W99
火灾与烫伤	X00-X19
暴露于自然力量下(中暑、冻伤、雷击等)	X30-X39
有毒物质的意外中毒	X40-X49
过度劳累、旅行及贫困	X50-X57
暴露于其他和未特指的因素	X58-X59
自杀及自残	X60-X84
他人加害	X85-Y09
意图不确定的事件	Y10-Y34

续表

损伤与中毒的外部原因分类	ICD-10 编码
刑罚与战争	Y35-Y36
药物反应、医疗意外、手术及医疗并发症	Y40-Y84
意外损伤后遗症及晚期效应	Y85-Y89
其他补充因素	Y90-Y98

表 12-3　中国 CCD 损伤和中毒外部原因分类

内容	CCD-87 编码	内容	CCD-87 编码
损伤和中毒全部原因	E1	意外机械性窒息	E9
机动车交通事故	E2	砸死	E10
机动车以外交通事故	E3	机器切割和穿刺工具所致的意外事件	E11
意外中毒	E4	触电	E12
意外跌落	E5	其他意外效应和有害效应	E13
火灾	E6	自杀	E14
自然与环境因素所致的事故	E7	他杀	E15
溺水	E8		

我国农村居民伤害的流行病学特征

二、伤害的特点

1. 伤害是一个世界性公共卫生问题，是威胁人类健康与生命的主要原因，是人类主要死亡原因之一。

2. 伤害造成的直接和间接经济损失巨大，其威胁呈持续上升的趋势。

3. 伤害具有常见、多发、死亡率高、致残率高的特征。

4. 伤害是低年龄人群的首位死因。

5. 其中自杀对社会的危害比较大。

三、伤害的原因及其影响因素

（一）致伤因素

1. 物理因素　动能、热能、电能、辐射能、窒息和压力等。

2. 化学因素　化学品及其反应副产品所造成的急、慢性危害。

3. 生物因素　动物、昆虫和有毒/有害的动植物。

（二）宿主因素

1. 年龄、性别、民族、职业、文化程度等。

2. 生理、心理、性格、行为、嗜好和生活方式等。

（三）环境因素

1. 自然环境因素　气温、气湿、地理、地域等。

2. 社会环境因素　经济水平与消费观念、教育、医疗条件、安全法规和设施等。

第二节　伤害的预防控制策略与措施

伤害预防和控制的目的是最大限度地防止伤害的发生、死亡和伤残，减少伤害造成的损失。大量研究表明伤害是可以预防的，而且很多预防措施也已被证实是有效的。

一、伤害预防的一般策略

伤害的发生可分为三个阶段：伤害前阶段、伤害阶段、伤害后阶段，因此，对疾病防制的策略同样适用于伤害的预防。

1. 全人群策略　针对全人群，可以是社区居民、工厂职工、学校师生开展伤害预防的健康教育。这一策略旨在提高全民对伤害的认识和预防伤害重要性的认识，进而提高每个人的伤害预防意识，加强自我保护。

2. 高危人群策略　针对伤害的高危险人群有针对性地开展伤害预防教育与培训，比如对学校的学生进行交通安全、防火、防电和溺水的专题健康教育，就可以使这些伤害的易发人群降低暴露的危险。

3. 健康促进策略　如针对工作场所的伤害发生状况，采取工作场所健康促进项目，即通过如下项目的实施使工作场所的伤害得以有效地控制：①把伤害预防纳入企业政策；②由雇员与雇主共同讨论建立一个安全的工作环境；③通过岗位培训和职业教育加强工人的伤害预防能力；④通过投资改善不合理的生产环境；⑤明确雇主和雇员在职业伤害预防中的责任；⑥共同参与伤害预防活动等。

二、伤害预防的 Haddon 十大策略

美国公共卫生医师 William Haddon 根据“哈顿矩阵”，于 1981 年提出了伤害预防的“十大策略”，在世界卫生组织的支持和推广下，在伤害预防工作中得到了广泛的应用。这十条策略包括：

1. 预防危险因素产生　如禁止生产有毒、致癌杀虫药；宣布禁止进口或销售潜在性有害物质等。

2. 减少已存在危险因素的含量　如限制车辆速度；减少油漆中的铅含量；限制武器使用范围等。

3. 预防已有危险因素的释放　如浴室设置防滑装置；发热物品外有隔热包装等。

4. 从源头改变危险因素的释放率及其空间分布　如司机使用安全带；对初学滑雪者减少雪道的坡度，使用降落伞。

5. 将危险因素从时间和空间上与被保护者分开　如在交通集中的道路上架设行人过街天桥；地面雷击时的避雷装置；机动车、非机动车、行人分道行驶。

6. 用屏障将被保护者和危险因素分开　如用绝缘物体包裹高压电缆防止人接触电缆发生伤害；农村鱼塘设置栅栏防制溺水等。

7. 改变危险因素的基本性质　如家具的圆角；不使用易碎的照明柱和其他路旁设施。

8. 增强人体对危险因素的抵抗力 如在飓风地区对建筑物制定严格的标准。

9. 消除危险因素 如使用消防车和火灾探测系统；使用电子定点系统；预防触电死亡。

10. 采取有效的治疗和康复措施 如在伤害现场提供及时地紧急医疗救助；使用适当的医疗操作，如为烧伤病人进行皮肤移植以减少伤残与死亡。

三、伤害预防的干预措施

伤害预防与控制的根本在于设计、装备、立法、监督和教育，政府行为的作用是不言而喻的。国外学者把伤害作为一项政府行为进行干预，即“5E”策略，是结合工程(Engineering)、环境(Environmental)、强化执法(Enforcement)、教育(Education)和评估(Evaluation)的综合干预形式。目的在于通过采取干预措施、建立健全相应的法律法规、开展健康教育、经济上奖励或罚款措施等影响人们的行为和改变社会、自然和生活环境，如机动车内装安全气囊，以减少碰撞引起的伤害；对于摩托车驾驶员规定必须佩戴安全头盔；汽车上安装自动安全设施的用户在办理保险业务时对其费用打折扣；湖泊、河流周围设立障碍物，预防儿童跌落和溺水等。

知识链接

以社区为基础的伤害预防模式——安全社区

安全社区(Safe Community，SC)就是社区水平的安全促进，指具有针对所有人、环境和条件的积极的安全和伤害预防项目，并且具有包括政府、卫生服务机构、志愿者组织、企业和个人等共同参与的工作网络的地方社区。

第一个安全社区模式在瑞典 Falköping 市创立和应用，称为 Falköping 模式，是在社区水平上的伤害预防。1989 年 9 月，WHO 在瑞典首都斯德哥尔摩举行了第一届世界事故和伤害预防大会，通过了《安全社区宣言》，宣言指出“人人享有健康和安全的平等权利”，号召在全球范围采取紧急有效的国家和国际行动来发展和实施“安全社区”计划。大陆第一个“国际安全社区”—山东省济南市槐荫区青年公园街道于 2006 年通过认证。在此之后，安全社区的模式迅速在国内传播和开展。

四、临床医务人员在伤害预防中的作用

1. 咨询与健康教育 根据伤害干预理论，任何伤害的发生最主要的原因是人的因素，因此，医生尤其基层医生应针对特定伤害种类的个人危险行为与因素开展临床预防服务。

2. 病例发现 伤害干预的前提是早期发现潜在的危险人群、危险因素/行为，发现的方法可通过“病例发现”。

3. 健康干预 如医生可通过治疗各种相关慢性病、鼓励老年人进行平衡训练预防跌倒发生而进行健康干预。

4. 治疗、康复训练 伤害及其随后出现的各种健康问题和伤残的治疗与康复训练均离不开临床医生和护士。因此，虽然伤害的防制是全社会共同的任务，但医护人员在伤害的预防和控制中起着非常重要的作用，有着不可推卸的责任。

第三节　常见伤害的预防

一、道路交通伤害的预防

1. 建立健全交通安全法规,加强交通管理和管理机构建设,提高管理人员素质。

2. 加强道路工程建设,优化路况,提高交通工具的安全性能。

3. 广泛开展道路交通安全的健康教育工作。

4. 确认有酒精相关问题的驾驶者并加强管理和治疗。

5. 建立健全急救机构。

二、溺水的预防

1. 在社区内广泛宣传游泳常识,教育孩子不要在河边、池塘边玩耍,尤其是学龄前儿童;配合中小学校做好初学游泳人员的安全教育。

2. 有关机构入夏前应检查游泳池,检查江、河、湖、海边浴场的深浅水情况,竖立标牌,根据实际情况可安装隔离栅栏,同时对急救人员进行技术培训。

3. 针对水上作业人员的作业特点,进行安全教育,严格遵守操作规程。

4. 下水地点选择,个人应熟知水域情况和救护设施,佩带救生圈等救护设施并尽量在有他人在场的情况下下水。下水前要作准备活动,以防下水后发生肌肉抽搐。一旦腓肠肌痉挛,应及时呼救,同时将身体抱成一团,浮出水面,深吸一口气,将脸浸入水中,将痉挛下肢的踇趾用力往前上方拉,使踇趾翘起来,持续用力至剧痛消失。反复吸气和按摩痉挛疼痛部位,慢慢向岸边游。

5. 不会游泳者一旦落水,保持冷静,设法呼吸,等待他救机会。具体方法:采取仰面体位,头顶向后,尽量使口鼻露出水面,切不可将手上举或挣扎,否则更易下沉。

6. 发现有人溺水时,若救护者不会水性,可迅速投下绳索、竹竿等,让溺水者抓住,再拖上岸;谙熟水性者应从挣扎的溺水者背后游近,用一只手从背后托住其头颈,另一只手游向岸边。救护时防止被溺水者紧紧抱住,如已被抱住,应放手自沉,使溺水者手松开,再进行救护。

三、自杀的预防

1. 加强全球各国以及多部门合作,提高公众自杀预防意识。

2. 加强自杀预防政策和规划研究,在自杀高发地区进行自杀预防专项研究,对高危人群进行疏导和治疗。

3. 建立社区自杀预防工作网络。

4. 培训社区初级卫生保健人员。

5. 搞好社区健康教育。

6. 减少自杀工具的可及性。

四、烧、烫伤的预防

1. 建筑物的安全通道应保持畅通,勿堆放杂物。

2. 切勿在做饭中途离家外出或睡觉，以免燃着的火烧着附近可燃物品造成火灾。

3. 切勿在床上及沙发上吸烟或点蚊香，以免燃着床铺或沙发，引致火灾。

4. 如有火灾应用湿毛巾捂住口鼻，禁乘电梯，应从楼梯逃生。

5. 夏季外出应戴草帽遮阳，野外操作人员应穿长袖上衣、长裤，避免晒伤。

6. 沐浴时应先放冷水后放热水，勿把幼儿单独留在浴缸内，以免开启水龙头而烫伤。

（徐　刚）

扫一扫
测一测

复习思考题

1. 伤害的概念？
2. 伤害的特点有哪些？
3. 伤害干预的“5E”策略？

第十三章

医源性疾病的预防与控制

PPT 课件

扫一扫 知重点

学习要点

医源性疾病的概念;医院感染的分类、途径和预防;药源性疾病的影响因素和预防。

医源性疾病(iatrogenic disease)是指医护人员在诊疗、预防疾病过程中所采用的措施、理论与行为不当而导致的不利于患者身心健康的疾病,包括医院内感染、药物不良反应所引起的药源性疾病、长期大量使用某些药物引的营养缺乏病,以及医护人员语言暗示及服务不当导致的不良影响和疾病等。医源性疾病属于患者除原患疾病外的另外一种疾病或使原患疾病加重,不包括故意伤害、意外中毒以及巫医造成的后果。

第一节 医院感染

一、医院感染概述

WHO 在《医院获得性感染预防控制指南》引言中特别强调:医院感染将成为日益严重的公共卫生问题。医院感染随着医院的形成而产生,随着医院的发展而变化,是感染性疾病学科领域内的一个难题,也是医院的顽症。

(一) 医院感染的概念

医院感染(nosocomial infection)是医院获得性感染的简称,是指人在住院期间获得的感染,包括住院期间的和在医院内获得而在出院后发生的感染性疾病,但不包括入院前已开始或者入院时已处于潜伏期的感染。医院工作人员及门诊病人、探视者或陪住者在医院内获得的感染也属于医院感染。

(二) 医院感染的分类

医院感染按其感染途径的不同可分为以下几种类型:

1. 自身感染(self infection) 又称为内源性感染(endogenous infection)是指病原体来自于病人体内的感染。由于患者长期使用抗菌药物、免疫抑制剂或激素等,可使机体抵抗力降低,使原存在于病人体内的正常菌群失调,或由于诊断和治疗措施引起的损伤为存在于体内的非条件致病菌提供了侵入门户而发生的感染,如晚期再生障碍性贫血、晚期白血病、晚期癌症等病人发生的感染均属此类；再如外科手术后造成病人伤口感染的葡萄球菌来自自身皮肤；气性坏疽及破伤风杆菌来自肠道。随着医学科学的发展，自身感染的比重在不断增加。

2. 医源性感染(iatrogenic infection)　是指在诊疗过程中由于所使用的医疗器械、设备、药物、制剂及卫生材料的污染或院内场所消毒不严而造成的感染。

3. 带入传染　是指病人入院时已处于另一种传染病的潜伏期，住院后发病而引起其他病人或医院职工医院感染的传播。

4. 交叉感染(cross infection)　是指病人与病人、病人与医务人员、病人与陪护人员和探视人员之间通过直接或间接接触途径而引起的感染。

后三种医院感染类型又统称为外源性感染(exogenous infection)。

二、医院感染的流行病学

医院感染的流行与传染病的流行一样，要求具备三个环节，即感染源、感染传播途径、易感者。医院感染流行同样受到两个因素影响，即医院的自然因素和社会因素的影响。自然因素主要包括医院的建筑布局、是否拥挤、医院用水的供应与通风条件、医院感染控制的基本设施等；社会因素主要指医院感染管理组织是否健全、医院工作人员医院感染意识是否强、医院感染控制制度是否完善并落到实处、住院病人是否有粗浅的预防医院感染的意识、社区感染尤其是传染病暴发或流行对医院的影响等。

（一）感染（传染）源

1. 病人　病人是医院感染的重要传染源。因为病人体内有大量病原体在生长繁殖，且又有促进病原体传播的症状和行为；同时由于从感染病人体内排出的病原体较其他来源的病原体具有更强的毒力，而抗生素的应用又使得这些微生物有更多的机会产生耐药性，这些都是病人成为传染源的重要条件。

2. 病原携带者　病原携带者因本身无临床症状，却能向外界排出、播散病原体，因此其临床意义往往较显性感染者更大，也是医院感染的重要传染源。临床上由病人或医院内人员作为慢性病原携带者所引起的医院感染事件屡见不鲜。

3. 医院环境　环境污染物也是医院感染重要的非生物媒介。一些革兰氏阴性杆菌，如铜绿假单胞菌、克雷伯菌、肠杆菌、沙雷菌、不动杆菌等，在医院潮湿的环境或某些液体中可存活很长时间(数日以上)。此外，某些真菌及革兰氏阳性厌氧芽胞杆菌可在空气、尘土或土壤中长久存活，但不能繁殖。另一些革兰氏阳性球菌(葡萄球菌及链球菌)常能在医院环境物体上检出，并且可在干燥的环境物体表面存活多日。上述病原体大多是借助于医院中的医疗器械、敷料、被褥、病房设备如橱柜、便器、地毯、拖把等消毒灭菌不严而引起医院感染的发生。

4. 动物　动物传染源在医院感染中以鼠类为主。由鼠类污染食品，导致医院内鼠伤寒沙门菌感染暴发，已有多次报告。此外，变形杆菌、梭状芽孢杆菌、流行性出血热病毒等均可由鼠传播。因此，医院内注意灭鼠十分必要。

知识链接

医疗垃圾的处理

每年全世界进行的注射约达160亿次，但事后并非所有针头和注射器都能得到妥善处理，由此引起伤害和感染风险，并给重复使用制造了机会。低收入和中等收入国家在最近几年大幅减少用污染的针头和注射器注射，部分归因于努力降低注射器械的重复使用。尽管取得这一进展，但在2010年，不安全注射仍然造成多达338 00起艾滋病毒新发感染，170万起乙肝感染和31.5万起丙型肝炎感染。凡经历被感染源的病人用过的针头刺伤的人分别有30%、1.8%和0.3%的风险被感染乙型肝炎病毒、丙型肝炎病毒和艾滋病毒。

清理废物处置场和人工分拣医疗设施的有害废物可能造成更多危害，这些做法在世界许多区域都很常见。废物处理者面临被针头扎伤和接触有毒或传染性物质的直接风险。

（二）传播途径

1. 经接触传播　可分为直接接触传播和间接接触传播

（1）直接接触传播：是指不经外界任何因素，直接由医务人员与病人，或病人与病人间相互接触所发生的感染，如金黄色葡萄球菌、巨细胞病毒感染等。病人的自身感染也可认为是自身直接接触传播，如病原体从已感染的切口传递至身体其他部位；粪便中革兰氏阴性杆菌传递到鼻咽部等。

（2）间接接触传播：是指接触了带病原体的污染物而发生的感染。如链球菌、金黄色葡萄球菌、铜绿假单胞菌、沙眼衣原体、真菌等。在间接接触传播中，医务人员的手在传播病原体上起着重要的作用，因为手经常接触各种感染性物质及其污染物品，很容易再经接触将病原体传播给其他医务人员和病人。

2. 经空气传播　该传播的实现取决于病人的行为及病原体的抵抗力。此种传播方式在结核分枝杆菌等呼吸道传播疾病和手术切口部位感染中起重要作用。某些呼吸治疗装置（如湿化器或雾化器）、微生物实验室操作及空调系统等也可产生微生物气溶胶，引起某些呼吸道传染病的医院感染。

3. 经水和食物传播

（1）经水传播：医院的水源同样可因各种原因受到不同程度的污染（如粪便、污水及管道破裂等），或使用了未经严格净化消毒的水（包括直接饮用或洗涤食品及瓜果等），也可导致医院感染的发生。

（2）经食物传播：多见于肠道传染病。主要因医院中供应的食物在生产、加工、运输、贮存、烹调、供应过程中被病人、病原携带者或动物污染，如细菌性痢疾、甲型肝炎等。

4. 经医源性传播　经医源性传播是医院感染传播的特点之一。常见的传播方式有以下几种：

（1）医疗器械和设备：医院为达到诊断及治疗疾病的目的，常需借助于各种诊疗器械，如各种纤维内镜、呼吸治疗装置、麻醉机、血液透析装置及各种导管、插管等，而这些器械及设备多具有结构复杂、清洁及消毒难度大等特点，加之这些介入性诊疗操作常损伤人体皮肤、黏膜的防御屏障，增加了病人的感染机会，有的在使用过程中还可被各种溶液污染，因此医疗器械被污染所引起的医院感染也属于一种共同媒介物传播。

（2）血液及血液制品：可经此途径传播的常见病原体有乙型肝炎病毒、丙型肝炎病毒、巨细胞病毒、弓形虫及艾滋病病毒等，其中以输血后肝炎和输血后引起的艾滋病传播最为常见。

（3）药品及药液：各种输液制品在生产或使用过程中受到病原微生物（尤其是各种条件致病微生物）的污染，多数微生物能在溶液中生长。在口服药物或多种外用药液中，常可检出铜绿假单胞菌、克雷伯菌、肠杆菌、沙雷菌、不动杆菌等条件致病菌。近年来，静脉高能营养液在临床上应用日益广泛，这种液体易受微生物的污染，常引起病人发生菌血症甚至败血症，导致医院感染的发生。

（三）易感人群

1. 机体免疫功能严重受损者　此类易感人群常常是指那些患有各种恶性肿瘤、糖尿病、造血系统疾病、慢性肾病及肝病等的患者；接受各种免疫抑制剂治疗（如化疗、放疗、皮质激素及抗癌药等治疗）的患者；婴幼儿、老年人和营养不良者。这些患者均可由于疾病、治疗、年龄及营养状况而使其自身的非特异。

2. 接受各种介入性操作的病人　介入性操作易使机体的皮肤、黏膜遭受损伤，使人体的天然屏障遭到破坏，为病原体的侵入提供了有利的条件。

3. 长期使用广谱抗菌药物者　长期使用广谱抗菌药物可使病人产生菌群失调，细菌产生耐药性，从而导致耐药性细菌及真菌感染，增加了消化道及泌尿道感染的易感性。

4. 手术时间或住院时间长的患者　手术时间的长短与手术部位感染的危险性成正比，即时间越长，感染的机会越大。因为时间越长，切口组织受损越重，易致患者局部及全身抵抗力下降，而造成患者对病原体的易感状态。此外，医院感染的发生与患者的住院时间长短关系较为密切，患者住院时间越长，病原微生物在病人体内定植的机会就越大，病人发生医院感染的危险性就越大。

案例分析

病案：1998 年 4 月 1 日至 5 月 31 日，在某市妇儿医院手术室做过妇产科及外科手术的 292 例手术病人由于切口发生感染而陆续返回医院治疗。到 7 月 22 日止，已发生切口感染人数达 152 人，感染率超过 50%。经有关单位检测，查明该院术后切口感染的主要病原体是以非结核分枝杆菌为主的混合感染。同时，通过对手术过程各个环节的深入调查，发现手术室刀片和剪刀的浸泡是引起此次手术后切口感染的主要环节；而消毒剂的错误配制，即 1. 37%的戊二醛错误稀释 10 倍使用，使消毒剂无法达到有效浓度，加上 4、5 月间大量手术而未达到足够的消毒时间和有外源性致病菌侵入，是造成手术室污染-传播-感染恶性循环和持续感染的重要原因。

分析：此事件给我们什么教训？如何预防因手术器械消毒不严而导致的医院感染？

世界卫生组织“拯救生命：清洁你的手”宣传活动

三、医院感染的预防与控制

医院感染的预防与控制措施是一项复杂工作，涉及问题比较多。如有关病人的诊断、治疗、护理以及消毒、隔离等规章制度的建立和执行；医院的建筑、病区的配备；医院感染管理体系是否建立健全等，但最重要的是要做好严格的无菌操作，对病人正确的处理，制定出相关的卫生技术规程及严格的医院管理制度等。

（一）常规性预防措施

1. 加强医院感染的管理力度　要依法开展医院感染的管理工作，建立健全各级医院的医院感染管理体系，不断提高医院领导及医护人员预防感染发生的思想意识，奖罚分明。加强对住院病人的管理及严格分诊制度，做好医院感染的常规监测工作。

2. 医院的合理布局　在医院建筑设计时就应考虑防止院内交叉感染的问题，同时需兼顾方便病人就诊和治疗，妥善处理各种废弃物，以免污染环境。

3. 加强临床对抗生素应用的管理　临床对抗生素药物的大量应用甚至滥用，不仅可使病原体产生耐药性，同时也易导致病人机体发生微生态失调而引起内源性感染的发生。因此，平时必须加强临床医生对抗菌药物知识的学习，认真遵守抗菌药物的应用原则，严格掌握其适应证，及时进行病原学检验和按药敏试验合理选用抗菌药物。

4. 加强医院消毒灭菌的监督、监测　各级和各类医院在开展医疗服务的同时，必须严格执行消毒及灭菌等规章制度，及时杀灭或消除医院环境中医疗及日常生活用品上的病原体，切断各种传播途径，消除环境贮源，有效防止医院感染的发生。

5. 加强对医源性传播因素的监测与管理　对使用中的诊疗用液体应定期进行细菌学监测，禁止使用已污染的液体，对血液及其制品从献血员的筛选到制成成品都应进行严格的病原学检查，尤其应注意对各型病毒性肝炎及艾滋病的检测。对医院中各种介入性的诊疗操作应严格掌握使用适应证，并注意其清洗、消毒与灭菌，以减少感染机会。

6. 加强临床一次性无菌医疗用品的购入及使用管理　应加强其质量的监测监督，以防不合格的产品进入临床。同时还需对使用后的初步消毒与毁形加强管理，防止未经无害化处理的一次性无菌医疗用品流入社会，造成公害。

（二）医院感染发生时的措施

一旦发生医院感染，应立即组织医院感染管理的相关人员进行流行病学调查，尽快查清引起医院感染流行的三环节，并及时采样进行病原学检测，同时还需要积极采取以下措施：

1. 隔离并治疗患者　对已发生医院感染的有传染性的患者需立即进行隔离，直至连续进行病原学检查确认其无传染性后，方可解除隔离。

2. 检疫　对接触者进行医学观察，对已发生医院感染的相关科室进行终末消毒，同时停止收治新病人，直至超过该病最长潜伏期且确无新的感染发生。有条件的还可对接触者实行应急预防接种，以增强其抵抗力。

3. 检查病原携带者　医院感染发生后，若经流行病学调查仍找不到传染来源时，应考虑是否有病原携带者的存在，应检对象包括病人、医院工作人员及一些常来医院陪护、探视人员。

（三）医院感染的流行病学调查

随着医学科学的发展，各级医院不断引进新的诊断及治疗技术，加之众多新的抗感染药物在临床上的应用，均可能给医院感染的预防带来许多新的问题，要正确识别这些可能导致医院感染的新的危险因素，必须通过周密的流行病学调查分析，才能得出正确的结论，以便采取有针对性的措施，达到预防及控制医院感染发生的目的。

第二节　药源性疾病

药源性疾病(drug induced disease)又称药物诱发性疾病或药物性疾病，是指人们在防治疾病过程中所用药物引起的疾病或综合征，它不仅包括药物正常用法和用量情况下所产生的不良反应，还包括由于超服、误服、错误应用以及不正常使用药物等情况而引起的疾病。药源性疾病是医源性疾病最主要的组成部分。

一、药源性疾病的影响因素

(一)药物因素

1. 药物的化学结构和理化性质　化学结构决定了药物的某些不良反应，如20世纪70年代开发的噻唑烷二酮类化合物(胰岛素增敏剂)曲格列酮，因严重肝毒性在上市后3年即在全球撤出市场，而经过对化学结构修饰的罗格列酮和吡格列酮，肝毒性有了显著改善。药物的脂溶性影响药物吸收和消除的速率以及分布，因此可以影响药物不良反应的性质或程度。

2. 药物添加剂、杂质和制剂质量　药物的添加剂、原辅料中的杂质、生产过程中产生的杂质、贮存和运输过程中产生各种产物等都可能成为药源性疾病的潜在危险因素，如胶囊的染料常引起固定性皮疹；青霉素制剂中所含的青霉烯酸、青霉素噻唑酸等可导致变态反应。通常药物中杂质含量越高，毒副反应发生率越高。同一组成成分的药物，可因厂家和制剂技术的差别，使药物的纯度等质量指标产生差异，而影响其不良反应的发生率。

3. 药物的相互作用　临床上药物相互作用通常是指两种或两种以上药物同时或序贯应用的复合效应。不良的相互作用可能导致治疗作用减弱致病情加重、治疗作用的过度增强而造成损害、不良反应或毒性增强等。许多未知的配伍变化中，更多的情况是相互作用在悄然发生，混合药物的液体内发生了质的改变而外观并没有任何变化，常常未被发现而用于机体导致药源性疾病。药物相互作用是导致药源性疾病的重要因素，用药种类越多药源性疾病的发生率越高，致死性药物相互作用也时有发生。

(二)患者机体因素

1. 遗传因素　多数药物进入体内后会被代谢转化，代谢过程和产物与药物的一系列药理毒理作用密切相关，许多药物代谢酶存在种族差异，相同民族的不同个体间也存在明显差异。酶活性的差异或酶缺乏成为许多药源性疾病的原因，同时又使某些药源性疾病表现出种族差异和个体差异。遗传因素导致的药动学和药效学的差异，不仅可能导致不同个体间药源性疾病的起病和程度存在差异，还可能影响到药物作用的性质，例如巴比妥类药物在一般催眠剂量时，对大多数人可产生催眠作用，但对个别人不产生催眠作用而引起焦虑和入睡困难。

2. 年龄　老年人机体的各项功能减退，容易出现剂量依赖性的药源性疾病，同时老年人并发疾病多，病情复杂，常联合用药，增加了药源性疾病的危险性；婴幼儿机体功能尚未成熟，对药物更敏感，发育阶段易受药物影响。

3. 性别　一些药物反应和药物代谢酶活性表现出性别差异。女性对某些药物的清除能力比男性弱，如氯氮䓬的半衰期女性是男性的2倍；一些药源性疾病女性比男性的发生率高，如特非那定的心脏毒性等。但也有一些药源性疾病男性发病多于女性，如药物性皮炎。

4. 血型　有研究发现，口服避孕药引起的静脉血栓，在A型血女性中的发生率高于O型血的女性。

5. 时间节律　人体生理活动和组织及受体对药物的反应所呈现的周期性变化，在一定程度上影响药物的体内过程和药效，因此成为药源性疾病的潜在危险因素。如机体在19~23时对过敏原最敏感。

6. 病理因素　患者的病理状态与药源性疾病的发生和发展密切相关。如肝肾功能障碍或减退均可导致严重不良反应。

7. 饮食习惯和营养状态　饮食结构和习惯、营养状态等影响药物的吸收、分布、代谢、排泄和药效学，因此可以诱发或加重药源性疾病，如营养不良者血浆蛋白含量低，药酶活性较低，对药物的耐受程度较弱，可增加某些剂量依赖性药源性疾病的发生率。

（三）药物滥用

药物滥用指非医疗需要和目的，反复、大量地使用一些具有潜在依赖性的药物，导致用药者对该药物出现依赖状态，迫使他们无止境地追求用药，由此造成健康损害并带来严重的社会、经济甚至政治问题。麻醉药品和精神药品的滥用目前已经成为全世界范围内的公害，长期、大剂量应用麻醉药品和精神药品，可导致机体各系统的多种毒性，甚至致死。

（四）用药失误

用药失误指药物使用过程中出现的任何可预防事件，导致用药不当或患者受损，包括一切违反常规的用药问题和用药者不遵医嘱用药，是引起药源性疾病的重要根源。

1. 处方、医嘱差错　处方、医嘱差错包括选药不正确（适应证、禁忌证、药物过敏、联合用药等有误）和剂量或浓度、剂型、给药途径、用药时间、用药频度和间隔、给药速率、疗程等不正确或书写不清楚等，如阿昔洛韦导致的急性肾衰竭主要与超出规定的适应证用药、药物剂量过大、浓度过高、给药速度过快、药物配伍不当等因素有关。

2. 其他差错　包括药品配制错误、给药差错、药品变质、监测失误、患者不遵从医嘱和非处方药使用不当等。

知识链接

有肝毒性的中草药

苍耳子、农吉利、千里光、青鱼胆、雷公藤、棉籽、杜衡、艾叶、蓖麻子、鸦胆子、白及、防己、自消容（含野百合碱）、砒石、川楝、槲寄生、天芥菜、土三七、苍耳子、贯众、黑面神、铜绿、红茴香、金果榄、五色梅、丁香、艽铁、土荆芥、大风子、大白顶草、天花粉、冬青叶、合欢皮、麦角、芸香、麝香草、七叶一枝花、泽泻、大黄、喜树。外用含水解型鞣质中药：虎杖、老虎泡叶、石榴皮、黄沧叶、桉叶、地榆、酸枣根皮、五倍子、诃子。

二、药源性疾病的预防

（一）合理用药

如能做到合理用药，则大多数药源性疾病是可以预防的。

1. 选药要有明确指征　不仅要针对适应证，还要排除禁忌证；不仅要考虑药物的经济性，更要考虑患者的病理生理状况；可用可不用的药物坚决不用；凡属心理疗法和物理疗法能够治好的病，决不依赖药物；凡一线药能够解决的，决不用二线药；不滥用营养药、免疫兴奋药、维生素、糖皮质激素、解热镇痛药等。

2. 给药剂量合适　要充分考虑患者年龄，如老年人和婴幼儿，患者的肝肾功能，患者代谢酶的多态性等。

3. 给药疗程适当　疗程尽量要短。

4. 给药途径合理　我国目前存在输液滥用问题，能口服给药的坚决不要静脉给药。

5. 用药品种尽量要少　能用一种药物治疗的疾病，尽量不要联用多种药物。合并用药的原则是为了获得疗效的协同和不良反应的拮抗，实践证实疗效的协同见于抗生素、抗肿瘤药、抗结核药、抗高血压药等，只在少数情况下才对不良反应拮抗。

（二）上市药物的科学评价

上市后药物的监测尤为重要。只有药物上市后，在一个较大的范围内或长时间使用后，药物的毒性、不良反应等才能得到充分暴露，因此新药上市后的监督是对新药毒性的继续观察，也是对老药质量的监测和再评价。

（三）加强药品监管

对上市后药品进行药效和不良反应的监测，结合上市前获得的信息，既可以对新产品毒性继续观察，也可以对原有药品进行质量监测，有利于进一步评价药物的有效性和安全性，有效地指导临床安全合理用药，预防药源性疾病的发生。

（四）加强临床监管

在临床工作中，要进一步加强药物安全信息的收集和交流，大力发展临床药学和临床药理学工作，加强药物流行病学研究，提高药物安全信息的质量和数量，加速信息的交流。一方面对临床药师及医师提供合理和及时准确的医药信息，对于国家新药的种类、应用、临床实际用药情况进行分析；另一方面，要促进临床医师和药师相互促进、相互配合，共同开展临床用药的监测，指导临床合理用药，针对患者不同病情选用药物及剂量等，避免不合理用药和滥用药。同时，要建立医院等用药单位系统的药物不良反应的调查分析制度，当一种药物的严重不良反应报道后，及时向药品生产经营企业、医疗预防保健机构和社会大众反馈药品不良反应信息，防止药品不良反应的重复发生，保护人民用药安全。

（五）建立国家基本药物制度

国家基本药物制度主要内容包括：按照安全、有效、必须、价廉的原则制定基本药物目录；政府招标组织国家基本药物的生产、采购和配送，并逐步规范同种药品的名称和价格；保证基本用药，严格使用管理，降低药品费用，促进合理用药。

（丁　可）

扫一扫
测一测

复习思考题

1. 医院感染如何预防？
2. 简述药源性疾病的影响因素。

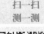

PPT 课件

14章PPT

扫一扫
知重点

第十四章

中医药预防疾病方法

学习要点

气功的强身原理；调补药物的分类；药物调补的原则；常用的防病延年方药；针灸预防疾病原则；常见的保健穴位；自我保健按摩方法。

祖国医药在预防疾病的研究与探索上，有着悠久的历史和灿烂的文化。中医药预防疾病以其独特的疗效和符合当今人们追求自然、安全、环保、无毒副作用的防病保健观念，具有深入研究的潜力与价值。

第一节　气功预防疾病方法

气功是中国传统文化遗产的一部分，是通过调神、调气、调形，来达到调节人体生理活动、调整人体功能、调动人体防病抗病的内在潜力，以改善症状，或预防疾病发生、发展、复发的一种中医防治方法。调心是调控心理活动，调息是调控呼吸运动，调身是调控身体的姿势和动作。这三调是气功锻炼的基本方法，是气功学科的三大要素。

一、气功预防疾病的原理

气功的强身原理

1. 平秘阴阳　气功乃是古人依据“人身，阴阳也；阴阳，动静也。动静合一，气血和畅，百病不生，乃得尽其天年”而产生的。练功的目的，主要是为了通过气功的“动形合一”来达到调和阴阳。

2. 培育真气　真气又称元气，乃人体生命活动的原动力，是最重要的一种精微物质。气功疗法具有培育真气、促使其再生和蓄存的作用，或通过促进脏腑功能活动而生成真气。

3. 调和气血　气功主要练的是“气”。气为血之帅，气行则血行、气旺则血生；反之，血无气不行，气滞则血瘀，气虚血自虚。通过气功锻炼，能显著促进内气的旺盛，从而发挥行血、生血、调和全身气血的作用。

4. 疏通经络　经络是气血运行的通道，经络的通畅是气血调和、脏腑组织功能活动发挥正常的基本条件之一。气功通过培养真气，促进内气的循环、推动全身气血的运行，自然有利经络的畅通，故它们之间是相辅相成的。

5. 激发脏腑　即激发、推动脏腑组织的功能活动，此乃气功疗法的关键所在。练功时或练功后，全身气血阴阳平衡、元气充足、经络通畅，自然有助于各脏腑组织功能活动的正常发挥。

二、气功的分类

我国气功流派众多，一般划分为儒、道、释、医、武术五派。儒家气功以“修身养气”为目的；医家气功以防病、治病、保健强身为宗旨；道家气功讲究“身心兼修”、“性命双修”等；佛家气功要求“炼心”以求精神解脱，其中入定派强调“四大皆空”，参禅派强调“修身养性”“普度众生”；武术气功主要为了锻炼身体和提高技艺。近年来，有人依据气功功法的特点，将古代气功归纳为静功与动功，并划分为吐纳、禅定、存想、周天、导引等五大派。吐纳派强调呼吸锻炼为主；禅定派强调意念锻炼为主，要求思想内敛，静坐凝心，采取一些不复杂的方法来集中意念，一般的静坐均属这一派；存想派也强调意念锻炼为主，但要求用一种想象幻视到某种事物；周天派强调在思想内联的基础上意气相依，推动内气感觉沿自己体内的任、督脉等经络路线周流，也称为内丹派；导引派强调以动功为主，特点是与意气相结合的肢体操作，或自我按摩。

三、常用的气功保健功法

（一）行气玉佩铭法

该功法见于战国时代的一块玉佩中，是我国最早有文字记载的较完整的气功功法。行气玉佩铭法是通过呼吸引气，调息日久，功深气聚，下入丹田，凝定为精，肾精与神、气相合，则可萌发生机，随着功力的深入就可以使精气自然地沿着任脉、督脉往复循环，达到使人身与天地精气合一而有序运行的境界。

（二）《千金》调气法

传统医学认为，气有与自然相通的呼吸之气，与生俱来的先天之气，水谷滋生的后天之气等等。而《备急千金要方》所述调气法，正是通过对自然之气的呼吸吐纳，达到调和周身之气，祛病延年的一种功法。《道言浅近说》对调神与调气的认识是：“调息不难，心神一静，随息自然，我只守其自然，加以神光下照，即调息也。”

（三）导引行气法

该功法以调息为主，兼具形神，并结合了一些按摩的方法。以推动内气周行全身，发挥祛邪防病的作用。因此，晋代葛洪《抱朴子内篇·至理》说：“善行气者，内以养身，外以却恶。”

（四）马王堆导引健身法

马王堆导引术是以 1973 年湖南长沙马王堆汉墓发掘的《导引图》为主要素材而编纂的一套健身气功功法。整套功法的创编以整体观为指导，通过疏通经络、调和气血、平衡阴阳以达到强身健体的目的。该功法将传统经络学说中“十二经络”的概念恰当地融入功法的练习之中，按照十二正经的气血流注顺序，使十二式健身功法与十二经络一一对应，以意引气、疏通气血，从而达到健身和保健的作用。

（五）胎息法

胎息法出自《东医宝鉴》，属调神与调息皆具的功法，是道家养生派重要的养生方法。该功法通过调节呼吸、精神内守来养神益气固精，以增益健康之本，筑固益之基。唐代幻真先生在《胎秘经法》中描述："修道者常伏其气于脐下，守其神于身内，神气相合，而生玄胎"。

（六）小周天法

所谓小周天功是指练功者体内天生和聚积的真气冲关破隘，沿督脉、任脉循环运行，从而祛病健身的功法。小周天分为意念小周天和自然小周天两种，为练其他各种功法的基础，尤其是自然小周天，因此颇受养生家重视，可用于防病强身锻炼。

（七）太极拳

太极拳是在祖国传统科学文化的直接影响下创建的武术，它很重视阴阳、虚实、升降、开合、放收、刚柔、动静等矛盾对立统一原则，在运动中体现了太极拳阴阳对立统一的道理，与中医的阴阳对立整体观有密切联系。

第二节　药物预防疾病方法

一、调补药物的分类

《诸病源候论》反复强调疾病可未病先防，"须预服药及为方法以防之"。孙思邈也认为疾病是可以用药物进行防治的，固有"天地有斯瘴病，还以天地所生之物以防备之"之说。合理服用药物来调理阴阳、补益脏腑、滋养气血是防治疾病、延年益寿的基本方法之一。祖国医学应用中药保健历史悠久，在抗老益寿中积累了丰富的经验，为人类的健康长寿做出了巨大的贡献。

我国传统的药物预防主要有内服和外用两类。春秋战国时期，我国民间已经有佩兰白芷以辟秽防疫的习俗，后世民间用苍术、雄黄、艾叶等熏烟防疫，端午节戴药佩辟秽等均沿习于此。目前的药物外用预防法主要有药熏、药蒸、药浴、药佩、药枕、药敷、药粉等方法。药物内服法则是通过药物的四气、五味、功效、主治，经配伍组合，制剂调味后饮服，从而起到调气机、和阴阳、调脏腑、养气血，维护、调整与重建机体机能，达到保健防病的一种方法。

《神农本草经》中将365种药物分为三品："上品药为君，主养命以应天，无毒，多服久服不伤人，欲轻身益气，不老延年者，本上经。中品药为臣，主养性以应人，无毒有毒，斟酌其宜，欲遏病补虚羸者，本中经。下品药为佐使，主治病以应地，多毒，不可久服。欲除寒热邪气，破积聚愈疾者本下经。"上品药可"应天"，中品药可"应人"，指的就是通过服用补益类药物达到固护身体正气的效果。在疾病未至前服用以养护身体正气，身体羸弱者以补益人体精气，至于下品药，因其毒性较大，药性较烈，适合于人体被邪气侵入后的治疗，达到祛邪的效果。上品药和中品药一般是指补益类药物，可分为补气类中药、助阳类中药、养血类中药和滋阴类中药。

（一）补气类

气血，是人体生命的根本动力。《庄子·知北游》中说："人之生，气之聚也。聚则为生，散则为死。"明代龚廷贤《寿世保元》中说："人生之初，具此阴阳，则亦具其血气。所以得全性命者，气与血也。血气者，乃人身之根本乎。"说明人体气不足或运转失常,可决定性的影响人体的整个生命过程,可见人体内气对于人体生命和健康的重要。代表药物有:人参、党参、大枣、甘草、白术等。

（二）助阳类

《医学纲目》中说:"阳气积聚而上升,就成为天;引起凝聚而下降,就称为地。阴的性质为静,阳则为动;阳主萌动,阴主成长;阳主杀伐,阴主收藏;阳主万物的气化,阴主万物的形体。阳虚则外寒,阴虚则内热。滋补类助阳中药调整人体阴阳,以达到阴阳平衡。代表药物有:补骨脂、仙灵脾、仙茅、锁阳、杜仲、肉苁蓉、菟丝子等。

（三）养血类

血,即循行于人体脉管中之血液。《景岳全书》说:"血者水谷之精也,源源而来,而实生化于脾,总统于心,藏受于肝,宣布于肺,施泄于肾,而灌溉一身。"血对人体有营养作用,通过血脉输布全身,为各脏腑、组织器官的生理活动提供物质基础,维持人体的正常生理功能。血还为人的精神活动提供物质基础,血液充足,则人的精力充沛、思维清晰、感觉灵敏。正如《灵枢·平人绝谷》所说:"血脉和利,精神乃居。"代表药物有:当归、阿胶、白芍、何首乌、鸡血藤等。

（四）滋阴类

《素问·阴阳应象大论》中说:"阴阳者,天地之道也;万物之纲纪,变化之父母,生杀之本始,神明之府也。"《医贯·阴阳论》说:"阴阳又各互为其根,阳根于阴,阴根于阳,无阳则阴无以生,无阴则阳无以化。"滋阴就是调整人体的阴阳失调,维持人体健康。阴不足,阳偏盛则阴虚生内热;阴不足,阳也不足则虚热、虚寒或阴阳两虚。因此滋阴"调整阴阳,以平为期",如《内经》所说:"阴平阳秘,精神乃治"。代表药物有:黄精、银耳、玄参、麦冬、天冬、枸杞子、鳖甲、龟板等。

二、药物调补的原则

（一）补益扶正，重在脾肾

脾主运化,为气血生化之源、后天之本;肾主藏精,主人体的生长发育及生殖,为先天之本。只有脾肾功能正常,精气血津液才能生化充沛,脏腑组织得以濡养而健康长寿。所以调补脾肾是药物调补中不可忽视的重要原则。由于人体是一个有机的整体,各脏腑与形体之间具有紧密的联系,因此在补益脾肾的同时,也应注意各脏腑之间的统一性。

（二）辨质论补，调整机体

体质即人体的素质,它是形成于先天、定形于后天的个体在形态结构、代谢和生理功能上相对稳定的特性,不同的体质决定了其对某些致病因素的易感件和发病证型的倾向性。人的体质有阴阳偏颇、气血多少的不同,针对体质的个同而选用补益药物,才可有的放矢。

（三）掌握时令，顺时调补

从整体观出发,根据自然界四时气候的更迭,阴阳寒热的变化,人只有在各个方面做出适应性调节,才能维持正常的生理功能,健康长寿。根据四时人体气血虚实及五脏功能的变化,四时补泻的原则为:春时应疏肝凉宣,夏时应泄心补齐,长夏时健脾燥湿,秋时宜润肺温补,冬时宜温肾填精。

（四）补勿过偏，补勿过滥

由于人的体质有阴阳虚实不同，药物有寒热温凉的区别。应用保健药物，应有针对性，不可偏颇，也不可峻补太过，否则，反而对身体不利。为避免补之过偏，保健用药组方应法度严谨，补泻升降、温清和补、寒热温凉互相协调，合理配伍。

三、常用的防病延年方药

历代用以延年益寿的方药甚多。这里仅选介古人用之较多及近年来通过临床和实验研究证实确有良效者，供我们在养生中选用。

（一）补肾方

1. 施今墨抗衰老方　黄芪 20g，枸杞 20g，桑椹 20g，茯苓 20g，芡实 20g，党参 10g，黄精 10g，首乌 10g，黑豆 10g，白术 10g，玉竹 10g 五味子 10g，紫河车 10g，葡萄干 10g，大生地 10g，菟丝子 10g，乌梅 5g，麦冬 5g，莲子 5g，丹参 5g，大熟地 5g，柏子仁 5g，枣皮 5g，炙甘草 5g，淮山药 5g，龙眼肉 5g。上药研末，炼蜜为丸，每服 9g，早晚各一次。长期服用，具有补肾填精、益气健脾、养血安神、延年益寿、防止早衰的功效。

2. 复方首乌抗衰老方　制首乌 120g，枸杞子、桑寄生各 90g，山药、续断、杜仲、覆盆子、熟地各 30g，山萸肉、五味子各 15g，灵芝、党参各 60g。共研末，炼蜜为丸。每次 9g，每日 2 次。此方补肾为主，兼顾健脾；以补阴为主，配以补阳；药物性味以甘温为宜，避免苦寒或辛燥。长期服之，可以延年祛病，防止早衰。

3. 右归丸　熟地 8 份，山药、枸杞、鹿角胶、菟丝子、杜仲各 4 份，山萸肉、当归各 3 份，制附子、肉桂各 2 份。研末炼蜜为丸。服法可参考上方。

东西方养生观

4. 首乌延寿丹　何首乌 2. 25kg，豨莶草 500g，菟丝子 500g，杜仲 250g，牛膝 250g，女贞子 250g，霜桑叶 250g，忍冬藤 120g，生地 120g，桑椹膏 500g，黑芝麻膏 500g，金樱子膏 500g，墨旱莲膏 500g。先将前九味研细末，合桑椹膏、黑芝麻膏、金樱子膏、墨旱莲膏和匀，酌加炼白蜜捣丸。每服 9g，每日二次。本方又名延寿丹，长服此神明不衰，须发白而复黑，精力耗而复强。

（二）补气益脾养血方

加味四君子丸　党参、茯苓、白术各 150g，炙甘草 60g，枸杞子、菟丝子、山药、黄芪、桑椹、巴戟肉、仙灵脾各 90g，共碾末，蜜丸，每次 10g，每日 2 次。

知识链接

日本的针灸保健

在古代日本民间应用灸疗法预防保健、延年益寿一直是作为一年中的一件大事来行使。一般人中，普遍施行养生灸，并流行“勿与不灸足三里之人行旅”“风门之穴人人灸”等谚语。在日本，无论男女，一生中都必须灸治 4 次：十七、八岁时灸风门，据说是预防感冒，古代日本人认为感冒是万病之首；二十四、五岁灸三阴交，意在增强生殖能力；三、四十岁则灸足三里，认为可以促进脾胃功能、防止疾病、增加寿命；到了老年，为了防止视力衰退，一般多采取与足三里兼灸曲池，灸曲池目的在于使眼睛明亮、牙齿坚固。这一习俗一直延续到明治维新前夕。实际上，采用灸疗法防病保健在近、现代仍然得到重视，如日本从 1937 年元旦起掀起所谓全民三里灸健康运动。近年来灸疗法在这方面的价值正越来越受到包括我国在内的医家和患者的重视。

第三节　针灸、推拿预防疾病方法

针灸治未病是中医预防医学的一个十分重要的组成部分，有着独特的疗效和绿色无毒副作用的优势，在中国已有2000余年历史。高武在《针灸聚英》里说："无病而先针灸曰逆，逆，未至而迎之也。"逆，即防病之义。

针灸预防保健方法主要分为针刺和艾灸。针刺预防疾病指的是运用不同的针具及手法刺激人体经络，调整人体经络脏腑气血的功能，使人体阴阳平衡，从而达到预防疾病、养生保健的目的。针刺多用于既病防变方面，而正常机体的未病先防则多用灸法。艾灸保健指的是利用艾灸人体的某些穴位，培补元阳、滋阴养血、扶助正气、调和阴阳以提高机体的整体调节能力的方法。对于针灸保健常用的穴位，古人常选用气海、关元、命门、足三里、神阙等腧穴，以补益元气、调和阴阳来达到延年益寿、预防疾病、延缓衰老的目的。

一、针灸预防疾病原则

（一）调整阴阳

调理阴阳，使失调的阴阳向着协调的方向转化，恢复阴阳的相对平衡，则是中医治病的基本原则。《灵枢·根结》曰："用针之要，在于知调阴与阳"。针灸预防疾病就是运用不同的针具及手法刺激人体经络，调整人体经络脏腑气血的功能，最大限度地激发机体内在的调衡阴阳的潜力，通过加强自身内在的调节能力去应对内外环境的影响与干扰，保持机体内环境的稳定，防治疾病并保持健康。

（二）激发正气，调节气机

拒邪于外，扶正祛邪是针灸防病治病的根本法则和手段。《素问·刺法论》曰："正气存内，邪不可干"。《素问·评热病论》曰："邪之所凑，其气必虚"。机体对阴阳轻度的失调具有自调能力，机体的这种调适能力是防止疾病发生、控制疾病发展的关键。只有当正气强盛时机体才有较强的适应与调节能力，才能及时调节机体潜在或轻度的紊乱与失调，防止外邪入侵，或及时驱邪外出。针灸正是通过各种补泻手法，疏通经络、调节气机、扶助和激发正气，从而使正气存内、邪不可干、防病于未然。

（三）根据五行制化及经络传变规律，未病先防

中医预防的思想就是结合脏腑的生克制化规律，预先推算下个将涉及的脏腑，提前调治未病的脏腑，从而有效阻止疾病的发生和传变。针灸预防疾病在脏腑间传变的实现在很大程度上源于其独特的配穴方法。针灸按经配穴法包括本经配穴法、表里经配穴法、同名经配穴法、子母经配穴法、交会经配穴法等。根据《素问·阴阳应象大论》从阴引阳、从阳引阴理论制定的表里经配穴法，以及根据"虚则补其母，实则泻其子"治疗原则制定的子母经配穴法，则集中体现了先安未受邪之地的思想。

（四）三因制宜原则

针灸治疗注重取穴与时辰的关系，强调择时选穴，即根据不同的时辰选取不同的腧穴进行治疗。子午流注针法、灵龟八法、飞腾八法均是择时选穴治疗疾病的方法，也是"因时制宜"治疗原则的具体运用。《素问·异法方宜论》指出："北方者……其地高陵居，风寒冰冽，其民乐野处而乳食，藏寒生满病，其治宜灸焫。南方者……其地下，水

土弱，雾露之所聚也，其民嗜酸而食胕，故其民皆致理而赤色，其病挛痹，其治宜微针。”说明治疗方法的选用与地理环境、生活习惯和疾病性质有密切关系。《灵枢·逆顺肥瘦》说：“年质壮大，血气充盈，肤革坚固，因加以邪，刺此者，深而留之。”又载：“婴儿者，其肉脆，血少气弱，刺此者，以毫针、浅刺而疾发针，日再可也。”因此，针灸预防要结合不同人群的体质特征而进行。

二、常见的保健穴位

（一）涌泉穴

涌泉穴是足少阴肾经上的要穴。它位于足底中线前、中三分之一交点处，当足趾跖屈时，足底前凹陷处。涌泉穴是人体长寿大穴，经常按摩此穴，则肾精充足，耳聪目明，发育正常，精力充沛，性功能强盛，腰膝壮实不软，行走有力。并能治疗多种疾病，如昏厥、头痛、休克、中暑、偏瘫、耳鸣、肾炎、阳痿、遗精、各类妇科病和生殖类病。

涌泉穴的保健方法主要是按摩。方法：睡前端坐，用手掌托来回搓摩涌泉及足底部 108 次，要满面搓，以感觉发烫发热为度，搓毕，再用大拇指指肚点按涌泉 49 下，以感觉酸痛为度，两脚互换。末了，再用手指点按“肩井”穴左右各 49 次即可。

（二）足三里

足三里是足阳明胃经上的要穴。它位于腿部外膝眼下三寸，距胫骨前缘外侧一横指处。足三里是个保健穴，经常用不同的方法刺激它，可健脾壮胃，扩张血管，降低血液凝聚，促进饮食的消化吸收，扶正祛邪，提高人体的免疫力，消除疲劳，恢复体力。此穴主治胃病、腰痛、腹泻、痢疾、便秘、头痛眩晕、下肢瘫痪、半身不遂、膝胫酸痛等。常用保健方法是穴位点按、艾灸。点穴法可用双手大拇指指肚点按足三里，每次 108 下，以感觉酸痛为度。艾灸法可取中草药“艾”为燃料，将艾绒点燃，直接或间接温热感穿透肌肤入穴。此法有时出现烫伤甚至化脓不干，难以结痂。中医讲“要想身体安，三里常不干”即指此而言。此法属“自讨苦吃”类，但效果优于点穴法和针灸。

（三）命门穴

命门穴是人体督脉上的要穴，位于后背两肾之间，第二腰椎棘突下，与肚脐相平对的区域。命门穴，为人体的长寿大穴。命门的功能包括调节肾阴和肾阳两个方面的作用。经常擦命门穴可强肾固本，温肾壮阳，强腰膝固肾气，延缓人体衰老。疏通督脉上的气滞点，加强与任脉的联系，促进真气在任督二脉上的运行，治疗阳痿、遗精、脊强、腰痛、肾寒阳衰、行走无力、四肢困乏、腿部浮肿、耳部疾病等症。

命门穴的操作方法有二：其一是用掌擦命门穴及两肾，以感觉发热发烫为度，然后将两掌搓热捂住两肾，意念守住命门穴约 10 分钟即可；其二是采阳消阴法，即背对太阳，意念太阳的光、能、热，源源不断地进入命门穴，心意必须内注命门，时间约 15 分钟。

（四）会阴穴

会阴穴是人体任脉上的要穴。它位于人体肛门和生殖器的中间凹陷处。会阴穴，为人体长寿要穴。经常按摩会阴穴，能疏通体内脉结，促进阴阳气的交接与循环，对调节生理和生殖功能有独特的作用。按摩会阴穴，还可治疗痔疮、便血、便秘、妇科病、尿频、溺水窒息等症。

会阴穴的保健方法有三。其一是点穴法：睡前半卧半坐，食指搭于中指背上，用中指指端点按会阴108下，以感觉酸痛为度。其二是意守法：姿势不限，全身放松，将意念集中于会阴穴，守住会阴约15分钟，久之，会阴处即有真气冲动之感，并感觉身体轻浮松空，舒适无比。其三是提肾缩穴法：取站式，全身放松，吸气时小腹内收，肛门上提（如忍大便状），会阴随之上提内吸，呼气时腹部隆起，将会阴肛门放松，一呼一吸共做36次。

（五）百会穴

百会穴是人体督脉上的要穴。它位于头部，在两耳廓尖端连线与头部前后正中线的交叉点。百会穴既是长寿穴又是保健穴，此穴经过锻炼，可开发人潜能体增加体内的真气，调节心、脑血管系统功能，益智开慧，澄心明性，轻身延年，青春不老，并能治疗头痛、眩晕、脱肛、昏厥、低血压、失眠、耳鸣、鼻塞、神经衰弱、中风失语、阴挺等症。

百会穴的保健方法有四。其一是按摩法：睡前端坐，用掌指来回摩擦百会至发热为度，每次108下。其二是叩击法：用右空心掌轻轻叩击百会穴，每次108下。其三是意守法：两眼微闭，全身放松，心意注于百会穴并守住，意守时以此穴出现跳动和温热感为有效，时间约10分钟。其四是采气法：站坐均可，全身放松，意想自己的百会穴打开，宇宙中的真气能量和阳光清气源源不断地通过百会进入体内，时间约10分钟。

（六）神阙穴

神阙穴，即肚脐，又名脐中，是人体任脉上的要穴。它位于命门穴平行对应的肚脐中。神阙穴是人体生命最隐秘最关键的要害穴窍，是人体的长寿大穴。

神阙穴的保健方法有三。其一是揉中法：每晚睡前空腹，将双手搓热，双手左下右上叠放于肚脐，顺时针揉转（女子相反），每次360下。其二是聚气法：端坐，放松，微闭眼，用右手对着神阙空转，意念将宇宙中的真气能量向脐中聚集，以感觉温热为度。其三是意守法：放松，盘坐，闭目，去除杂念，意念注于神阙，每次半小时以上，久之则凝神入气穴，穴中真气发生，胎息则慢慢启动。

三、保健按摩

保健按摩是在中医理论基础理论指导下，根据整体观念和辨证施治的原则，通过手法作用于体表的一定穴位或部位，改变推拿按摩也具有良好的保健强身与防病治病作用。保健按摩包括自我保健按摩和推拿防病治病。自我保健按摩常用的方法有揉腹和按压关元、气海、足三里等；推拿防治疾病的方法有点压法、揉按法、提拿法等等。推拿防病治病一方面要按照经络辨证的方法进行，另一方面要根据个体的不同情况选择适当的手法或治疗方案，一般需由有经验的按摩医生专门施术。

自我保健按摩可以揉按头部、面部、眼、耳、四肢、腹部等，具有调整脏腑经络气血功能，解除疲劳的作用，因此，既能健身防病，又可以作为慢性病辅助治疗或病后康复的有效手段。常见简单实用的自我保健按摩方法有：

（一）揉腹

揉腹可以通过对内脏轻柔的按摩，达到助消化、调节身体各系统代谢功能的目的。其具体方法是平卧，两手重叠置腹部，绕脐做顺时针方向按揉，并调畅呼吸，使精神内守。也可以用手掌或鱼际按揉中脘、气海、天枢、关元等穴位。

（二）头部按摩

头部按摩可以安神醒脑，对头晕、头痛、失眠、耳鸣、神经衰弱等有预防作用，也可用于脑力劳动者平时保健。头部按摩可以采用抹额(印堂穴)、颞(太阳穴),按揉后脑风池穴、脑空穴,拍击头顶等方法。

(三)面部按摩

可以采用搓手浴面法,即将两手掌搓热,随即紧贴前额,用力下擦至下颌,约10次。耳部的自我按摩可以采用搓耳廓或振耳的方法。眼部按摩可以采用按揉攒竹、睛明、四白、太阳,以及刮眼眶的方法,能够矫正视力,预防近视。

(四)四肢按摩

可以自我按揉足三里、涌泉、劳宫等穴位,有健脾、补肾、益心等健身作用。

(田　群)

扫一扫
测一测

复习思考题

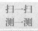

1. 药物调补的原则是什么?
2. 请列举一些常见的保健穴位。

实习指导

实习一　环境污染案例分析

【实习目的】

1. 掌握环境污染的有关概念；环境污染所致公害事件的预防和防制措施。

2. 熟悉环境污染来源及其对人类健康造成的危害。

【实习方法】

复习环境污染的有关概念、特点、对健康造成的危害及其预防和控制措施；阅读所给资料，分析环境污染的原因，提出相应的防制对策。

【实习内容】

案例一

巴塞尔位于莱茵河湾和德法两国交界处，是瑞士第二大城市，也是瑞士的化学工业中心，三大化工集团都集中在巴塞尔。1986 年 11 月 1 日深夜，位于瑞士巴塞尔市的桑多兹化学公司的一个化学品仓库发生火灾，装有剧毒农药的钢罐爆炸，硫、磷、汞等有毒物质随着大量的灭火用水流入下水道，排入莱茵河。桑多兹公司事后承认，共有 1246 吨各种化学品被扑火用水冲入莱茵河，其中包括 824 吨杀虫剂、71 吨除草剂、39 吨除菌剂、4 吨溶剂和 12 吨有机汞等。有毒物质形成 70 公里长的微红色飘带向下游流去。翌日，化工厂用塑料堵塞下水道。8 天后，塞子在水的压力下脱落，几十吨有毒物质流入莱茵河后，再一次造成污染。11 月 21 日，德国巴登市的苯胺和苏打化学公司冷却系统故障，又使 2 吨农药流入莱茵河，使河水含毒量超标准 200 倍。这次污染使莱茵河的生态受到了严重破坏。

此次事故造成约 160 公里范围内多数鱼类死亡，约 480 公里范围内的井水受到污染影响不能饮用。污染事故警报传向下游瑞士、德国、法国、荷兰四国沿岸城市，沿河自来水厂全部关闭，改用汽车向居民定量供水。由于莱茵河在德国境内长达 865 公里，是德国最重要的河流，因而遭受损失最大。事故使德国几十年为治理莱茵河投资的 210 亿美元付诸东流。接近海口的荷兰，将与莱茵河相通的河闸全部关闭。法国和前西德的一些报纸将这次事件与印度博帕尔毒气泄漏事件、前苏联的切尔诺贝利核电站爆炸事件相提并论。

问题讨论：

1. 案例中造成莱茵河水污染的主要原因是什么？
2. 如何应对突发性污染事件？
3. 如何安排各类企业的布局？可能有严重环境污染问题的企业如何选址？

案例二

2001 年 12 月 30 日，北京市第一中级人民法院对陈先生室内环境甲醛污染案做出终审判决，判被告北京某装饰公司赔偿原告拆除损失费、检测费、医疗补偿费、房租费共计 89 000 元，并在十日内清除污染的装饰材料。这是我国第一例由于室内空气污染引发的装饰工程质量案例。

1998 年陈先生购买了位于北京某小区的一套住宅，随后请某装饰公司进行装修。工程竣工入住后，陈先生感觉室内气味刺鼻，致人咽痛咳嗽、辣眼流泪。此时，陈先生喉头不适，经医院检查，查出竟是“喉乳头状瘤”，并在协和医院进行了手术。这时陈先生委托室内环境检测部门进行了实地检测，发现居室内的刺鼻气味乃装修材料所挥发出的游离甲醛所致，室内空气中甲醛浓度平均超过当时的国家卫生标准 25 倍。陈先生在多次要求装饰公司“停止侵害、恢复原状、赔偿损失”始终未得到答复的情况下，将装饰公司告上了法庭。

问题讨论：

1. 案例中室内空气甲醛的可能来源有哪些？甲醛对人体的危害有哪些？
2. 由本案引发思考：装修过程中应如何避免室内空气污染？

案例三

无锡居民的生活用水全部来自太湖。2007 年 5 月 28 日下午开始，无锡市的太湖水源地突然恶化，自来水带有严重的臭味，已经失去了除消防和冲厕以外的全部使用功能。水源水呈黄绿色，有的水甚至发灰、发黑。藻的浓度为 6000 万到 8000 万个/升，最高时达到 2. 5 亿个/升。事件发生后的 5 月 29 日~31 日，当地水厂已经采取了应急处理措施，即在取水口同时投入粉末活性炭和高锰酸钾，水厂内提高混凝剂和消毒剂液氯的投加量等应急处理措施，但效果不显著。市民纷纷抢购纯净水和面包。

事件原因是太湖蓝藻暴发。入夏以来，无锡市区域内的太湖水位出现 50 年以来最低水位，加上天气连续高温少雨，太湖水富营养化较重，诸多因素使水中含有的蓝藻死亡腐烂，快速消耗水中的溶解氧，导致水体缺氧性腐变，再加上太湖水位下降导致取水口太湖底泥上泛，影响了自来水水源地水质。

问题讨论：

1. 水的富营养化形成因素是什么？
2. 如何保护水源水？

实习二　职业病讨论分析

【实习目的】

1. 掌握职业病有关概念、诊断及其预防和防制措施。
2. 熟悉职业病对人体健康的危害。

【实习方法】

复习职业病的有关概念、特点以及诊断；阅读所给资料，分析职业病的原因，提出相应的防制对策。

【实习内容】

案例一

患者张某，男性，40 岁，于 2008 年以来常感头痛、头晕、失眠、记忆力减退、全身乏力、关节酸痛、食欲减退。近年来上述症状加重，并出现经常性的脐周、下腹部无固定的绞痛，用手压腹部可使其缓解，于 2011 年入院。查体：神志清楚，一般情况尚可，体温 37.2℃，脉搏 72 次/min，呼吸 20 次/min，血压 120/70mmHg，心肺(-)，肝脾不大，腹软，脐周有轻微压痛，无反跳痛，四肢触觉未见异常，未引出病理反射；血、尿常规正常；肝功能、心电图正常；胸部 X 射线照片未见异常改变。

问题讨论一：

1. 上述资料中，你认为病史还应补充什么内容？
2. 当你遇到腹部绞痛患者时，应考虑哪些病症？
3. 引起腹部绞痛常见的毒物是什么？哪些工种的工人可接触该毒物？

进一步追问患者的职业史，发现该病人于 2006 年起从事印刷厂的浇板工作，即将一大熔铅锅融熔的铅水浇进字模当中，当浇板时有大量的铅蒸气逸散到空气中。工人每天工作 8 小时，疑为慢性铅中毒。

问题讨论二：

1. 慢性铅中毒的临床表现有哪些？
2. 要证实患者是铅中毒，还应做何临床检验？
3. 对患者的工作场所应进行哪些职业病危害调查？

对患者工作场所进行调查，发现空气中铅烟浓度为 0.3～0.8mg/m^3，根据患者的职业接触史和临床表现，随即转至职业病院进行诊治。入院时检查：尿铅 12.5μmol/L，尿 ALA80.5μmol/L，红细胞锌原卟啉为 3.5μmol/L，诊断为慢性轻度铅中毒。

问题讨论三：

1. 常用的慢性铅中毒的解毒剂是什么？其作用机制是什么？
2. 除解毒治疗外，还应给予哪些辅助治疗？
3. 经驱铅治疗，出院后应注意哪些事项？

职业病院组织了一个调查组到该印刷厂浇板车间进行调查，发现工人浇板时有一股蓝灰色的烟，熔铅锅上方有一个排毒罩，但经常不开。防护服、口罩、手套等防护用品很少用。调查同车间其他工人，大多数反映有头痛、头昏、记忆力减退、四肢无力、肌肉酸痛等症状，少数人有腹痛。组织该车间工人体检，发现 9 人中有 6 人的尿铅、尿 ALA 高于正常值，其中 4 人有肢端麻木，1 人有中毒性周围神经病。

问题讨论四：

1. 该工作场所中存在哪些问题？怎样改进？
2. 试述职业病的三级预防措施，职业病院组织工人体检属于哪一级预防？

案例二

患者陈某，女性，36 岁，某皮鞋厂仓库保管员。因头痛、头昏、乏力、失眠、多梦、记忆力减退、月经过多、牙龈出血而入院。入院检查：神志清楚，呈贫血面容，皮肤黏膜无淤点，体温 37℃，呼吸 21 次/min，血压 110/65mmHg，心肺(-)，腹部平软，肝在肋下 1.5cm，血象检查：白细胞计数 $2.5\times10^9/L$，中性粒细胞 $1.3\times10^9/L$，血小板 $50\times10^9/L$，红细胞 $3\times10^{12}/L$，血红蛋白 60g/L；尿常规检查(-)；肝功能检查正常。骨髓检查诊断为再生障碍性贫血。

问题讨论一：

1. 引起再生障碍性贫血的常见毒物是什么？
2. 要确定其为职业性中毒，还应调查什么？

患者自诉以往身体健康，从三年前开始担任仓库保管员，工作一贯勤勤恳恳，每天都在仓库工作。仓库中存有苯、甲苯、汽油、醋酸乙酯等化学品。经测定，空气中苯浓度最低为 $120mg/m^3$，最高达 $360mg/m^3$。（苯的时间加权平均容许浓度为 $6mg/m^3$），是标准值的 20～60 倍，诊断为慢性苯中毒。

患者的办公室设在仓库内，工作时无任何防护措施，室内无通风排毒装置。无在岗期间健康检查制度，未接受过职业卫生宣传教育。上岗前未进行健康检查。本人不知道仓库中存放的苯、甲苯、乙酸乙酯等是有毒物质，从事此工作后出现头痛、头昏、失眠、记忆力减退、月经过多、牙龈出血才去医院就诊。

问题讨论二：

1. 试述慢性苯中毒的临床表现及其作用机制。
2. 指出造成患者慢性苯中毒的原因是什么？
3. 如何防止此类事件的发生？

住院后经用升白细胞、多种维生素、核苷酸类药物及泼尼松、丙酸睾丸素，辅以中草药治疗，患者的病情好转，血象已回升至正常水平，即出院，休息半个月后，又回到原工作岗位。继续从事仓库保管工作，7 个月后患者出现反复发热、口腔溃疡、月经过多、牙龈出血等，症状较以前严重而再次入院治疗。

问题讨论三：

1. 简述慢性苯中毒的治疗和处理措施。
2. 患者为什么再次入院？其后果如何？
3. 此患者经治疗出院后，应注意什么事项？

实习三　食物中毒调查

【实习目的】

1. 掌握食物中毒的有关概念、特点及调查方法和步骤。
2. 熟悉食物中毒的预防和防制措施。

【实习方法】

复习食物中毒的有关概念、特点及调查方法和步骤；阅读所给资料，分析食物中毒的原因及其所造成的危害，提出相应的防制对策。

【实习内容】

案例资料

某年10月31日晚8时起，某区中心医院肠道门诊部在较短时间内，相继接受20余名诉说恶心、呕吐、腹部疼痛和腹泻病人进行急诊治疗。

问题讨论一：

1. 门诊医师应考虑可能是什么问题？如何处理？

2. 如果怀疑是食物中毒，应如何确诊？询问什么？做些什么？

该中心医院肠道门诊部于当晚11时半即向所属区疾病控制中心报告，区疾病控制中心值班人员已在11时起接到本区内其他几个医院类似的电话报告，遂向市疾病控制总线值班室汇报，并请各医院肠道门诊部仔细了解患者进餐情况和临床特征，以便进一步调查证实是否系食物中毒。

据各医院门诊医师称，患者临床表现主要为上腹部陈发绞痛，继之腹泻。一般当晚10余次，呈洗肉水样血便，有的甚至转变为脓血便，里急后重不明显，除恶心、呕吐外，部分病人有畏寒、发热（37.5~40℃）、乏力、脱水等表现，个别病人出现中毒性休克、酸中毒、肌痉挛等，且每个病人不约而同地均说当晚6时在该区某著名大饭店参加亲友举办的喜庆酒席，该晚席特别热闹，全饭店楼上楼下人山人海，几无空隙，宾客可能多达100余桌。

问题讨论二：

1. 当你一旦已考虑到有食物中毒发生，你认为应进一步做哪些工作？

2. 根据临床医师提供的情况，区疾病控制中心应该应做些什么工作？

3. 市疾病控制中心应该做哪些工作？

经各医院详细记录，各区疾病控制中心的实地调查和市疾病控制中心的资料汇报，发现从10月31日晚起，共有42家医院作出食物中毒的报告，患者当晚均在该大饭店进餐，共约1002人，在医院因食物中毒就诊者共762人，罹患率为76%，其中大部分人作门诊处理，但有89人留院观察，其中住院31人，病危者20人，有两名孕妇胎儿死亡，一名40岁妇女发生心肌炎，经抢救好转。有的新郎新娘双双在结婚宴席后到医院就诊。年龄最大者80岁，最小者1岁。根据552例调查，潜伏期平均为5.5小时（2~27小时），进餐后4~6小时发病达高峰，大多数病人病程2~4天，重者持续10余天。

问题讨论三：

1. 如何鉴别各类型食物中毒（细菌性与非细菌性食物中毒、细菌性食物中毒与爆发性肠道传染病）？

2. 该饭店发生的食物中毒是属于哪种类型？为什么？本次患病情况是否符合该型流行特点？

根据上述分析，考虑系细菌性食物中毒，且实验室检验结果表明：

（1）病人吐泻物吐泻物细菌学检验

样本内容	样本数	细菌检验结果
患者粪便（包括肛拭）	78	副溶血性弧菌阳性70份（占89.7%） 变形杆菌阳性1份（占1.2%）
呕吐物	10	副溶血性弧菌阳性1份（占10%）

（2）健康带菌检查：13名熟食操作人员咽拭，均为金黄色葡萄球菌，10名肠道带菌检查均阴性；但3名操作人员在加工当晚筵席食品时食用过一些筵席食品，其肛拭样本中检出副溶血性弧菌。

（3）砂滤水：采集该饭店砂滤水样本2份，未检出致病菌。其他水质指标均符合国家饮用水卫生标准。

（4）剩余熟食：采集饭店和顾客家中的剩余食品19份，检出副溶血性弧菌13份，检出率为68.4%。同时检出蜡样芽孢杆菌5份，变形杆菌1份。

（5）剩余生的河虾：感官检验肉质灰白，无异味，质量尚可；微生物检验检出副溶血性弧菌；理化检验挥发性盐基氮为19.88mg/kg。

（6）熟食间工具、用具、容器环节采样24份，检出副溶血性弧菌3份，大肠埃希菌类22份。

（7）血清凝集效价测定：7例患者血清凝集效价明显上升。最高竟达1∶1280，最低亦1∶160。而5例正常人血清对照及抗原对照均为阴性。

（8）简易动物试验：用男、女、儿童患者吐泻物中分离出的副溶血性弧菌株制备含菌量相当于 8×10^6 个/ml的菌液给小白鼠注射（雌雄各2组）。注射后1小时均发病，5~6小时陆续死亡。雌性组动物重于雄性组。而另用生理盐水注射作对照则安然无恙。

上述样品中检出的副溶血性弧菌均属同一抗原型。

问题讨论四：

1. 砂滤水的检验和食品操作人员的健康带菌检查有何卫生意义？

2. 根据上述实验室检验结果，请对这起食物中毒事故作出病因诊断，并说明其根据。

实习四　统计数据的整理分析

【实习目的】

通过统计数据的整理分析，掌握频数表及图的编制方法，熟悉计量资料的统计描述及假设检验方法。

【实习方法】复习频数表、图的编制方法，计量资料集中和离散趋势的描述，完成以下习题。

【实习内容】

习题一

某种中药材的株高（cm）的测量结果如下所示（表实4-1）：

表实4-1　中药材株高

110.31	140.46	117.52	85.35	82.18	85.52	99.85	59.68	52.03	111.01
108.46	113.03	90.27	95.98	53.97	99.85	110.31	80.25	77.88	79.81
104.25	103.63	53.57	85.52	124.64	88.34	92.64	91.24	103.63	91.68
92.27	84.56	97.92	95.18	75.94	55.96	116.55	93.61	63.02	117.96
71.39	83.59	87.46	100.29	65.92	83.59	60.65	82.62	99.32	133.25

47.29	83.15	115.58	108.46	95.37	125.16	61.62	116.11	72.60	92.24
41.31	73.57	84.12	92.26	67.86	78.84	75.52	88.69	122.26	93.17
40.17	35.42	110.84	81.66	89.21	92.25	63.79	67.33	93.17	92.91
102.22	97.39	86.05	68.21	71.11	117.17	81.92	70.58	103.89	60.47
96.51	91.24	111.28	69.74	49.22	62.58	109.87	92.20	105.56	55.98
103.19	110.66	115.14	113.65	73.57	88.86	94.58	83.59	83.15	101.43
101.78	94.14	102.66	76.91	86.49	90.27	95.98	82.62	127.54	92.56

问题讨论：

1. 试编制此数据的频率表，绘制统计图。
2. 描述此数据的集中和离散趋势。
3. 计算此数据的 M。
4. 假设此数据的前 5 列是 A 地的测量样本，后 5 列是 B 地的测量样本，试比较 A、B 两地此中药材的株高是否相等。（两种方法）

习题二

（一）某医院用某中药复方治疗肝病患者 180 例，疗效资料如表实 4-2 所示，指出其缺陷并加以改正。

表实 4-2　某中药复方治疗肝病疗效观察

效果	有效						无效	
	小计		近期痊愈		好转			
总例数	例	%	例	%	例	%	例	%
	132	73.3	90	59.0	42	23.3	48	26.7

（二）根据下表资料绘制合适的统计图。

表实 4-3　某小学 2013 年男女学生不同年龄组的平均身高（cm）

年龄组	男	女
7~	117.23	117.62
8~	120.31	119.62
9~	123.54	123.42
10~	126.82	125.98
11~	130.48	131.21
12~	136.51	137.84

（三）大量研究显示汉族足月正常产女性新生儿临产前双顶径均数为 9.3cm。某医生记录了某地区 15 名汉族足月正常产女性新生儿临产前双顶径资料如下：9.95　9.33　9.49　9.00　10.09　9.15　9.52　9.33　9.16　9.37　9.11　9.27　9.21　9.34

9.37。试问该地区男性新生儿临产前双顶径的是否大于一般新生儿？

实习五　流行病学资料分析

【实习目的】

运用流行病学基本知识，学会进行流行病学资料分析。

【实习目的】

复习流行病学调查方法，完成案例分析。

【实习内容】

案例

某市卫计委于某年7月1日至8月20日，接到某社区的70例甲型病毒性肝炎（以下简称甲肝）的传染病报告。市卫生局要求该社区医院派医护人员组成调查组，调查该社区近来甲肝暴发流行情况，分析流行因素，提出防治方案。

基本情况：该社区处于近郊城乡结合区，户籍人口6万多人，外来人员暂住登记近8千人。在该年7月以前的一年内，曾有7例甲肝传染病报告（常年流行水平）。

问题讨论一：

1. 根据市卫计委已接到的传染病报告数，本次甲肝暴发流行超过常年流行水平的多少倍？

2. 处理这类社区突发性公共卫生事件时，流行病学调查的主要目的是什么？应该采取什么调查方法？

3. 鉴于甲肝的病因——甲肝病毒已经明确。从传染病流行的三个环节（传染源、传播途径和易感人群）和两类影响因素（社区环境和自然环境）考虑，如果要查明导致本次甲肝流行的“原因”，调查应该分哪几个阶段进行？

调查组进驻后的当天即从病例档案中获得患者资料（分子），从警署获得人口资料（分母）。按“三间分布”初步分析结果，这次甲肝流行有以下特征。

（1）人群、空间分布：根据分析，按其年龄、户籍甲肝的罹患率情况见表实5-1。其中90%左右的患者是位于社区西郊三所学校（小学、中学、中专各1所）的学生。

表实5-1　70例患者按年龄、户籍甲肝的罹患率

年龄组（岁）	人口数		罹患率（%）	
	常住户籍	暂住户籍	常住户籍	暂住户籍
0	9371	619	0.0	0.2
10	7129	865	3.5	4.6
20	5330	296	4.7	1.0
30	4795	2551	0.4	0.4
40	4123	1023	0.7	1.0
50	2694	497	0.4	0.0
≥60	8344	56		0.0
合计	417 86	8578	1.3	1.0

(2)时间分布见表实5-2。

表实5-2 70例患者的发病时间分布

	7月份				8月份				
日期	1~2	3~13	14~15	16~31	1~4	5~8	9~12	13~16	17~20
患者人数	1	0	1	1	13	14	20	13	2

问题讨论二：

1. 计算“常住户籍”和“暂住户籍”的患者各为多少人数。

2. “三间分布”了你查找本次疾病流行“原因”的哪些提示？

3. 接着的调查应该采用什么方法？调查对象是谁？调查内容是什么（提示：甲肝为消化道传染病）？

附　录

附录一　生活饮用水水质卫生要求(GB5749—2006)

生活饮用水水质应符合表1和表3卫生要求。集中式供水出厂水中消毒剂限值、出厂水和管网末梢水中消毒剂余量均应符合表2要求。

农村小型集中式供水和分散式供水的水质因条件限制,部分指标可暂按照表4执行,其余指标仍按表1、表2和表3执行。

当发生影响水质的突发性公共事件时,经市级以上人民政府批准,感官性状和一般化学指标可适当放宽。

表1　水质常规指标及限值

指标	限值
1. 微生物指标	
总大肠菌群(MPN/100mL或CFU/100mL)	不得检出
耐热大肠菌群(MPN/100mL或CFU/100mL)	不得检出
大肠埃希氏菌(MPN/100mL或CFU/100mL)	不得检出
菌落总数(CFU/mL)	100
2. 毒理指标	
砷(mg/L)	0.01
镉(mg/L)	0.005
铬(六价,mg/L)	0.05
铅(mg/L)	0.01
汞(mg/L)	0.001
硒(mg/L)	0.01

续表

指标	限值
氰化物(mg/L)	0.05
氟化物(mg/L)	1.0
硝酸盐(以N计,mg/L)	10 地下水源限制时为20
三氯甲烷(mg/L)	0.06
四氯化碳(mg/L)	0.002
溴酸盐(使用臭氧时,mg/L)	0.01
甲醛(使用臭氧时,mg/L)	0.9
亚氯酸盐(使用二氧化氯消毒时,mg/L)	0.7
氯酸盐(使用复合二氧化氯消毒时,mg/L)	0.7
3. 感官性状和一般化学指标	
色度(铂钴色度单位)	15
浑浊度(NTU-散射浊度单位)	1 水源与净水技术条件限制时为3
臭和味	无异臭、异味
肉眼可见物	无
pH(pH单位)	不小于6.5且不大于8.5
铝(mg/L)	0.2
铁(mg/L)	0.3
锰(mg/L)	0.1
铜(mg/L)	1.0
锌(mg/L)	1.0
氯化物(mg/L)	250
硫酸盐(mg/L)	250
溶解性总固体(mg/L)	1000
总硬度(以$CaCO_3$计,mg/L)	450
耗氧量(COD_{Mn}法,以O_2计,mg/L)	3 水源限制,原水耗氧量>6mg/L时为5
挥发酚类(以苯酚计,mg/L)	0.002
阴离子合成洗涤剂(mg/L)	0.3

续表

指标	限值
4. 放射性指标	指导值
总 α 放射性(Bq/L)	0.5
总 β 放射性(Bq/L)	1

①MPN 表示最可能数;CFU 表示菌落形成单位。当水样检出总大肠菌群时,应进一步检验大肠埃希氏菌或耐热大肠菌群;水样未检出总大肠菌群,不必检验大肠埃希氏菌或耐热大肠菌群。

②放射性指标超过指导值,应进行核素分析和评价,判定能否饮用。

表 2　饮用水中消毒剂常规指标及要求

消毒剂名称	与水接触时间	出厂水中限值	出厂水中余量	管网末梢水中余量
氯气及游离氯制剂(游离氯,mg/L)	至少 30min	4	≥0.3	≥0.05
一氯胺(总氯,mg/L)	至少 120min	3	≥0.5	≥0.05
臭氧(O_3,mg/L)	至少 12min	0.3		0.02 如加氯, 总氯≥0.05
二氧化氯(ClO_2,mg/L)	至少 30min	0.8	≥0.1	≥0.02

表 3　水质非常规指标及限值

指标	限值
1. 微生物指标	
贾第鞭毛虫(个/10L)	<1
隐孢子虫(个/10L)	<1
2. 毒理指标	
锑(mg/L)	0.005
钡(mg/L)	0.7
铍(mg/L)	0.002
硼(mg/L)	0.5
钼(mg/L)	0.07
镍(mg/L)	0.02
银(mg/L)	0.05
铊(mg/L)	0.0001
氯化氰(以 CN 计,mg/L)	0.07
一氯二溴甲烷(mg/L)	0.1
二氯一溴甲烷(mg/L)	0.06

续表

指标	限值
二氯乙酸(mg/L)	0.05
1,2-二氯乙烷(mg/L)	0.03
二氯甲烷(mg/L)	0.02
三卤甲烷(三氯甲烷、一氯二溴甲烷、二氯一溴甲烷、三溴甲烷的总和)	该类化合物中各种化合物的实测浓度与其各自限值的比值之和不超过1
1,1,1-三氯乙烷(mg/L)	2
三氯乙酸(mg/L)	0.1
三氯乙醛(mg/L)	0.01
2,4,6-三氯酚(mg/L)	0.2
三溴甲烷(mg/L)	0.1
七氯(mg/L)	0.0004
马拉硫磷(mg/L)	0.25
五氯酚(mg/L)	0.009
六六六(总量,mg/L)	0.005
六氯苯(mg/L)	0.001
乐果(mg/L)	0.08
对硫磷(mg/L)	0.003
灭草松(mg/L)	0.3
甲基对硫磷(mg/L)	0.02
百菌清(mg/L)	0.01
呋喃丹(mg/L)	0.007
林丹(mg/L)	0.002
毒死蜱(mg/L)	0.03
草甘膦(mg/L)	0.7
敌敌畏(mg/L)	0.001
莠去津(mg/L)	0.002
溴氰菊酯(mg/L)	0.02
2,4-滴(mg/L)	0.03
滴滴涕(mg/L)	0.001
乙苯(mg/L)	0.3
二甲苯(mg/L)	0.5
1,1-二氯乙烯(mg/L)	0.03
1,2-二氯乙烯(mg/L)	0.05

续表

指标	限值
1,2-二氯苯(mg/L)	1
1,4-二氯苯(mg/L)	0.3
三氯乙烯(mg/L)	0.07
三氯苯(总量,mg/L)	0.02
六氯丁二烯(mg/L)	0.0006
丙烯酰胺(mg/L)	0.0005
四氯乙烯(mg/L)	0.04
甲苯(mg/L)	0.7
邻苯二甲酸二(2-乙基己基)酯(mg/L)	0.008
环氧氯丙烷(mg/L)	0.0004
苯(mg/L)	0.01
苯乙烯(mg/L)	0.02
苯并(a)芘(mg/L)	0.00001
氯乙烯(mg/L)	0.005
氯苯(mg/L)	0.3
微囊藻毒素-LR(mg/L)	0.001
3. 感官性状和一般化学指标	
氨氮(以N计,mg/L)	0.5
硫化物(mg/L)	0.02
钠(mg/L)	200

表4　农村小型集中式供水和分散式供水部分水质指标及限值

指标	限值
1. 微生物指标	
菌落总数(CFU/mL)	500
2. 毒理指标	
砷(mg/L)	0.05
氟化物(mg/L)	1.2
硝酸盐(以N计,mg/L)	20
3. 感官性状和一般化学指标	
色度(铂钴色度单位)	20
浑浊度(NTU-散射浊度单位)	3 水源与净水技术条件限制时为5
pH(pH单位)	不小于6.5且不大于9.5

续表

指标	限值
溶解性总固体(mg/L)	1500
总硬度(以 $CaCO_3$ 计,mg/L)	550
耗氧量(COD_{Mn}法,以 O_2 计,mg/L)	5
铁(mg/L)	0.5
锰(mg/L)	0.3
氯化物(mg/L)	300
硫酸盐(mg/L)	300

附录二　我国法定职业病目录(2014 版)

一、职业性尘肺病及其他呼吸系统疾病

(一)尘肺病

1. 矽肺　2. 煤工尘肺　3. 石墨尘肺　4. 碳黑尘肺　5. 石棉肺　6. 滑石尘肺　7. 水泥尘肺　8. 云母尘肺　9. 陶工尘肺　10. 铝尘肺　11. 电焊工尘肺　12. 铸工尘肺　13. 根据《尘肺病诊断标准》和《尘肺病理诊断标可以诊断的其他尘肺病》

(二)其他呼吸系统疾病

1. 过敏性肺炎　2. 棉尘病　3. 哮喘　4. 金属及其化合物粉尘肺沉着病(锡、铁、锑、钡及其化合物等)　5. 刺激性化学物所致慢性阻塞性肺疾病　6. 硬金属肺病

二、职业性皮肤病

1. 接触性皮炎　2. 光接触性皮炎　3. 电光性皮炎　4. 黑变病　5. 痤疮　6. 溃疡　7. 化学性皮肤灼伤　8. 白斑　9. 根据《职业性皮肤病的诊断总则》可以诊断的其他职业性皮肤病

三、职业性眼病

1. 化学性眼部灼伤　2. 电光性眼炎　3. 白内障(含放射性白内障、三硝基甲苯白内障)

四、职业性耳鼻喉口腔疾病

1. 噪声聋　2. 铬鼻病　3. 牙酸蚀病　4. 爆震聋

五、职业性化学中毒

1. 铅及其化合物中毒(不包括四乙基铅)　2. 汞及其化合物中毒　3. 锰及其化合物中毒　4. 镉及其化合物中毒　5. 铍病　6. 铊及其化合物中毒　7. 钡及其化合物中毒　8. 钒及其化合物中毒　9. 磷及其化合物中毒　10. 砷及其化合物中毒　11. 铀及其化合物中毒

12. 砷化氢中毒　13. 氯气中毒　14. 二氧化硫中毒　15. 光气中毒　16. 氨中毒　17. 偏二甲基肼中毒　18. 氮氧化合物中毒　19. 一氧化碳中毒　20. 二硫化碳中毒　21. 硫化氢中毒　22. 磷化氢、磷化锌、磷化铝中毒　23. 氟及其无机化合物中毒　24. 氰及腈类化合物中毒　25. 四乙基铅中毒　26. 有机锡中毒　27. 羰基镍中毒　28. 苯中毒　29. 甲苯中毒　30. 二甲苯中毒　31. 正己烷中毒　32. 汽油中毒　33. 一甲胺中毒　34. 有机氟聚合物单体及其热裂解物中毒　35. 二氯乙烷中毒　36. 四氯化碳中毒　37. 氯乙烯中毒　38. 三氯乙烯中毒　39. 氯丙烯中毒　40. 氯丁二烯中毒　41. 苯的氨基及硝基化合物(不包括三硝基甲苯)中毒　42. 三硝基甲苯中毒　43. 甲醇中毒　44. 酚中毒　45. 五氯酚(钠)中毒　46. 甲醛中毒　47. 硫酸二甲酯中毒　48. 丙烯酰胺中毒　49. 二甲基甲酰胺中毒　50. 有机磷中毒　51. 氨基甲酸酯类中毒　52. 杀虫脒中毒　53. 溴甲烷中毒　54. 拟除虫菊酯类中毒　55. 铟及其化合物中毒　56. 溴丙烷中毒　57. 碘甲烷中毒　58. 氯乙酸中毒　59. 环氧乙烷中毒　60. 上述条目未提及的与职业有害因素接触之间存在直接因果联系的其他化学中毒

六、物理因素所致职业病

1. 中暑　2. 减压病　3. 高原病　4. 航空病　5. 手臂振动病　6. 激光所致眼(角膜、晶状体、视网膜)损伤　7. 冻伤

七、职业性放射性疾病

1. 外照射急性放射病　2. 外照射亚急性放射病　3. 外照射慢性放射病　4. 内照射放射病　5. 放射性皮肤疾病　6. 放射性肿瘤(含矿工高氡暴露所致肺癌)　7. 放射性骨损伤　8. 放射性甲状腺疾病　9. 放射性性腺疾病　10. 放射复合伤　11. 根据《职业性放射性疾病诊断标准(总则)》可以诊断的其他放射性损伤

八、职业性传染病

1. 炭疽　2. 森林脑炎　3. 布鲁氏菌病　4. 艾滋病(限于医疗卫生人员及人民警察)　5. 莱姆病

九、职业性肿瘤

1. 石棉所致肺癌、间皮瘤　2. 联苯胺所致膀胱癌　3. 苯所致白血病　4. 氯甲醚、双氯甲醚所致肺癌　5. 砷及其化合物所致肺癌、皮肤癌　6. 氯乙烯所致肝血管肉瘤　7. 焦炉逸散物所致肺癌　8. 六价铬化合物所致肺癌　9. 毛沸石所致肺癌、胸膜间皮瘤　10. 煤焦油、煤焦油沥青、石油沥青所致皮肤癌　11. β-萘胺所致膀胱癌

十、其他职业病

1. 金属烟热　2. 滑囊炎(限于井下工人)　3. 股静脉血栓综合征、股动脉闭塞症或淋巴管闭塞症(限于刮研作业人员)

附录三　常见食物主要营养成分表(食部100g)

食物名称	食部/%	能量/kJ	能量/kcal	蛋白质/g	脂肪/g	膳食纤维/g	碳水化合物/g	视黄醇当量/μg	硫胺素/mg	核黄素/mg	烟酸/mg	抗坏血酸/mg	维生素E/mg	钾/mg	钠/mg	钙/mg	铁/mg	锌/mg	磷/mg	硒/μg
谷类及制品																				
稻米(粳,标一)	100	1435	343	7.7	0.6	0.6	76.3	——	0.16	0.08	1.3	——	1.01	97	2.4	11	1.1	1.45	121	2.50
稻米(早籼,标一)	100	1469	351	8.8	1.0	0.4	76.8	——	0.16	0.05	2.0	——	——	124	1.9	10	1.2	1.59	141	2.05
稻米(晚籼,标一)	100	1443	345	7.9	0.7	0.5	76.8	——	0.17	0.05	1.7	——	0.22	112	1.5	9	1.2	1.52	140	2.83
方便面	100	1975	472	9.5	21.1	0.7	60.9	——	0.12	0.06	0.9	——	2.28	134	1144	25	4.1	1.06	80	10.49
高粱米	100	1469	351	10.4	3.1	4.3	70.4	——	0.29	0.10	1.6	——	1.88	281	6.3	22	6.3	1.64	329	2.83
挂面(标准粉)	100	1439	344	10.1	0.7	1.6	74.4	——	0.19	0.04	2.5	——	1.11	157	15.0	14	3.5	1.22	153	9.90
花卷	100	908	217	6.4	1.0	——	45.6	——	微	0.02	1.1	——	——	83	95.0	19	0.4	——	72	6.17
馒头(蒸,标准粉)	100	975	233	7.8	1.0	1.5	48.3	——	0.05	0.07	——	——	0.86	129	165.2	18	1.9	1.01	136	9.70
米饭(蒸,籼米)	100	477	114	2.5	0.2	0.4	25.6	——	0.02	0.03	1.7	——	——	21	1.7	6	0.3	0.47	——	——
米饭(蒸,粳米)	100	490	117	2.6.	0.3	0.2	26.0	——	——	0.03	2.0	——	——	39	3.3	7	2.2	1.36	62	0.40
小米	100	1498	358	9.0	3.1	1.6	73.5	17	0.33	0.10	1.5	——	3.63	284	4.3	41	5.1	1.87	229	4.74
青稞	100	1247	298	10.2	1.2	13.4	61.6	——	0.32	0.21	3.6	——	1.25	——	——	——	——	——	——	——
小麦粉(标准粉)	100	1439	344	11.2	1.5	2.1	71.5	——	0.28	0.08	2.0	——	1.80	190	3.1	31	3.5	1.64	188	5.36
荞麦	100	1356	324	9.3	2.3	6.5	66.5	3	0.28	0.16	2.2	——	4.40	401	4.7	47	6.2	3.62	297	2.45
糯米(粳)	100	1435	343	7.9	0.8	0.7	76.0	——	0.20	0.05	1.7	——	0.08	125	2.8	21	1.9	1.77	94	3.30
油条	100	1615	386	6.9	17.6	0.9	50.1	——	0.01	0.07	0.7	——	3.19	227	585.2	6	1.0	0.75	77	8.60
玉米(黄)	100	1402	335	8.7	3.8	6.4	66.6	17	0.21	0.13	2.5	——	3.89	300	3.3	14	2.4	1.70	218	3.52

续表

食物名称	食部/%	能量/kJ	能量/kcal	蛋白质/g	脂肪/g	膳食纤维/g	碳水化合物/g	视黄醇当量/μg	硫胺素/mg	核黄素/mg	烟酸/mg	抗坏血酸/mg	维生素E/mg	钾/mg	钠/mg	钙/mg	铁/mg	锌/mg	磷/mg	硒/μg
玉米(鲜)	46	444	106	4.0	1.2	2.9	19.9	——	0.16	0.11	1.8	——	0.46	238	1.1	——	1.1	0.90	117	1.63
豆类及制品																				
扁豆	100	1364	326	25.30	0.4	6.5	55.4	5	0.26	0.45	2.6	——	1.86	439	2.3	137	19.2	1.90	218	32.00
豇豆	100	1347	322	19.3	1.2	7.1	58.5	10	0.16	0.08	1.9	——	8.61	737	6.8	40	7.1	3.04	344	5.74
小豆(赤)	100	1293	309	20.2	0.6	7.7	55.7	13	0.16	0.11	2.0	——	14.36	860	2.2	74	7.4	2.20	305	3.80
芸豆(红)	100	100	1314	21.4	1.3	8.3	54.2	30	0.18	0.09	2.0	——	7.74	1215	0.6	176	5.4	2.07	218	4.61
蚕豆(带皮)	100	1272	304	24.6	1.1	10.9	49.0	8	0.13	0.23	2.2	——	4.90	992	21.2	49	2.9	4.76	339	4.29
臭干	100	414	99	10.2	4.6	0.4	4.1	——	0.02	0.11	0.1	——	——	136	33.8	720	4.2	0.98	166	3.34
豆腐	100	339	81	8.1	3.7	0.4	3.8	——	0.04	0.03	0.2	——	2.71	125	7.2	164	1.9	1.11	119	2.30
豆腐干	100	586	140	16.2	3.6	0.8	10.7	——	0.03	0.07	0.3	——	——	140	76.5	308	4.9	1.76	273	0.02
豆腐脑	100	42	10	1.9	0.8	——	0	6	0.04	0.02	0.4	——	10.46	107	2.8	18	0.9	0.49	5	微
豆浆	100	54	13	1.8	0.7	1.1	0	15	0.02	0.02	0.1	——	0.8	48	3.0	10	0.5	0.24	30	0.14
豆奶	100	126	30	2.4	1.5	——	1.8	——	0.02	0.06	0.3	——	4.50	92	3.2	23	0.6	0.24	35	0.73
腐乳(臭)	100	544	130	11.6	7.9	0.8	3.1	20	0.02	0.09	0.6	——	9.18	96	2012	75	6.9	0.96	126	0.48
腐竹	100	1920	459	44.6	21.7	1.0	21.3	——	0.13	0.07	0.8	——	27.84	553	26.5	77	16.5	3.69	284	6.65
黑大豆	100	1594	381	36.1	15.9	10.2	23.3	5	0.20	0.33	2.0	——	17.36	1377	3.0	224	7.0	4.18	500	6.79
黄豆	100	1502	359	35.1	16.0	15.5	18.6	37	0.41	0.20	2.1	——	18.90	1503	2.2	191	3.2	3.34	465	6.16
绿豆	100	1322	316	21.6	0.8	6.4	55.6	22	0.25	0.11	2.0	——	10.95	787	3.2	81	6.5	2.18	337	4.28
千张[百页]	100	1088	260	24.5	16.0	1.0	4.5	5	0.04	0.05	0.2	——	23.38	94	20.6	313	6.4	2.52	309	1.75
素火腿	100	883	211	19.1	13.2	0.9	3.9	——	0.01	0.03	0.1	——	25.99	24	675.9	8	7.3	1.96	115	3.18

续表

食物名称	食部/%	能/kJ	量/kcal	蛋白质/g	脂肪/g	膳食纤维/g	碳水化合物/g	视黄醇当量/μg	硫胺素/mg	核黄素/mg	烟酸/mg	抗坏血酸/mg	维生素E/mg	钾/mg	钠/mg	钙/mg	铁/mg	锌/mg	磷/mg	硒/μg
豌豆	96	1331	318	23.0	1.0	6.0	54.3	47	0.29	——	——	——	1.97	610	4.2	195	5.9	2.29	175	41.80
扁豆(鲜)	91	155	37	2.7	0.2	2.1	6.1	25	0.04	0.07	0.9	13	0.24	178	3.8	38	1.9	0.72	54	0.94
蚕豆(鲜)	31	435	104	8.8	0.4	3.1	16.4	52	0.37	0.10	1.5	16	0.83	391	4.0	16.	3.5	1.37	200	2.02
刀豆	92	146	35	3.1	0.2	1.8	5.3	37	0.05	0.07	1.0	15	0.31	209	5.9	48	3.2	0.84	57	0.88
豆角	96	126	30	2.5	0.2	2.1	4.6	33	0.05	0.07	0.9	18	2.24	207	3.4	29	1.5	0.54	55	2.16
黄豆芽	100	184	44	4.5	1.6	1.5	3.0	5	0.04	0.07	0.6	8	0.80	160	7.2	21	0.9	0.54	74	0.96
绿豆芽	100	75	18	2.1	0.1	0.8	2.1	3	0.05	0.06	0.5	6	0.19	68	4.4	9	0.6	0.35	37	0.50
毛豆(青豆)	53	515	123	13.1	5.0	4.0	6.5	22	0.15	0.07	1.4	27	2.44	478	3.9	135	3.5	1.73	188	2.48
四季豆	96	117	28	2.0	0.4	1.5	4.2	35	0.04	0.07	0.4	6	1.24	123	8.6	42	1.5	0.23	51	0.43
蔬菜类																				
荸荠	78	247	59	1.2	0.2	1.1	13.1	3	0.02	0.02	0.7	7	0.65	306	15.7	4	0.6	0.34	44	0.70
魔芋精粉	100	155	37	4.6	0.1	74.4	4.4	——	微	0.10	0.4	——	——	299	49.9	45	1.6	2.05	27235	0.15
芋头	84	331	79	2.2	0.2	1.0	17.1	27	0.06	0.05	0.7	6	0.45	378	33.1	36	1.0	0.49	55	1.45
甘薯[山芋红薯]	90	414	99	1.1	0.2	1.6	23.1	125	0.04	0.04	0.6	26	0.28	130	28.5	23	0.5	0.15	39	0.48
胡萝卜(红)	96	155	37	1.0	0.2	1.1	7.7	688	0.04	0.03	0.6	13	0.41	190	71.4	32	1.0	0.23	27	0.63
姜	95	172	41	1.3	0.6	2.7	7.6	28	0.02	0.03	0.8	4	——	295	14.9	27	1.4	0.34	25	0.56
凉薯	91	230	55	0.9	0.1	0.8	12.6	——	0.03	0.03	0.3	13	0.86	111	5.5	21	0.6	0.23	24	1.25
萝卜(白)	95	84	20	0.9	0.1	1.0	4.0	3	0.02	0.03	0.3	21	0.92	173	61.8	36	0.5	0.30	26	0.61
萝卜(红)	94	109	26	1.2	0.1	1.2	5.2	3	0.03	0.04	0.6	24	1.8	167	68.0	45	0.6	0.29	33	1.07
马铃薯	94	318	76	2.0	0.2	0.7	16.5	5	0.08	0.04	1.1	27	0.34	343	2.7	8	0.8	0.37	40	0.78

续表

食物名称	食部/%	能量/kJ	能量/kcal	蛋白质/g	脂肪/g	膳食纤维/g	碳水化合物/g	视黄醇当量/μg	硫胺素/mg	核黄素/mg	烟酸/mg	抗坏血酸/mg	维生素E/mg	钾/mg	钠/mg	钙/mg	铁/mg	锌/mg	磷/mg	硒/μg
藕	88	293	70	1.9	0.2	15.2	1.0	——	0.09	0.03	0.3	44	0.73	243	44.2	39	1.4	0.23	58	0.39
山药	83	234	56	1.9	0.2	0.8	11.6	7	0.05	0.02	0.3	5	0.24	213	18.6	16	0.3	0.27	34	0.55
竹笋	66	84	20	2.4	0.1	2.8	2.3	5	0.05	0.04	0.4	5	——	300	6.0	8	2.4	0.43	36	0.66
白菜	92	88	21	1.7	0.2	0.6	3.1	42	0.06	0.07	0.8	47	0.92	130	89.3	69	0.5	0.21	30	0.33
白菜薹	84	105	25	2.8	0.5	1.7	2.3	160	0.05	0.08	1.2	44	0.52	236	26.0	96	2.8	0.87	54	6.68
菠菜	89	100	24	2.8	0.5	1.7	2.8	487	0.04	0.11	0.6	32	1.74	311	85.2	66	2.9	0.85	47	0.97
菜花（花椰菜）	82	100	24	2.1	0.2	1.2	3.4	5	0.03	0.08	0.6	61	0.43	200	31.6	23	1.1	0.38	47	0.73
大白菜	83	63	15	1.4	0.1	0.9	2.1	13	0.03	0.04	0.4	28	0.36	90	48.4	35	0.6	0.16	28	0.39
韭菜	90	109	26	2.4	0.4	1.4	3.2	235	0.02	0.09	0.8	24	0.96	247	8.1	42	1.6	0.43	38	1.38
葱头（洋葱）	90	163	39	1.1	0.2	0.9	8.1	3	0.03	0.03	0.3	8	0.14	147	4.4	24	0.6	0.23	39	0.92
大葱	82	126	30	1.7	0.3	1.3	5.2	10	0.03	0.05	0.5	17	0.30	144	4.8	29	0.7	0.40	38	0.67
大蒜头	85	527	126	4.5	0.2	1.1	26.5	5	0.04	0.06	0.6	7	1.07	302	19.6	39	1.2	0.88	117	3.09
红菜薹	52	121	29	2.9	——	0.9	4.3	13	0.05	0.04	0.9	57	0.51	221	1.5	26	2.5	0.90	60	8.43
茭白	74	96	23	1.2	0.2	1.9	4.0	5	0.02	0.03	0.5	5	0.99	209	5.8	4	0.4	0.33	36	0.45
芹菜	66	59	14	0.8	0.1	1.4	2.5	10	0.01	0.08	0.4	12	2.21	154	73.8	48	0.8	0.46	103	——
青蒜	84	126	30	2.4	0.3	1.7	4.5	98	0.06	0.04	0.6	16	0.80	168	9.3	24	0.8	0.23	25	1.27
蒜苗	82	155	37	2.1	0.4	1.8	6.2	47	0.11	0.08	0.5	35	0.81	226	5.1	29	1.4	0.46	44	1.24
汤菜	86	92	22	1.8	0.5	0.8	2.6	68	微	0.68	0.6	57	1.55	239	28.0	131	5.8	0.12	——	——
金针菜（黄花菜）	98	833	199	19.4	1.4	7.7	27.2	307	0.05	0.21	3.1	10	4.92	610	59.2	301	8.1	3.99	216	4.22
韭菜	90	109	26	2.4	0.4	1.4	3.2	235	0.02	0.09	0.8	24	0.96	247	8.1	42	1.6	0.43	38	1.38

续表

食物名称	食部/%	能量/kJ	能量/kcal	蛋白质/g	脂肪/g	膳食纤维/g	碳水化合物/g	视黄醇当量/μg	硫胺素/mg	核黄素/mg	烟酸/mg	抗坏血酸/mg	维生素E/mg	钾/mg	钠/mg	钙/mg	铁/mg	锌/mg	磷/mg	硒/μg
芦笋	90	75	18	1.4	0.1	1.9	3.0	17	0.04	0.05	0.7	45	—	213	3.1	10	1.4	0.41	42	0.21
香椿	76	197	47	1.7	0.4	1.8	9.1	117	0.07	0.12	0.9	40	0.99	172	4.6	99	3.9	2.25	147	0.42
生菜（花叶）	94	54	13	1.3	0.3	0.7	1.3	298	0.03	0.06	0.4	13	1.02	170	32.8	34	0.9	0.27	27	1.15
茼蒿	82	88	21	1.9	0.3	1.2	2.7	252	0.04	0.09	0.6	18	0.92	220	161.3	73	2.5	0.35	36	0.60
莴笋	62	59	14	1.0	0.1	0.6	2.2	25	0.02	0.02	0.5	4	0.19	212	36.5	23	0.9	0.33	48	0.54
莴笋叶	89	75	18	1.4	0.2	1.0	2.6	147	0.06	0.10	0.4	13	0.58	148	39.1	34	1.5	0.51	26	0.78
苋菜	74	105	25	2.8	0.3	2.2	2.8	352	0.03	0.12	0.8	47	0.36	207	32.4	187	5.4	0.80	59	0.52
小白菜	81	63	15	1.5	0.3	1.1	1.6	280	0.02	0.09	0.7	28	0.70	178	73.5	90	1.9	0.51	36	1.17
小葱	73	100	24	1.6	0.4	1.4	3.5	140	0.05	0.06	0.4	21	0.59	143	10.4	72	1.3	0.35	26	1.06
雪里蕻	94	100	24	2.0	0.4	1.6	3.1	52	0.03	0.11	0.5	31	0.74	281	30.5	230	3.2	0.70	47	0.70
油菜	87	96	23	1.8	0.5	1.1	2.7	103	0.04	0.11	0.7	36	0.88	210	55.8	108	1.2	0.33	39	0.79
冬瓜	80	46	11	0.4	0.2	0.7	1.9	13	0.01	0.01	0.3	18	0.08	78	1.8	19	0.2	0.07	12	0.22
黄瓜	92	63	15	0.8	0.2	0.5	2.4	15	0.02	0.01	—	12	—	190	26.7	4	—	0.13	19	1.10
苦瓜	81	79	19	1.0	0.1	1.4	3.5	17	0.03	0.03	0.4	56	0.85	256	2.5	14	0.7	0.36	35	0.36
南瓜	85	92	22	0.7	0.1	0.8	4.5	148	0.03	0.04	0.4	8	0.36	145	0.8	16	0.4	0.14	24	0.46
丝瓜	83	84	20	1.0	0.2	0.6	3.6	15	0.02	0.04	0.4	5	0.22	115	2.6	14	0.4	0.21	29	0.86
甜瓜	78	109	26	0.4	0.1	0.4	5.8	5	0.02	0.03	0.3	15	0.47	139	8.8	14	0.7	0.09	17	0.40
白瓜	83	42	10	0.9	—	0.9	1.7	—	0.02	0.04	0.1	16	0.2	70	1.0	6	0.1	0.04	11	1.10
葫芦	87	59	14	0.7	0.1	0.8	2.7	7	0.02	0.03	1.4	—	—	480	36.3	114	8.0	2.80	187	1.70
西葫芦	73	75	18	0.8	0.2	0.6	3.2	5	0.01	0.03	0.2	6	0.34	92	5.0	15	0.3	0.12	17	0.28

续表

食物名称	食部/%	能量/kJ	能量/kcal	蛋白质/g	脂肪/g	膳食纤维/g	碳水化合物/g	视黄醇当量/μg	硫胺素/mg	核黄素/mg	烟酸/mg	抗坏血酸/mg	维生素E/mg	钾/mg	钠/mg	钙/mg	铁/mg	锌/mg	磷/mg	硒/μg
西瓜	56	105	25	0.6	0.1	0.3	5.5	75	0.02	0.03	0.2	6	0.10	87	3.2	8	0.3	0.10	9	0.17
灯笼椒	82	92	22	1.0	0.2	1.4	4.0	57	0.03	0.03	9	72	0.59	142	3.3	14	0.8	0.19	2	0.33
茄子	93	88	21	1.1	0.2	1.3	3.6	8	0.02	0.04	0.6	5	1.13	142	5.4	24	0.5	0.23	2	0.48
西红柿	97	79	19	0.9	0.2	0.5	3.5	92	0.03	0.03	0.6	19	0.57	163	5.0	10	0.4	0.13	2	0.15
辣椒(尖,青)	84	96	23	1.4	0.3	2.1	3.7	57	0.03	0.04	0.5	62	0.88	209	2.2	15	0.7	0.22	3	0.62
大头菜(酱)	100	151	36	2.4	0.3	2.4	6.0	——	0.03	0.08	0.8	5	0.16	286	4623	77	6.7	0.78	41	1.40
黄瓜(酱)	100	100	24	3.0	0.3	1.2	2.2	30	0.06	0.01	0.9	——	——	299	3769	52	3.7	0.89	73	2.42
萝卜干	100	251	60	3.3	0.2	3.4	11.2	——	0.04	0.09	0.9	17	——	508	4203	53	3.4	1.27	65	——
金钱萝卜	100	172	41	1.6	0.3	2.1	8.0	43	0.01	0.02	0.3	微	0.99	365	3232	158	——	0.78	33	——
甜酸皎头	100	406	97	0.5	0.5	0.4	22.6	——	微	微	0.4	——	0.01	55	809.0	68	7.2	——	6	1.01
榨菜	100	121	29	2.2	0.3	2.1	4.4	83	0.03	0.06	0.5	2	——	363	4252	155	3.9	0.63	41	1.93
海带(干)	98	322	77	1.8	0.1	6.1	17.3	40	0.01	0.10	0.8	——	0.85	761	327.4	348	4.7	0.65	52	5.84
蘑菇(干)	100	1054	252	21.0	4.6	21.0	31.7	273	0.10	1.10	30.7	5	6.18	1225	23.3	127	——	6.29	357	39.18
蘑菇(鲜)	99	84	20	2.7	0.1	2.1	2.0	2	0.08	0.35	4.0	2	0.56	312	8.3	6	1.2	0.92	94	0.55
草菇	100	96	23	2.7	0.2	1.6	2.7	——	0.08	0.34	8.0	——	0.4	179	73.0	17	1.3	0.60	33	0.02
大红姑	100	837	200	24.4	2.8	31.6	19.3	13	0.26	6.90	19.5	2	——	228	1.7	1	7.5	3.50	523	10.64
地衣	100	13	3	1.5	微	1.8	0	37	0.02	0.28	0.5	——	2.24	102	10.7	14	21.1	5.00	53	——
发菜	100	1029	246	22.8	0.8	21.9	36.8	——	0.23	——	——	——	21.70	108	103.3	875	99.3	1.67	66	7.45
金针菇	100	109	26	2.4	0.4	2.7	3.3	5	0.15	0.19	4.1	2	1.14	195	4.3	——	1.4	0.39	97	0.28
黑木耳	100	858	205	12.1	1.5	29.9	35.7	17	0.17	0.44	2.5	——	11.34	757	48.5	247	97.4	3.18	292	3.72

续表

食物名称	食部/%	能量/kJ	能量/kcal	蛋白质/g	脂肪/g	膳食纤维/g	碳水化合物/g	视黄醇当量/μg	硫胺素/mg	核黄素/mg	烟酸/mg	抗坏血酸/mg	维生素E/mg	钾/mg	钠/mg	钙/mg	铁/mg	锌/mg	磷/mg	硒/μg
紫菜	100	866	207	26.7	1.1	21.6	22.5	228	0.27	1.02	7.3	2	1.82	1796	710.5	264	54.9	2.47	350	7.22
水果及干果类																				
菠萝	68	172	41	0.5	0.1	1.3	9.5	33	0.04	0.02	0.2	18	—	113	0.8	12	0.6	0.14	9	0.24
人参果	88	335	80	0.6	0.7	3.5	17.7	8	微	0.25	0.3	12	—	100	7.1	13	0.2	0.09	7	1.86
桑葚	100	205	49	1.7	0.4	4.1	9.7	5	0.02	0.06	—	—	9.87	32	2	37	0.4	0.26	33	5.65
柿子	87	297	71	0.4	0.1	1.4	17.1	20	0.02	0.02	0.3	30	1.12	151	0.8	9	0.2	0.08	23	0.24
石榴	57	268	64	1.3	0.1	4.9	14.5	—	0.05	0.03	—	13	3.72	218	0.8	16	0.2	0.19	76	—
杏	91	151	36	0.9	0.1	1.3	7.8	75	0.02	0.03	0.6	4	0.95	226	2.3	14	0.6	0.2	15	0.2
杨梅	82	117	28	0.8	0.2	1.0	5.7	7	0.01	0.05	0.3	9	0.81	149	0.7	14	1.0	0.14	8	0.31
荔枝	73	293	70	0.9	0.2	0.5	16.1	2	0.10	0.04	1.1	41	—	151	1.7	2	0.4	0.17	24	0.14
芒果	60	134	32	0.6	0.2	1.3	7	1342	0.01	0.04	0.3	23	1.21	138	2.8	微	0.2	0.09	11	1.44
柠檬	66	146	35	1.1	1.2	1.3	4.9	—	0.05	0.02	0.6	22	1.14	209	1.1	101	0.8	0.65	22	0.5
枇杷	62	163	39	0.8	0.2	0.8	8.5	117	0.01	0.03	0.3	8	0.24	122	4	17	1.1	0.21	8	0.72
橙	74	197	47	0.8	0.2	0.6	10.5	27	0.05	0.04	0.3	33	0.56	159	1.2	20	0.4	0.14	22	0.31
柑	77	213	51	0.7	0.2	0.4	11.5	148	0.08	0.04	0.4	28	0.92	154	1.4	35	0.2	0.08	18	0.3
椰子	33	967	231	4.0	12.1	4.7	26.6	—	0.01	0.01	0.5	6	—	475	556	2	1.8	0.92	90	—
樱桃(野,白刺)	23	1205	288	11.4	3.9	7.9	51.9	—	0.12	0.22	3.5	—	—	100	98.5	59	11.4	0.31	28	0.05
樱桃	80	192	46	1.1	0.2	0.3	9.9	35	0.02	0.02	0.6	10	2.22	232	8.0	11	0.4	0.23	27	0.21
中华猕猴桃	83	234	56	0.8	0.6	2.6	11.9	22	0.05	0.02	0.3	652	2.43	144	10	27	1.2	0.57	26	1.28
枣(鲜)	87	570	122	0.3	1.1	1.9	28.6	40	0.06	0.09	0.9	243	0.78	375	1.2	22	1.2	1.52	23	0.80

续表

食物名称	食部/%	能量/kJ	能量/kcal	蛋白质/g	脂肪/g	膳食纤维/g	碳水化合物/g	视黄醇当量/μg	硫胺素/mg	核黄素/mg	烟酸/mg	抗坏血酸/mg	维生素E/mg	钾/mg	钠/mg	钙/mg	铁/mg	锌/mg	磷/mg	硒/μg
桂圆(鲜)	50	293	70	1.2	0.1	0.4	16.2	3	0.01	0.14	1.3	43	—	248	3.9	6	0.2	0.4	30	0.83
红果	100	636	152	4.3	2.2	49.7	28.7	10	0.02	0.18	0.7	2	0.47	440	9.9	144	0.4	0.61	440	2.7
草莓	97	126	30	1.0	0.2	1.1	6.0	5	0.02	0.03	0.3	47	0.71	131	4.2	18	1.8	0.14	27	0.70
桔	78	180	43	0.8	0.1	0.5	9.7	82	0.04	0.03	0.2	35	1.22	128	0.8	24	0.2	0.13	18	0.70
梨	75	134	32	0.4	0.1	2.0	7.3	—	0.01	0.04	0.1	1	—	97	3.9	11	—	—	12	0.70
苹果	76	218	52	0.2	0.2	1.2	12.3	3	0.06	0.02	0.2	4	2.12	119	1.6	4	0.6	0.19	12	0.12
葡萄	86	180	43	0.5	0.2	0.4	9.9	8	0.04	0.02	0.2	25	0.70	104	1.3	5	0.4	0.18	13	0.20
桃	86	201	48	0.9	0.1	1.3	10.9	3	0.01	0.03	0.7	7	1.54	166	5.7	6	0.8	0.34	20	0.21
香蕉	59	381	91	1.4	0.2	1.2	20.8	10	0.02	0.04	0.7	8	0.24	256	0.8	7	0.4	0.18	28	0.87
白果	100	1485	355	13.2	1.3	—	72.6	—	微	—	—	—	0.73	17	17.5	54	0.2	0.69	23	14.5
核桃(干)	43	2623	627	14.9	58.8	9.5	9.6	5	0.15	0.14	0.9	1	43.21	385	6.4	56	2.7	2.17	294	4.62
莲子(干)	100	1439	344	17.2	2.0	3.0	64.2	—	0.16	0.08	4.2	5	2.71	846	5.1	97	3.6	2.78	550	3.36
栗子(干)	73	1443	345	5.3	1.7	1.2	77.2	5	0.08	0.15	0.8	25	11.45	—	8.5	—	1.2	1.32	—	—
南瓜子(炒)	68	2402	574	36	46.1	4.1	3.8	—	0.08	0.16	3.3	—	27.78	672	15.8	37	6.5	7.12	—	27.03
松子(炒)	31	2590	619	14.1	58.5	12.4	9.0	5	—	0.11	3.8	—	25.20	612	3.0	161	5.2	5.49	227	0.62
西瓜子(炒)	43	2397	573	32.7	44.8	4.5	9.7	—	0.04	0.08	3.4	—	1.23	612	187.7	28	8.2	6.76	765	23.44
花生(炒)	71	2464	589	21.9	48.0	6.3	17.3	10	0.13	0.12	18.9	—	12.94	563	34.8	47	1.5	2.03	326	3.90
花生仁(生)	100	2356	563	25.0	44.3	5.5	16.0	5	0.72	0.13	17.9	2	18.09	587	3.6	39	2.1	2.50	324	3.94
葵花子(炒)	52	2577	616	22.6	52.8	4.8	12.5	5	0.43	0.26	4.8	—	26.46	491	1322	72	6.1	5.91	584	2.00

续表

食物名称	食部/%	能量/kJ	能量/kcal	蛋白质/g	脂肪/g	膳食纤维/g	碳水化合物/g	视黄醇当量/μg	硫胺素/mg	核黄素/mg	烟酸/mg	抗坏血酸/mg	维生素E/mg	钾/mg	钠/mg	钙/mg	铁/mg	锌/mg	磷/mg	硒/μg
肉、禽、蛋、奶类																				
狗肉	80	485	116	16.8	4.6	—	1.8	157	0.34	0.20	3.5	—	1.40	140	47.4	52	2.9	3.18	107	14.75
牛肉(瘦)	100	444	106	20.2	2.3	—	1.2	6	0.07	0.13	6.3	—	0.35	284	53.6	9	2.8	3.71	172	10.55
羊肉(瘦)	90	494	118	20.5	3.9	—	0.2	11	0.15	0.16	5.2	—	0.31	403	69.4	9	3.9	6.06	196	7.18
猪肝	99	540	129	19.3	3.5	—	5.0	4972	0.21	2.08	15.0	20	0.86	235	68.6	6	22.6	5.78	310	19.21
猪肉(肥)	100	3414	816	2.4	90.4	—	0	29	0.08	0.05	0.9	—	0.24	23	19.5	3	1.0	0.69	18	7.78
猪肉(肥瘦)	100	1654	395	13.2	37.0	—	2.4	—	0.22	0.16	3.5	—	0.49	204	59.4	6	1.6	2.06	162	11.97
猪肉(瘦)	100	598	143	20.3	6.2	—	1.5	44	0.54	0.10	5.3	—	0.34	305	57.5	6	3.0	2.99	189	9.50
猪血	100	230	55	12.2	0.3	—	0.9	—	0.03	0.04	0.3	—	0.20	56	56.0	4	8.7	0.28	16	7.94
猪肚	96	460	110	15.2	5.1	—	0.7	3	0.07	0.16	3.7	—	0.32	171	75.1	11	2.4	1.92	124	12.76
猪肾	93	402	96	15.4	3.2	—	1.4	41	0.31	1.14	8.0	13	0.34	217	134.2	12	6.1	2.56	2151	11.77
猪小肠	100	272	65	10.0	2.0	—	1.7	6	0.12	0.11	3.1	—	0.13	142	204.8	7	2.0	2.77	95	7.22
猪排骨	72	1163	278	16.7	23.1	—	0.7	5	0.3	0.16	4.5	—	0.11	230	62.6	14	1.4	3.36	135	11.05
鹅	63	1025	245	17.9	19.9	—	0	42	0.07	0.23	4.9	—	0.22	232	58.8	4	3.8	1.36	144	17.68
鸽	42	841	201	16.5	14.2	—	1.7	53	0.06	0.20	6.9	—	0.99	334	63.6	30	3.8	0.82	136	11.08
鸡腿	69	757	181	16.4	13.0	—	0	44	0.02	0.14	6.0	—	0.03	242	64.4	6	1.5	1.12	172	12.40
鸡	66	699	167	19.3	9.4	—	1.3	48	0.05	0.09	5.6	—	0.67	251	63.3	9	1.4	1.09	156	11.75
鸭	68	1004	240	15.5	19.7	—	0.2	52	0.08	0.22	4.2	—	0.27	191	69.0	6	2.2	1.33	122	12.25
牛乳	100	226	54	3.0	3.2	—	3.4	24	0.03	0.14	0.1	1	0.21	109	37.2	104	0.3	0.42	73	1.94

续表

食物名称	食部/%	能量/kJ	能量/kcal	蛋白质/g	脂肪/g	膳食纤维/g	碳水化合物/g	视黄醇当量/μg	硫胺素/mg	核黄素/mg	烟酸/mg	抗坏血酸/mg	维生素E/mg	钾/mg	钠/mg	钙/mg	铁/mg	锌/mg	磷/mg	硒/μg
牛乳粉(全脂)	100	2000	478	20.1	21.2	——	51.7	141	0.11	0.73	0.9	4	0.48	449	260.1	676	1.2	3.14	469	11.80
酸奶	100	301	72	2.5	2.7	——	9.3	26	0.03	0.15	0.2	1	0.12	150	39.8	118	0.4	0.53	85	1.71
豆奶粉	100	1770	423	19.0	8.0	——	68.7	——	0.09	0.09	1.1	——	4.75	528	15.3	149	4.3	2.00	257	7.19
鸡蛋(红皮)	88	653	156	12.8	11.1	——	1.3	194	0.13	0.32	0.2	——	2.29	121	125.7	44	2.3	1.01	182	14.98
水产类																				
黄鳝	67	372	89	18.0	1.4	——	1.2	50	0.06	0.98	3.7	——	1.34	263	70.2	42	2.5	1.97	206	34.56
草鱼	58	469	112	16.6	5.2	——	0	11	0.04	0.11	2.8	——	2.03	312	46.0	38	0.8	0.87	203	6.66
鲫鱼	54	452	108	17.1	2.7	——	3.8	17	0.04	0.09	2.5	——	0.68	290	41.2	79	1.3	1.94	193	14.31
带鱼	76	531	127	17.7	4.9	——	3.1	29	0.02	0.06	2.8	——	0.82	280	15.1	28	1.2	0.70	191	36.57
鳜鱼(桂鱼)	61	490	117	19.9	4.2	——	0	12	0.02	0.07	5.9	——	0.87	295	68.6	63	1.0	1.07	217	26.5
黄姑鱼	63	556	133	18.4	7.0	——	0	——	0.04	0.09	3.6	——	1.09	282	101.9	94	0.9	0.61	196	63.6
小黄鱼	63	414	99	17.9	3.0	——	0.1	——	0.04	0.04	2.3	——	1.19	228	103.0	78	0.9	0.94	188	55.20
鲍鱼	65	351	84	12.6	0.8	——	6.6	24	0.01	0.16	0.2	——	2.20	136	2012	266	22.6	1.75	77	21.28
海参	93	1096	262	50.2	4.8	——	4.5	39	0.04	0.13	1.3	——	——	356	4968	——	9.0	2.24	94	15.00
海蜇皮	100	137	33	3.7	0.3	——	3.8	——	0.03	0.05	0.2	——	2.13	160	325.0	150	4.8	0.55	30	15.54
海蜇头	100	310	74	6.0	0.3	——	11.8	14	0.07	0.04	0.3	——	2.82	331	267.7	120	5.1	0.42	22	16.60
蛤蜊	45	130	31	5.8	0.4	——	1.1	19	0.01	0.10	0.5	——	0.86	109	317.3	138	2.9	1.35	103	24.64
牡蛎	100	305	73	5.3	2.1	——	8.2	27	0.01	0.13	1.4	——	0.81	200	462.1	131	7.1	9.39	115	86.64
鲜贝	100	322	77	15.7	0.5	——	2.5	——	微	0.21	2.5	——	1.46	226	120.0	28	0.7	2.08	166	57.35

续表

食物名称	食部/%	能量/kJ	能量/kcal	蛋白质/g	脂肪/g	膳食纤维/g	碳水化合物/g	视黄醇当量/μg	硫胺素/mg	核黄素/mg	烟酸/mg	抗坏血酸/mg	维生素E/mg	钾/mg	钠/mg	钙/mg	铁/mg	锌/mg	磷/mg	硒/μg
鱿鱼(水浸)	98	314	75	18.3	0.8	—	0	16	—	0.03	—	—	0.94	16	134.7	43	0.5	1.36	60	13.65
墨鱼	69	343	82	15.2	0.9	—	3.4	—	0.02	0.04	1.8	—	1.49	400	165.5	15	1.0	1.34	165	37.5
鲢鱼(胖子)	61	427	102	17.8	3.6	—	0	20	0.03	0.07	2.5	—	1.23	277	57.5	53	1.4	1.17	190	15.68
河蚌	23	151	36	6.8	0.6	—	0.8	202	0.01	0.13	1.0	—	1.36	27	28.7	306	3.1	3.95	319	20.24
螺(田螺)	26	251	60	11.0	0.2	—	3.6	—	0.02	0.19	2.2	—	0.75	98	26.0	—	19.7	2.71	93	16.73
海虾	51	331	79	16.8	0.6	—	1.5	—	0.01	0.05	1.9	—	2.79	228	302.2	146	3.0	1.44	196	56.41
对虾	61	389	94	18.6	0.8	—	2.8	15	0.01	0.07	1.7	—	0.62	215	165.2	62	1.5	2.38	228	33.72
河虾	86	351	84	16.4	2.4	—	0	48	0.04	0.03	—	—	5.33	329	133.8	325	4.0	2.24	186	29.65
龙虾	46	377	90	18.9	1.1	—	1.0	—	微	0.03	4.3	—	3.58	257	190.0	21	1.3	2.79	221	39.36
蟹(河蟹)	42	431	103	17.5	2.6	—	2.3	389	0.06	0.28	1.7	—	6.09	181	193.5	126	2.9	3.68	182	56.72
油脂、糕点、调味品类																				
色拉油	100	3757	898	—	99.8	—	0	—	—	—	微	—	24.01	3	5.1	18	1.7	0.23	1	1.87
豆油	100	3761	899	—	99.9	—	—	—	—	微	微	—	93.08	3	4.9	13	2.0	1.09	7	3.32
花生油	100	3761	899	—	99.9	—	—	—	—	微	微	—	42.06	1	3.5	12	2.9	8.48	15	2.29
猪油(炼)	100	3753	897	—	99.6	—	0.2	27	0.02	0.03	—	—	5.21	—	—	—	—	—	—	—
巧克力	100	2452	586	4.3	40.1	1.5	51.9	—	0.06	0.08	1.4	3	1.62	254	111.8	111	1.7	1.02	114	1.20
饼干	100	1812	433	9.0	12.7	1.1	70.6	37	0.08	0.04	4.7	—	4.57	85	204.1	73	1.9	0.91	88	12.47
蛋糕	100	1452	347	8.6	5.1	0.4	66.7	86	0.09	0.09	0.8	—	2.80	77	67.8	39	2.5	1.01	130	14.07
面包	100	1305	312	8.3	5.1	0.5	58.1	—	0.03	0.06	1.7	—	1.66	88	230.4	49	2.0	0.75	107	3.15

续表

食物名称	食部/%	能量/kJ	能量/kcal	蛋白质/g	脂肪/g	膳食纤维/g	碳水化合物/g	视黄醇当量/μg	硫胺素/mg	核黄素/mg	烟酸/mg	抗坏血酸/mg	维生素E/mg	钾/mg	钠/mg	钙/mg	铁/mg	锌/mg	磷/mg	硒/μg
热干面	100	636	152	4.2	0.2	28.5	1.7	—	微	微	—	—	0.29	46	165.8	67	2.8	—	58	5.97
汤包	100	996	238	8.1	11.6	—	25.2	—	0.07	0.07	1.4	—	0.90	48	219.0	18	3.5	0.38	55	—
月饼(豆沙)	100	1695	405	8.2	13.6	3.1	62.5	7	0.05	0.05	1.9	—	8.06	211	22.4	64	3.1	0.64	95	7.10
蜂蜜	100	1343	321	0.4	1.9	—	75.6	—	—	0.05	0.1	3	—	28	0.3	4	1.0	0.37	3	0.15
红糖	100	1628	389	0.7	—	—	96.6	—	0.01	—	0.3	—	—	240	18.3	157	2.2	0.35	11	4.2
凉粉	100	155	37	0.2	0.3	0.6	8.3	—	0.02	0.01	0.2	—	—	5	2.8	9	1.3	0.24	1	0.73
藕粉	100	1556	372	0.2	—	0.1	92.9	—	—	0.01	0.4	—	—	35	10.8	8	17.9	0.15	9	2.10
粉条	100	1410	337	0.5	0.1	0.6	83.6	—	0.01	—	0.1	—	—	18	9.6	35	5.2	0.83	23	2.18
醋	100	130	31	2.1	0.3	—	4.9	—	0.03	0.05	1.4	—	—	351	262.1	17	6.0	1.25	96	2.43
酱油	100	264	63	5.6	0.1	0.2	9.9	—	0.05	0.13	1.7	—	—	337	5757.	66	8.6	1.17	204	1.39
味精	100	1121	268	40.1	0.2	—	26.5	—	0.08	—	0.3	—	—	4	21053	100	1.2	0.31	4	0.98
盐	100	0	0	—	—	—	0	—	—	—	—	—	—	14	25127	22	1	0.24	—	1.00

附表四　t 界值表

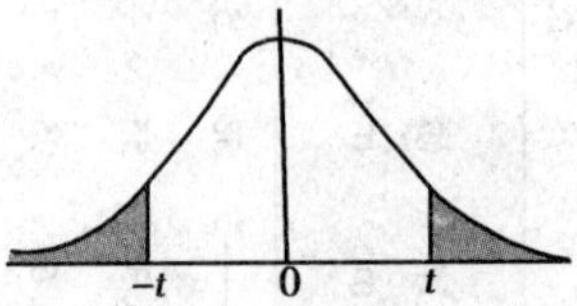

t 界值表

自由度		概率，P									
	单侧：	0.25	0.20	0.10	0.05	0.025	0.01	0.005	0.0025	0.001	0.0005
	双侧：	0.50	0.40	0.20	0.10	0.05	0.02	0.01	0.005	0.002	0.001
1		1.000	1.376	3.078	6.314	12.706	31.821	63.657	127.321	318.309	636.619
2		0.816	1.061	1.886	2.920	4.303	6.965	9.925	14.089	22.327	31.599
3		0.765	0.978	1.638	2.353	3.182	4.541	5.841	7.453	10.215	12.924
4		0.741	0.941	1.533	2.132	2.776	3.747	4.604	5.598	7.173	8.610
5		0.727	0.920	1.476	2.015	2.571	3.365	4.032	4.773	5.893	6.869
6		0.718	0.906	1.440	1.943	2.447	3.143	3.707	4.317	5.208	5.959
7		0.711	0.896	1.415	1.895	2.365	2.998	3.499	4.029	4.785	5.408
8		0.706	0.889	1.397	1.860	2.306	2.896	3.355	3.833	4.501	5.041
9		0.703	0.883	1.383	1.833	2.262	2.821	3.250	3.690	4.297	4.781
10		0.700	0.879	1.372	1.812	2.228	2.764	3.169	3.581	4.144	4.587
11		0.697	0.876	1.363	1.796	2.201	2.718	3.106	3.497	4.025	4.437
12		0.695	0.873	1.356	1.782	2.179	2.681	3.055	3.428	3.930	4.318
13		0.694	0.870	1.350	1.771	2.160	2.650	3.012	3.372	3.852	4.221
14		0.692	0.868	1.345	1.761	2.145	2.624	2.977	3.326	3.787	4.140
15		0.691	0.866	1.341	1.753	2.131	2.602	2.947	3.286	3.733	4.073
16		0.690	0.865	1.337	1.746	2.120	2.583	2.921	3.252	3.686	4.015
17		0.689	0.863	1.333	1.740	2.110	2.567	2.898	3.222	3.646	3.965
18		0.688	0.862	1.330	1.734	2.101	2.552	2.878	3.197	3.610	3.922
19		0.688	0.861	1.328	1.729	2.093	2.539	2.861	3.174	3.579	3.883
20		0.687	0.860	1.325	1.725	2.086	2.528	2.845	3.153	3.552	3.850
21		0.686	0.859	1.323	1.721	2.080	2.518	2.831	3.135	3.527	3.819
22		0.686	0.858	1.321	1.717	2.074	2.508	2.819	3.119	3.505	3.792
23		0.685	0.858	1.319	1.714	2.069	2.500	2.807	3.104	3.485	3.768
24		0.685	0.857	1.318	1.711	2.064	2.492	2.797	3.091	3.467	3.745
25		0.684	0.856	1.316	1.708	2.060	2.485	2.787	3.078	3.450	3.725
26		0.684	0.856	1.315	1.706	2.056	2.479	2.779	3.067	3.435	3.707
27		0.684	0.855	1.314	1.703	2.052	2.473	2.771	3.057	3.421	3.690
28		0.683	0.855	1.313	1.701	2.048	2.467	2.763	3.047	3.408	3.674
29		0.683	0.854	1.311	1.699	2.045	2.462	2.756	3.038	3.396	3.659
30		0.683	0.854	1.310	1.697	2.042	2.457	2.750	3.030	3.385	3.646
31		0.682	0.853	1.309	1.696	2.040	2.543	2.744	3.022	3.375	3.633
32		0.682	0.853	1.309	1.694	2.037	2.449	2.738	3.015	3.365	3.622
33		0.682	0.853	1.308	1.692	2.035	2.445	2.733	3.008	3.356	3.611
34		0.682	0.852	1.307	1.691	2.032	2.441	2.728	3.002	3.348	3.601
35		0.682	0.852	1.306	1.690	2.030	2.438	2.724	3.996	3.340	3.591
36		0.681	0.852	1.306	1.688	2.028	2.434	2.719	2.990	3.333	3.582
37		0.681	0.851	1.305	1.687	2.026	2.431	2.715	2.985	3.326	3.574
38		0.681	0.851	1.304	1.686	2.024	2.429	2.712	2.980	3.319	3.566
39		0.681	0.851	1.304	1.685	2.023	2.426	2.708	2.976	3.313	3.558
40		0.681	0.851	1.303	1.684	2.021	2.423	2.704	2.971	3.307	3.551
50		0.679	0.849	1.299	1.676	2.009	2.403	2.678	2.937	3.261	3.496
60		0.679	0.848	1.296	1.671	2.000	2.390	2.660	2.915	3.232	3.460
70		0.678	0.847	1.294	1.667	1.994	2.381	2.648	2.899	3.211	3.435
80		0.678	0.846	1.292	1.664	1.990	2.374	2.639	2.887	3.195	3.416
90		0.677	0.846	1.291	1.662	1.987	2.368	2.632	2.878	3.183	3.402
100		0.677	0.845	1.290	1.660	1.984	2.364	2.626	2.871	3.174	3.390
200		0.676	0.843	1.286	1.653	1.972	2.345	2.601	2.839	3.131	3.340
500		0.675	0.842	1.283	1.648	1.965	2.334	2.586	2.820	3.107	3.310
1000		0.675	0.842	1.282	1.646	1.962	2.330	2.581	2.813	3.098	3.300
∞		0.6745	0.8416	1.2816	1.6449	1.9600	2.3263	2.5758	2.8070	3.0902	3.2905

注：表上右上角图中的阴影部分表示概率 P，以后附表同此。

附表五 χ^2分布临界值表

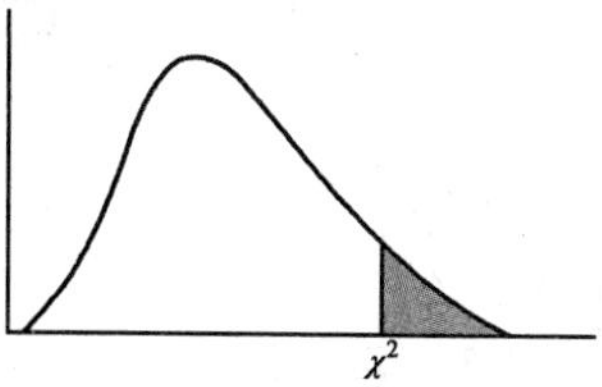

χ^2界值表

自由度	概率，*P*												
ν	0.995	0.990	0.975	0.950	0.900	0.750	0.500	0.250	0.100	0.050	0.025	0.010	0.005
1					0.02	0.10	0.45	1.32	2.71	3.84	5.02	6.63	7.88
2	0.01	0.02	0.05	0.10	0.21	0.58	1.39	2.77	4.61	5.99	7.38	9.21	10.60
3	0.07	0.11	0.22	0.35	0.58	1.21	2.37	4.11	6.25	7.81	9.35	11.34	12.84
4	0.21	0.30	0.48	0.71	1.06	1.92	3.36	5.39	7.78	9.49	11.14	13.28	14.86
5	0.41	0.55	0.83	1.15	1.61	2.67	4.35	6.63	9.24	11.07	12.83	15.09	16.75
6	0.68	0.87	1.24	1.64	2.20	3.45	5.35	7.84	10.64	12.59	14.45	16.81	18.55
7	0.99	1.24	1.69	2.17	2.83	4.25	6.35	9.04	12.02	14.07	16.01	18.48	20.28
8	1.34	1.65	2.18	2.73	3.49	5.07	7.34	10.22	13.36	15.51	17.53	20.09	21.95
9	1.73	2.09	2.70	3.33	4.17	5.90	8.34	11.39	14.68	16.92	19.02	21.67	23.59
10	2.16	2.56	3.25	3.94	4.87	6.74	9.34	12.55	15.99	18.31	20.48	23.21	25.19
11	2.60	3.05	3.82	4.57	5.58	7.58	10.34	13.70	17.28	19.68	21.92	24.72	26.76
12	3.07	3.57	4.40	5.23	6.30	8.44	11.34	14.85	18.55	21.03	23.34	26.22	28.30
13	3.57	4.11	5.01	5.89	7.04	9.30	12.34	15.98	19.81	22.36	24.74	27.69	29.82
14	4.07	4.66	5.63	6.57	7.79	10.17	13.34	17.12	21.06	23.68	26.12	29.14	31.32
15	4.60	5.23	6.26	7.26	8.55	11.04	14.34	18.25	22.31	25.00	27.49	30.58	32.80
16	5.14	5.81	6.91	7.96	9.31	11.91	15.34	19.37	23.54	26.30	28.85	32.00	34.27
17	5.70	6.41	7.56	8.67	10.09	12.79	16.34	20.49	24.77	27.59	30.19	33.41	35.72
18	6.26	7.01	8.23	9.39	10.86	13.68	17.34	21.60	25.99	28.87	31.53	34.81	37.16
19	6.84	7.63	8.91	10.12	11.65	14.56	18.34	22.72	27.20	30.14	32.85	36.19	38.58
20	7.43	8.26	9.59	10.85	12.44	15.45	19.34	23.83	28.41	31.41	34.17	37.57	40.00
21	8.03	8.90	10.28	11.59	13.24	16.34	20.34	24.93	29.62	32.67	35.48	38.93	41.40
22	8.64	9.54	10.98	12.34	14.04	17.24	21.34	26.04	30.81	33.92	36.78	40.29	42.80
23	9.26	10.20	11.69	13.09	14.85	18.14	22.34	27.14	32.01	35.17	38.08	41.64	44.18
24	9.89	10.86	12.40	13.85	15.66	19.04	23.34	28.24	33.20	36.42	39.36	42.98	45.56
25	10.52	11.52	13.12	14.61	16.47	19.94	24.34	29.34	34.38	37.65	40.65	44.31	46.93
26	11.16	12.20	13.84	15.38	17.29	20.84	25.34	30.43	35.56	38.89	41.92	45.64	48.29
27	11.81	12.88	14.57	16.15	18.11	21.75	26.34	31.53	36.74	40.11	43.19	46.96	49.64
28	12.46	13.56	15.31	16.93	18.94	22.66	27.34	32.62	37.92	41.34	44.46	48.28	50.99
29	13.12	14.26	16.05	17.71	19.77	23.57	28.34	33.71	39.09	42.56	45.72	49.59	52.34
30	13.79	14.95	16.79	18.49	20.60	24.48	29.34	34.80	40.26	43.77	46.98	50.89	53.67
40	20.71	22.16	24.43	26.51	29.05	33.66	39.34	45.62	51.81	55.76	59.34	63.69	66.77
50	27.99	29.71	32.36	34.76	27.69	42.94	49.33	56.33	63.17	67.50	71.42	76.15	79.49
60	35.53	37.48	40.48	43.19	46.46	52.29	59.33	66.98	74.40	79.08	83.30	88.38	91.95
70	43.28	45.44	48.76	51.74	55.33	61.70	69.33	77.58	85.53	90.53	95.02	100.42	104.22
80	51.17	53.54	57.15	60.39	64.28	71.14	79.33	88.13	96.58	101.88	106.63	112.33	116.32
90	59.20	61.75	65.65	69.13	73.29	80.62	89.33	98.65	107.56	113.14	118.14	124.12	128.30
100	67.33	70.06	74.22	77.93	82.36	90.13	99.33	109.14	118.50	124.34	129.56	135.81	140.17

附录六　中华人民共和国传染病报告卡(2016 年版)

卡片编号:________　　　　报卡类别:1、初次报告　2、订正报告

患者姓名*:________(患儿家长姓名:________)

身份证号:□□□□□□□□□□□□□□□□□□□□性别*:□男　□女

出生日期*:______年___月___日(如出生日期不详,实足年龄:______　年龄单位:□岁□月□天)

工作单位:________　联系电话:________

病人属于*:□本县区　□本市其他县区　□本省其他地市　□外省　□港澳台　□外籍

现住址(详填)*:______省______市______县(区)______乡(镇、街道)______村______(门牌号)

患者职业*:

□幼托儿童、□散居儿童、□学生(大中小学)、□教师、□保育员及保姆、□餐饮食品业、□商业服务、□医务人员、□工人、□民工、□农民、□牧民、□渔(船)民、□干部职员、□离退人员、□家务及待业、□其他( )、□不详

人群分类*:(1)□疑似病例、□临床诊断病例、□实验室确诊病例、□病原携带者

(2)□急性、□慢性(乙型肝炎、血吸虫病填写)

发病日期*:______年___月___日(病原携带者填初检日期或就诊时间)

诊断日期*:______年___月___日

死亡日期　:______年___月___日

甲类传染病*:

□鼠疫、□霍乱

乙类传染病*:

□传染性非典型肺炎、□艾滋病、病毒性肝炎(□甲型、□乙型、□丙型、□戊型、□未分型)、□脊髓灰质炎、□人感染高致病性禽流感、□麻疹、□流行性出血热、□狂犬病、□流行性乙型脑炎、□登革热、炭疽(□肺炭疽、□皮肤炭疽、□未分型)、痢疾(□细菌性、□阿米巴性)、肺结核(□涂阳、□仅培阳、□菌阴、□未痰检)、伤寒(□伤寒、□副伤寒)、□流行性脑脊髓膜炎、□百日咳、□白喉、□新生儿破伤风、□猩红热、□布鲁氏菌病、□淋病、梅毒(□Ⅰ期、□Ⅱ期、□Ⅲ期、□胎传、□隐性)、□钩端螺旋体病、□血吸虫病、疟疾(□间日疟、□恶性疟、□未分型)、□人感染 H_7N_9 禽流感

丙类传染病*:

□流行性感冒、□流行性腮腺炎、□风疹、□急性出血性结膜炎、□麻风病、□流行性和地方性斑疹伤寒、□黑热病、□包虫病、□丝虫病、□除霍乱、细菌性和阿米巴性痢疾、伤寒和副伤寒以外的感染性腹泻病、□手足口病

其他法定管理以及重点监测传染病:

订正病名:________　　退卡原因:________

报告单位:________　　联系电话:________

填卡医生:________　　填卡日期*:______年___月___日

备注:

《中华人民共和国传染病报告卡》填卡说明

卡片编码:由报告单位自行编制填写。

患者姓名:填写患者的名字(性病/AIDS 等可填写代号),如果登记身份证号码,则姓名应该和身份证上的姓名一致。

家长姓名:14 岁以下的患儿要求填写患者家长姓名。

有效证件号:必须填写有效证件号,包括居民身份证号、护照、军官证、居民健康卡、社会保障卡、新农合医疗卡。尚未获得身份识别号码的人员用特定编码标识。

性　别:在相应的性别前打√。

出生日期:出生日期与年龄栏只要选择一栏填写即可,不必既填出生日期,又填年龄。

实足年龄:对出生日期不详的用户填写年龄。

年龄单位:对于新生儿和只有月龄的儿童请注意选择年龄单位,默认为岁。

工作单位(学校):填写患者的工作单位。学生、幼托儿童须详细填写所在学校及班级名称。

联系电话:填写患者的联系方式。

病例属于:在相应的类别前打√。用于标识病人现住地址与就诊医院所在地区的关系。

现住地址:至少须详细填写到乡镇(街道)。现住址的填写,原则是指病人发病时的居住地,不是户籍所在地址。

职　　业:在相应的职业名前打√。

病例分类:在相应的类别前打√。乙肝、血吸虫病例须分急性或慢性填写。

发病日期:本次发病日期。

诊断日期:本次诊断日期。

死亡日期:死亡病例或死亡订正时填入。

疾病名称:在作出诊断的病名前打√。

其他传染病:如有,则分别填写病种名称,也可填写不明原因传染病和新发传染病名称。

订正病名:直接填写订正后的病种名称。

退卡原因:填写卡片填报不合格的原因。

报告单位:填写报告传染病的单位。

报告人:填写报告人的姓名。

填卡日期:填写本卡日期。

备　　注:用户可填写一些文字信息,如传染途径、最后确诊非传染病病名等。诊断为耐多药肺结核或订正诊断为耐多药肺结核的患者在此栏补充填写“MDRTB”。

注:报告卡带“ * ”部分为必填项目。

附录七 国家免疫规划疫苗儿童免疫程序表(2016年版)

疫苗种类		接种年(月)龄														
名称	缩写	出生时	1月	2月	3月	4月	5月	6月	8月	9月	18月	2岁	3岁	4岁	5岁	6岁
乙肝疫苗	HepB	1	2					3								
卡介苗	BCG	1														
脊灰灭活疫苗	IPV			1												
脊灰减毒活疫苗	OPV				1	2								3		
百白破疫苗	DTaP				1	2	3				4					
白破疫苗	DT															1
麻风疫苗	MR								1							
麻腮风疫苗	MMR										1					
乙脑减毒活疫苗	JE-L								1			2				
或乙脑灭活疫苗[1]	JE-I								1、2			3				4
A群流脑多糖疫苗	MPSV-A							1		2						
A群C群流脑多糖疫苗	MPSV-AC												1			2
甲肝减毒活疫苗	HepA-L										1					
或甲肝灭活疫苗[2]	HepA-I										1	2				

注:1. 选择乙脑减毒活疫苗接种时,采用两剂次接种程序。选择乙脑灭活疫苗接种时,采用四剂次接种程序;乙脑灭活疫苗第1、2剂间隔7~10天。

2. 选择甲肝减毒活疫苗接种时,采用一剂次接种程序。选择甲肝灭活疫苗接种时,采用两剂次接种程序。

国家免疫规划疫苗儿童免疫程序的一般原则

（2016年版）

（一）起始免疫年（月）龄

免疫程序表所列各疫苗剂次的接种时间，是指可以接种该剂次疫苗的最小接种年（月）龄。

（二）儿童年（月）龄达到相应疫苗的起始接种年（月）龄时，应尽早接种，建议在下述推荐的年龄之前完成国家免疫规划疫苗相应剂次的接种：

1. 乙肝疫苗第1剂：出生后24小时内完成。
2. 卡介苗：<3月龄完成。
3. 乙肝疫苗第3剂、脊灰疫苗第3剂、百白破疫苗第3剂、麻风疫苗、乙脑减毒活疫苗第1剂或乙脑灭活疫苗第2剂：<12月龄完成。
4. A群流脑多糖疫苗第2剂：<18月龄完成。
5. 麻腮风疫苗、甲肝减毒活疫苗或甲肝灭活疫苗第1剂、百白破疫苗第4剂：<24月龄完成。
6. 乙脑减毒活疫苗第2剂或乙脑灭活疫苗第3剂、甲肝灭活疫苗第2剂：<3周岁完成。
7. A群C群流脑多糖疫苗第1剂：<4周岁完成。
8. 脊灰疫苗第4剂：<5周岁完成。
9. 白破疫苗、A群C群流脑多糖疫苗第2剂、乙脑灭活疫苗第4剂：<7周岁完成。

如果儿童未按照上述推荐的年龄及时完成接种，应根据下述疫苗补种通用原则和每种疫苗的具体补种要求尽早进行补种。

（三）国家免疫规划疫苗补种通用原则

未按照推荐年龄完成国家免疫规划规定剂次接种的14岁以下的儿童，应尽早进行补种，在补种时掌握以下原则：

1. 对未曾接种某种国家免疫规划疫苗的儿童，根据儿童当时的年龄，按照该疫苗的免疫程序，以及下文对该种疫苗的具体补种原则中规定的疫苗种类、接种间隔和剂次进行补种。
2. 未完成国家免疫规划规定剂次的儿童，只需补种未完成的剂次，无需重新开始全程接种。
3. 应优先保证儿童及时完成国家免疫规划疫苗的全程接种，当遇到无法使用同一厂家疫苗完成全程接种情况时，可使用不同厂家的同品种疫苗完成后续接种（含补种）。疫苗使用说明书中有特别说明的情况除外。
4. 针对每种疫苗的具体补种建议以及2007年国家扩大免疫规划（以下简称扩免）后新增疫苗的补种原则，详见下列具体疫苗的补种原则部分。

（四）国家免疫规划疫苗同时接种原则

1. 不同疫苗同时接种 现阶段的国家免疫规划疫苗均可按照免疫程序或补种原则同时接种，两种及以上注射类疫苗应在不同部位接种。严禁将两种或多种疫苗混合吸入同一支注射器内接种。

2. 不同疫苗接种间隔 两种及以上国家免疫规划使用的注射类减毒活疫苗，如果未同时接种，应间隔≥28天进行接种。国家免疫规划使用的灭活疫苗和口服脊灰减毒活疫苗，如果与其他种类国家免疫规划疫苗(包括减毒和灭活)未同时接种,对接种间隔不做限制。

3. 如果第一类疫苗和第二类疫苗接种时间发生冲突时,应优先保证第一类疫苗的接种。

(五) 流行季节疫苗接种建议

国家免疫规划使用的疫苗都可以按照免疫程序和预防接种方案的要求,全年(包括流行季节)开展常规接种,或根据需要开展补充免疫和应急接种。

(六) 人类免疫缺陷病毒(HIV)感染母亲所生儿童接种疫苗建议

对于HIV感染母亲所生儿童的HIV感染状况分3种:(1)HIV感染儿童;(2)HIV感染状况不详儿童;(3)HIV未感染儿童。由医疗机构出具儿童是否为HIV感染、是否出现症状、或是否有免疫抑制的诊断。HIV感染母亲所生<18月龄婴儿在接种前不必进行HIV抗体筛查,按HIV感染状况不详儿童进行接种。

主要参考书目

1. 傅华.预防医学.5 版.北京:人民卫生出版社,2008.
2. 李任先.中医预防医学.广东:广东科技出版社,2002.
3. 赵申武.预防医学.西安:世界图书出版西安公司,2010.
4. 罗朝元.预防医学.北京:中国医药科技出版社,2009.
5. 袁玉华.预防医学.北京:北京大学医学出版社,2006.
6. 李林贵.社区卫生服务管理.银川:宁夏人民出版社,2010.
7. 王剑.预防医学.上海:上海科学技术出版社,2007.
8. 郑玉建.预防医学(案例版).北京:科学出版社,2007.
9. 叶宜德.预防医学.北京:高等教育出版社,2006.
10. 关孝明.预防医学.济南:济南出版社,2009.
11. 王光荣.社区中医预防保健服务实践.上海:上海交通大学出版社,2011.
12. 张苏亚.预防医学.郑州:郑州大学出版社,2006.
13. 王建华.预防医学.北京:北京大学出版社,2009.
14. 唐明德.社会预防医学.北京:北京大学医学出版社,2009.
15. 祝恒琛.未病学.北京:中国医药科技出版社,1999.
16. 龚婕宁.新编未病学.北京:人民卫生出版社,2006.
17. 史周华.中医药统计学.北京:科学出版社,2009.
18. 叶琳.预防医学.长春市:吉林大学出版社,2012.

复习思考题答案要点和模拟试卷

《预防医学》教学大纲